熊本大学生命倫理研究会論集————5

生命と環境の共鳴

高橋隆雄 編

九州大学出版会

まえがき

　「熊本大学生命倫理研究会論集」は本書で5巻目になる。「論集1」を刊行したのが1999年11月であるから，その時から今日まで約4年半が経過している。年度でいえば，平成12年度から毎年1冊ずつ刊行してきたことになる。

　これまでの4巻は生命倫理の従来の守備範囲を主題としてきたが，本書では生命を環境というさらに広い脈絡で捉えてみた。生命体にとっての環境，人間にとっての環境，そして環境関連の制度・政策に関わる問題を学際的に考察することで，生命と環境についての新たな視点を獲得し，そこから現代の社会にふさわしい制度や倫理原則を構想するとともに，従来は分離されていた生命倫理と環境倫理とを統合的に捉えることをめざした。

　この論集でも執筆前に何度かにわたって検討会をもったが，そこでの熱のこもった討論から，新たな視点を獲得するためのキーワードが浮かび上がってきた。それは「生物と環境の相互性と人間の特異性」，「傷つきやすいものへの共感」，そして「不確実性」であり，これらは相互に連関してもいる。さまざまな立場から執筆されている本書の6篇の論文は，それら共通了解によって結びついている。

(1) 生物と環境の相互性と人間の特異性

　生物と環境とが相互に作用・共鳴しあって変化・展開するということは，人間における技術の使用と環境の変化にも当てはまる。これはけっして新しい考えとはいえないが，重要な帰結をもたらす。つまり，人為も自然の営みの中の特殊なものと考えられるので，自然と人工，自然と人為という区別に

もとづく議論は，単にそのままでは説得力を持たないということである。

　人為も自然の一部であるという観点からの環境問題の考察は有効と思われる。たとえば，生物が存在し代謝活動をするかぎり，その周囲が生物主体の生存にとって不適切なものになるという「環境圧」の概念は，廃棄物等による環境破壊や汚染ということを考えればわかるように，現在の環境問題に基底的部分でつながっている。また，それを「環境悪化」と表現するとき，人間にとっての重要な「悪」の一つの様相が生物学的レベルで説明されていると考えられる。環境問題の根は人間の生物としての営み自身にあるといえる。この環境圧に人類は，他の種のように個体の変異と世代交代や居住空間の移動によって適応するのではなく，知識に裏づけられた技術でもって対処することをめざしている。

　人間は生物の一員でありながら，環境圧に対して他の生物と根本的に異なる仕方で問題に対処しているという側面を考察することは，人間が引き起こした環境問題を考える上できわめて重要なことである。そして，長い年月にわたる遺伝的な変異によって環境に適応するのではなく，技術に頼って環境を改変することは，人間にとっては種よりも個体が重要視されていることを示している。もちろん，人間社会では種ではなく個体が主体であることは，古代以来の多くの哲学や倫理，宗教が語っているし，近代において個人の権利の主張が基本原理として定着してきたことからも明らかである。

　また，技術の進展は人工物環境という新たな環境を，自然環境・社会環境に加えて人間にとって不可欠な要素として登場させてきている。しかし，技術の使用は新たなそしてきわめて深刻な環境圧を生みだしてもいる。すなわち，新たな人工物環境は人間に反作用して，自然や社会，個人，また人類という種にかんしてこれまでなかったような諸問題を発生させているのである。

　こうした人間と環境をめぐる複雑な関係を整理し，山積する諸問題を解決する鍵となるのは，やはり生命と環境との基本的な相互作用・共鳴の関係であると思われる。そうしたベースとなる関係が何であり，そのベースにいか

なる構造のものが付加することで現在の複雑な状況が成立しているのか，そしてそれにはいかなる対応がふさわしいのか。こうしたことの解明は，問題への対処のしかたを考えることにおいて，さらには，人間とはいかなる存在であるのかということを考察する上でも実りの多いものであろう。

(2) 傷つきやすいものへの共感

　個体が劣化し死を迎え，世代交代を繰り返し，それによって環境に適応し環境圧を克服するというのが生物本来のあり方であり，種の多様性を生み出したのは変異による環境適応のメカニズムである。その意味で劣化や変異は生命にとって本質的なものと考えられる。

　ところが人間は環境圧を技術によって克服しようと考える。人間においては，近代以来すべての個人は尊厳をもつとされ権利が付与されている。生物としての個体の劣化や変異よりも，他の生物とは異なる存在としての尊厳が，また理性的という劣化しない抽象的な同一性が脚光を浴びている。個人の尊厳の尊重自体は重要な倫理的原理であるが，それだけでは，人間の劣化や傷つきやすさ，生物としてのありかたが軽視されがちとなる。

　ここには個体の生死の継起を通じて持続する種ということを考える余地はなさそうであるが，われわれが将来世代について配慮するとき，個体レベルよりもむしろ人類という種のレベルが志向されている。個人の権利と自由，幸福追求への関心が極度に高まった現代において，人間は再び種としての人類の幸福と存続について考えざるをえない状況に立ち至ったといえる。

　また，人間の活動が多くの種を絶滅に追いやった結果として，種をできるだけ人為的に絶滅させないことが近年さかんに主張されてもいる。そこにあるのは主として人間中心主義的理由であるが，多様性自体に価値があるという立場にもかなりの支持があるといえる。そうすると，そうした多様性を生み出した劣化や変異現象にも価値があることになる。

　劣化するもの，傷つきやすいものとしての生物への共感や配慮は人間にとって自然のものとしてある。そうした感情は，人間が劣化を通じて生き延

びていくことへの感動，あるいは障害をもちつつ懸命に生きる姿への感動と似ているといえよう。そしてこれは単なる哀れみを超えた，種としての人間への感動といえるだろう。劣化する個体が尊厳をもつのは，劣化しない理性的本性をもつからだけではないといえそうである。劣化することによりもたらされる個体としての死すべき運命の自覚や，機械ならぬ生命体としての人間の自覚，また，ともに劣化する自然や人間への配慮の傾向性にもとづいてもいるといえるのではないだろうか。

　生命と環境とは相互に共鳴しつつ進化してきたにもかかわらず，生命と環境の倫理はこれまで断絶に近い状態にあった。しかし，近年注目を集めているヒト胚，実験動物，将来世代等については両倫理の対象が重複している。2つの倫理を統合する必要があると思われるが，両者をつなぐものとして，生きているもの，劣化するもの，傷つきやすいもの，また現に苦しんでいるものへの配慮，ケアを考える余地がありそうである。それは，生命と環境への応答，責任と言いかえることができる。この応答のためには，対象の状況をよく知ることが必要であり，さまざまな学問領域の共同が不可欠である。また，両倫理を統合する視点からは，これまでの環境倫理に欠けていた環境政策への関与の仕方も主張できるだろう。

　環境倫理をケア中心で考えることで，ケア中心の倫理の欠陥としての原理や客観性の欠如を補うものとして，環境対策や政策への不断の自己評価や反省が必要となる。そこから，住民参加や不断の評価体制の整備といった指針が導かれると思われる。またこの論点は，以下の環境問題における不確実性から導かれる論点とも重なり合うものである。

(3) 不確実性

　人間はみずからの活動によって環境に多大の負荷を与えてきた。自然はもはや傷つきやすいものとしてわれわれに現れてきている。しかし，環境破壊や汚染は人間に大きな犠牲をもたらしているし，自然災害は自然の恐ろしい一面を垣間見せてもいる。自然は保護されるべきものであるが，それと同時

に，それのもたらす人間由来の災害，また自然災害からいかにわれわれを守るかということも重要な課題としてある。自然への対処はこのように，一方で保護や手当て（ケア）であり，他方ではその猛威から身を護ることにある。そしてこの両者は互いに連動してもいて，古代の日本において神の社を建てたり供え物をする（ケアする）ことが，自然の暴威から人間を護ることに通じていたことと不思議な類似を示している。

　自然界での自然淘汰は偶然的要因が大きく左右し不確実性をはらんでいるが，環境問題への対策の根にあるのもこの不確実性である。科学的知識にもとづく決定は偶然性の要素を最小限にすると考えられがちであるが，環境は複雑系の様相を呈しており，人間の知恵をつねに超えていくものと考えられる。科学技術にもとづく人間からの環境への働きかけも，このように不確実性，偶然性を免れることはできないと思われる。

　水俣病事件でも，当時の諸科学の水準をはるかに超える問題が生じた。諸科学は一般に相互に緩い統一体（いわばパラダイム）をなしており，たとえば水俣病事件では，胎盤に関する医学的知識の不足は中絶胎児に関する歴史研究の欠落や，胎児への傷害罪への法学的考察の不足等と連関し，食物連鎖の知識の欠如は生態学的知識一般の軽視という脈絡の中にあったと思われる。

　科学的知識はいつの時代にも限定されており，新しい事件や問題が生じてから研究が開始され，多くの試行錯誤の結果，一歩ずつの前進がなされていくものである。その場合に重要なのは，新しい大きな問題や事件に直面しているのは当時の諸科学の緩い統一体という全体であり，個別の科学（たとえば医学，さらには医学の中の一専門領域）ではないという点である。生命や環境にかかわる問題は多くの学問領域を横断するものであり，そこでは学際的研究が不可欠となるし，専門家と非専門家の壁さえ除去が必要となる場合がある。このことは水俣病問題の重要な教訓と思われる。

　環境に関する問題が科学によって解決し得ない点を含み不確実性をはらむものであることは，環境対策にも妥当する。ここでは災害におけるリスクの

定量化が要請されているが，複雑系が相手では，そうした定量化は常に不十分なものとならざるをえないだろう。不確実な状況下でわれわれは環境への対策を講じなければならないのである。そこで考えられる一つの有力な方法は，たとえば対策におけるハードとソフトの要素の比重等に関して，関係する住民自身に選択させるというものである。ここには生命倫理におけるインフォームド・コンセントとの類似がある。そして，インフォームド・コンセントの場合のように，住民への十分な情報提供とともに住民の側での自覚の形成が必要になる。つまり，判断に不可欠な情報開示と判断能力の養成である。

患者の権利を擁護するとともに過度の医療過誤訴訟を避けるというのがインフォームド・コンセント定着の理由に挙げられるが，このインフォームド・コンセントにおいても医療にかんする不確実性が基盤に存しているといえる。生命倫理や人間関係・制度にかんする倫理は，これまで不確実な状況に対して合意・選択・決定によって応じてきた。この方法が部分的に環境問題にも取り入れられようとしているのである。

権利概念の存在根拠として，他者からの支配や干渉からの自由の尊重が言及されるが，権利概念の真価は生命のかかわる重要な事柄について自らが決定するという場面で，特に発揮されるといえるだろう。

このように環境対策・政策には不確実性がつきまとうものであれば，合意や選択によって決着がつくわけではなく，不断の評価と反省が必要であり，それに見合うような柔軟な制度が求められることになる。複雑な様相を呈する環境問題に対峙するには，人間の側でも硬直した研究体制や行政組織では不十分であろう。

第1章「環境と生命の相互進化」（佐谷秀行）は，生命と環境の起源が同一であり，両者は相互に作用しあいながら膨大な時間をかけて現在の姿へ進化してきたこと，しかし，ヒトの出現は，生命から環境への干渉の強化，言いかえれば，環境への適応よりも改変という方向をもたらしたこと，そして

環境にかんして多くの問題が生じてきている現在，われわれは生命と環境との元々の関係を念頭に置く必要があることを述べている。

　生命は数多くの偶然の作用によって，原始の海の一部を泡の保護膜で取りかこむことと複製機構を備えることによって誕生したとされている。そこでは細胞は海という環境とまさに一体化していた。そして約35億年前に，水と二酸化炭素を分解し糖と酸素を作りだすシアノバクテリアの発生によって，地球は酸素によって汚染されることになる。酸素が汚染物質であることは，近年酸素のもつ酸化作用が生命体にとって害をもたらすことが注目されていることからもわかる。これが「環境圧」となり，汚染物質である酸素に順応しそれをより有利なエネルギー源とする進化生命体が誕生していく。ここには，生物と環境との間の相互作用とともに，生物の新たな活動の発生が周囲に毒性をもつ化学物質を代謝，排出するというメカニズムを見てとることができる。

　シアノバクテリアが酸素で周囲を汚染したように，人は様々な廃棄物を周囲に撒き散らして汚染している。しかもその速度はますます加速しつつある。ヒトを含む多細胞生物は環境の激変に適応するのが苦手である。ヒトはその頭脳を駆使して自分たちの生活の安定のために環境を改変してきたが，それが今皮肉な結果を生じさせている。個体の快適さを求めるあまり，種としての人類の存続を危うくしているのである。精神によって意図的に変えられた自然は，科学的知識と倫理観にもとづいた環境対策によって修復される必要がある。

　第2章「生物多様性とその保全」（髙宮正之）では，生物と環境の相互作用の中で，劣化や変異を繰り返すことで生じてきた生物界の多様性を，種概念によって把握しようとする現場に案内してくれる。

　まずそこでは，われわれが多用する「生物多様性」について，遺伝的多様性，種多様性，群集・生態系の多様性，景観の多様性という4つの階層が述べられる。その中で「生物多様性」を測るうえでもっとも有効なのは「種の

多様性」であるとされる。しかし，「種」概念自体が大きくは形態学的種概念と生物学的種概念という2種類に分かれること，その両者が一致する場合もあれば一致しない場合もあること，われわれの分類体系はきわめて複雑な仕方で進化してきた生物の世界を把握するには十分でないことが，専門とするシダ植物の種の分類を例に引きつつ説得力をもって語られている。一見して明確な基準があるように思える生物分類の学も，錯綜する自然界の網の中を，人間の知識の有限性を自覚しつつ，いわば手探りで進んでいるといえよう。

髙宮はまた生物の進化と絶滅史について言及し，ヒトによる絶滅が近年急速に進行していることを示す。そして生物多様性を保全する根拠をさぐるが，そこでは多様性のもつ経済的価値からのものとともに，人間中心主義的でも人間非中心主義的（自然主義的）でもない別の一つの根拠を示唆している。それはわれわれの側から無意識のうちに他の生物とのつながりを求める「生物愛」によるものである。これは人が他の生物との密接な関係の中で生きてきた長い歴史の痕跡かもしれない。いずれにせよ，それは環境倫理の中核にケアを据える立場に通じる考えである。

第3章「環境の成立と意義——疎外の視点からの考察——」（中山將）では，人間という主体と環境との関係の中に存する「疎外」という特異な関係に着目し，そこから自然に対する人間の責任を導きだすことを試みている。

疎外とは，自らが生み出したもの，また生み出す活動自体が自己にとって疎遠なものとなることであり，第1章で言及された「環境圧」を，人間という特異な存在において捉えなおしたものである。環境汚染等の環境問題や，生命科学技術がもたらした生命操作による生命の手段化に現れているように，現在，人間化された自然（改変周囲）や人間の活動による所産群と人間の間の離反・敵対は甚だしさを増しつつある。生物としての活動に伴う環境圧を環境改変の技術によって乗り越えてきたのが人間であり，このような疎外は，人間が人間であろうとすることで周囲・環境を改変することと表裏一

体であり，問題の根ははるか深くにある。

　種の転変を含みつつも，生物界全体の調和的存続が全体としての生命の向かうところであるが，自然における人間の疎外は，生態系や地球環境の破壊，またきわめて多数の種の絶滅をもたらすことで，こうした全体の方向に逆行するまでになっている。進化の果てに生物的次元を超えるに至った人間は，自然全体の営みを否定するまでの力を有することになった。そのような状況を作りあげた当事者であり，またそのことを自覚できる者でもあることから，人間は全体としての生物また自然の代表として，それらに対して責任を負っているといえる。

　その責任の遂行には，根源的な態度をとりもどすこと，つまり，自然の声，生命の言葉を聴き，人知を駆使して具体的な行為や政策を導くことが必要である。それは，生物，自然をいたわること，ケアすることでもある。第2章と同様にケアはここでも人間という対象を超えて，すべての生物，また自然の全体にまで及ぶことになる。本章ではこのような，「自然を基盤に，生命体を代表する人間の責任を問う倫理」の構想が述べられる。

　第4章「生命と環境の倫理──ケアによる統合の可能性──」（高橋隆雄）では，生命倫理と環境倫理の統合をケアという視点で模索している。2つの倫理は，原理レベルでは乖離していながら，実験動物，ヒト胚，将来世代といった対象領域が重複しており，統合されるべきであると考えられる。そのためには「ケア」概念の拡張が要請され，自然や将来世代をも対象としうるケア論が求められることになる。これは，第2章での「生物愛」，また第3章での生物全体，自然へのケア，いたわりとして述べられたことの理論化でもある。

　そもそもケアとは，自他の傷つきやすさを前提としつつ，相手の要求を共感によって理解することで生ずる自然な応答のことであるが，それは自他のよき関係の形成・維持をめざすものである。ケアの特性として個別性・主観性・直接性があるが，ここで欠如している客観性・普遍性なしでは倫理とし

て不十分である。しかしこれをケア以外の原理で補完すると，ケア中心の倫理でなくなるという難問がある。本章では，ケア中心の倫理の立場から，よきケアと悪しきケアとを区別する基準が自然なケアのうちにあること，それは種々の制度として日々の実践や制度として定着していることが述べられる。

　悪しきケアを防ぐ，その意味でケアを補完するものとして，人間が相手の場合は「権利」，ヒト胚や動物等の人間以外の相手には「不断の自己評価」が挙げられる。そのためには，人間以外の他者の声なき声を聴く姿勢が必要である。これは第3章で述べられた自然の声を聴くこととも符合する考えである。人間以外の他者については，それをたんなる道具とみなしたり，人間のように権利付与したりせずに，人知を超える自然の世界の脈動にみずからを合わせることで対処することが大切なのである。そこに広義の人間の尊厳が現れるといえるだろう。このようなケアを中核とする倫理は日本的な生命倫理の可能性を示唆するものでもある。

　本章の末尾近くでは，以上の理論的考察をインフォームド・コンセント，安楽死，中絶，ヒト胚問題，環境対策といった具体的問題に適用し，ケアを中心とする立場の裏づけが試みられている。

　第5章「人類史に及ぼした水俣病の教訓——水俣学序説——」(原田正純)では，広範な環境汚染によって食物連鎖を通じて起きたきわめて深刻な有機水銀中毒である水俣病が，人類初めての経験であったこと，そこからわれわれは学問や社会のあり方について多くの教訓を学ぶべきことが述べられる。そしてそれを「水俣学」として集大成する際の基本的方向が提示される。

　水俣病事件においては，これまでの諸科学では対応できないような問題が続出した。たとえば，食物連鎖による毒性物質の濃縮，今までの常識を覆す胎盤を経由した中毒，また製造工程での無機水銀から有機水銀への変化等がそれである。

　こうした自然科学的問題だけでなく，胎児性水俣病にかんしては刑法の解

釈も問題とされた。それまでは胎児への傷害罪や致死罪は適用されず，胎児の生命・身体にたいする傷害行為は母体にたいする傷害と考えられてきたからである。さらに，原因企業と市民，そして行政の関係が問われたし，研究者の蛸つぼ型の専門分化の弊害も露わになったのである。水俣病は医学のみならず化学，生態学，法学，社会学，政治学，倫理学等に対して重大な問題を提起したのである。

　原田によれば，水俣病の悲劇は，政治的，社会的，法的領域にまたがるきわめて広範な問題を医学の枠内に収めようとしてきたことにある。「何が水俣病か」という病像論も，水俣病として認定されるという政治的なことと，当事者の苦しむ病との混同に陥ってきた。このため世界的な水銀中毒に対して水俣病の経験が十分に生かせなかったのである。各学問領域の間にある壁と，専門家と非専門家を峻別するような研究体制がこの悲劇を推進してきた。弱者の側に立つ「いのち」の学である「水俣学」は，学際的であることをめざし，しかも非専門家である当事者の語りから専門性を構築する学である。

　第6章「環境対策の技術とシステムづくり——複雑系への取り組み——」（滝川清）では，複雑系である環境を相手とする対策の現状と課題について，有明・八代海沿岸域についての30以上にのぼる環境対策関連の委員会の委員長あるいは委員としての経験にもとづきながら論じている。環境対策においては，自然の猛威にさらされる存在としての人間が注目される。それゆえ，自然・生態系の保護と開発という二元に対して，自然災害に対する「安全・防災」の観点が考察の枠組みに加えられる。

　環境はある一定のインパクトに対して常に一定の応答をする平衡閉鎖系ではなく，非平衡複雑系である。それのみならず，環境問題には，政治的，経済的要因や人間の感情や欲求も加わり，複雑極まりない状況を呈している。このようなことから，環境対策を考える上で，対策は技術も含めて常に発展途上であり，人間の知の未熟さを自覚することが重要である。

こうした複雑系への科学的アプローチとしては，安全・防災，自然・生態，開発・利用の間のバランスをとる必要があり，調査，実験，数値シミュレーション，モニタリング調査によって，地域特性と一般解とを求めていくことになる。

　錯綜した環境問題に対して，国，県，市町村という行政と，学識経験者，企業，住民との間の縦割り構造では十分な対処ができない。また，学問領域間の連携・統合も不可欠である。社会の構造は，いわばアメーバ的な柔軟な構造への変換を迫られているのである。

　また特に安全・防災にかんしては，施設整備（ハード）と警戒・避難体制（ソフト）の両面の連携にともなって，防災から減災へという発想転換も必要となってくる。これには住民への十分な情報開示が不可欠であり，住民自身による「ハザードマップ」の作成も有効である。そして，それにもとづく住民による意思決定が重視されることになる。ここには，自らの生命にかかわることを自分で決定していくという，インフォームド・コンセントとの類似がある。

　生命と環境の生物学的レベルでの相互性の自覚は，生物種の中でひときわ特異な生命環境関係を構築してきたわれわれのあり方に対して，根本的な疑問を投げかけてくる。それに応えるには，まずはそれぞれの立場から生命と環境の交錯する場面を見据えつつ，両者の共鳴する地点へと立ち戻り，そこから思索を深めていく必要があるだろう。本書の6篇の論文はそのさいの手助けになるにちがいない。

　　平成16年早春

高　橋　隆　雄

目　次

まえがき …………………………………………………高橋隆雄　i

第1章　環境と生命の相互進化 ……………………佐谷秀行　1

　はじめに　3
　Ⅰ．生命は地球が生んだ偶然の産物　4
　Ⅱ．酸素汚染　7
　Ⅲ．環境変化の緩和による多細胞生物の誕生　9
　Ⅳ．生命は海を取り込み携帯した　10
　Ⅴ．循環系形成による環境への適応　10
　Ⅵ．ヒトの進化が与えた環境へのインパクト　12
　おわりに　13

第2章　生物多様性とその保全 ………………………髙宮正之　17

　はじめに　19
　Ⅰ．生物多様性　19
　　(1)　生物多様性の登場
　　(2)　生物多様性とは何なのか
　Ⅱ．生物多様性の基本単位である種　23
　　(1)　地球上には何種類の種が生きているのか
　　(2)　種とは何なのか
　Ⅲ．シダ植物におけるさまざまな種　27

(1) 良　　種
　　　(2) 隠　蔽　種
　　　(3) 半　　種
　　　(4) 無融合生殖種
　Ⅳ．生物の進化と絶滅史　　44
　　　(1) 生物はどのように進化してきたのか
　　　(2) 大　量　絶　滅
　Ⅴ．生物の一種，ヒト　　46
　　　(1) ヒトの進化と自然
　　　(2) ヒトによる6回目の大絶滅
　　　(3) ヒトが作った自然
　Ⅵ．生物多様性の保全　　51
　　　(1) なぜ生物多様性を守る必要があるのか
　　　(2) 生物多様性保全の経済的価値
　　　(3) 生物多様性保全の倫理的考察

第3章　環境の成立と意義……………………………………中山　將　65
　　　　　　──疎外の視点からの考察──

　は じ め に　　67
　Ⅰ．環境の構造　　68
　　　(1) 主体と周囲
　　　(2) 場 と 周 り
　　　(3) 相 互 作 用
　　　(4) 再帰と疎外
　Ⅱ．生命と自然　　78
　　　(1) 生命の動向
　　　(2) 自然の本質
　Ⅲ．人間と環境　　84

    (1)　環境への態度
    (2)　住　ま　う
    (3)　知　　る
  Ⅳ．環境の問題化　　93
    (1)　技術と経済
    (2)　環境思想
  Ⅴ．問題化する環境の今後　　100
    (1)　あらたな問題
    (2)　考えられること

第4章　生命と環境の倫理 ……………………………高橋隆雄　109
　　　――ケアによる統合の可能性――

  はじめに　　111
  Ⅰ．生命倫理と環境倫理の統合を考える必要性　　112
    (1)　原理レベルでの乖離と対象領域の重複
    (2)　アメリカからの輸入
    (3)　環境倫理の非政策性
  Ⅱ．キー概念としてのケア　　119
    (1)　2つの倫理を統合する「ケア」概念
    (2)　自然へのケアを視野に含むケア論の必要性
    (3)　よき関係の形成・維持としてのケア
  Ⅲ．ケアと権利　　126
    (1)　ケア中心の倫理の欠陥
    (2)　権利による補完
    (3)　ケアの補完としての不断の自己評価
  Ⅳ．生命・環境倫理の統合へ向けて　　134
    (1)　ケア中心の倫理の展望――具体的問題への適応
    (2)　環境政策への提言

(3)　ケアと権利の停滞について──徳の意義

第5章　人類史に及ぼした水俣病の教訓 ……………原田正純　149
　　　──水俣学序説──

　　はじめに　151
　　Ⅰ．環境汚染の被害は弱者に始まる　152
　　　(1)　1956年5月1日
　　　(2)　原因は魚貝類
　　　(3)　原因企業と行政の対応
　　Ⅱ．胎児性水俣病の発見　157
　　　(1)　魚を食べない水俣病はない
　　　(2)　子宮は環境である
　　　(3)　胎児の障害は人類に何をもたらすか
　　　(4)　胎児はヒトか
　　Ⅲ．差別とグローバルな視点　168
　　　(1)　貧困と差別
　　　(2)　何が水俣病か
　　　(3)　微量汚染の胎児への影響
　　　(4)　宝　　子
　　Ⅳ．水俣学への模索　178
　　　(1)　環境と「いのち」の循環
　　　(2)　枠組み（社会装置）を超える
　　　(3)　水　俣　学

第6章　環境対策の技術とシステムづくり ……………滝川　清　187
　　　──複雑系への取り組み──

　　はじめに　189
　　Ⅰ．環境構成要素と環境創造　190
　　　(1)　環境構成要素と環境創造

(2) 海岸の環境創造

Ⅱ. 環境問題の原因・要因分析と技術　　*196*

　　(1) 環境問題の種類とその要因（過大な負荷）
　　(2) 有明海環境悪化の要因分析
　　(3) 有明海異変の捉え方
　　(4) 有明海異変にいたる原因仮説
　　(5) 複雑系への科学的アプローチ

Ⅲ. 環境対策へのシステムづくり　　*207*

　　(1) 環境対策へのマスタープラン
　　(2) 複雑系へのシステムづくり
　　(3) 環境対策における評価と合意形成

　おわりに　　*223*

事項索引 …………………………………………………*227*

人名索引 …………………………………………………*235*

第 1 章

環境と生命の相互進化

佐谷秀行

はじめに

　生物は進化の過程でさまざまな能力を獲得し，地球環境の変化の中でそれらの能力が生存に有利に働く種が存続してきた。ヒトという生物はトリのような飛翔能力を持たぬ代わりに，精神活動に卓越していたため，地球上に文明がもたらされた。つまり，ヒトという種の出現によって，元来 DNA そしてそこに内包される遺伝子が変異することによってのみ行われてきた生物の進化に加えて，概念や文化や技術までもが進化を遂げ，46億年という長い歴史を持つ地球は，その最後の数十万年で驚くほど様相を変えることになった。生命は地球という環境から造られたものであり，環境[1]によって育てられ，鍛えられ，そして削られて現在の姿へと進化した。そして，環境に適応するために形や性質を長大な時間の中で変化させながら，その中に包含する遺伝子を守り継承させてきたのである。いや，正確には激しい化学反応の中でたまたま生き残ることが出来た複製可能な化学物質が DNA であり，その DNA を膜で包んだものが生命として存続し，環境変化に対して遺伝子を保護し無事複製させるための機械として進化を遂げてきたと言うべきであろう[2]。しかし，生命は常に環境に対して受動的であっただけではなく，環境に対して積極的に多くの影響を与えてきた。単細胞だった時代にも環境に甚大な影響を与えたことはあるが，特にヒトが出現して精神活動が地球に芽生えてからの生命の環境に対する干渉は強く，環境を modify（修飾）することにより適応の試練を回避し，個体の存続に全力を傾けるようになった。環境に対する modification はその無限とも思える緩衝効果を頼みとして行われてきたが，種としての進化より精神活動の進化を重点に置きすぎたことでその均衡は一気に崩れ，破壊された環境は今，生命に急速に牙を剝きつつある。

　今，私たちには生命と環境が地球上で対峙する別個の集団であるという印象を抱かせるような情報があまりに多く，双方の対立の調停をいかに行うべ

きかということに話題が集中している。しかし，地球環境と生命の誕生の歴史を振り返るとき，生命は単に環境を膜内に取り込んだものであり，それらの起源が実は同一であることを認識する。源流が同一であるがゆえ，その挙動に共通点も多く，環境と生命は長年相互に作用しながら進化してきたことが分かる。互いの進化に貢献した仲間の存在価値を無視し，生命だけが一方的に身の保全を図ろうとすれば，環境に歪が生じるのは当然である。本稿では環境と生命の相互作用と進化の歴史について述べ，ヒトや現在地球上に存在する生物が棲めるための環境を今後維持できるのは，ヒト以外の何物でもないことを考察したい。

Ⅰ．生命は地球が生んだ偶然の産物

地球は46億年前に誕生した。他の太陽系惑星たちもほぼ同時期に誕生しているが，地球と他の惑星との環境の決定的な違いは，地球だけに酸素が存在する点である（表1）。金星の大気はほとんどが二酸化炭素であり，火星には二酸化炭素と窒素があるだけ，小惑星や水星には大気すら存在しない。しかし，誕生したときの地球には他の惑星同様に酸素は全く存在せず，大気の主成分は二酸化炭素，炭素，水蒸気などであった。大気における酸素の定着は，おそらく生物が地球に対して与えた最初の大きな環境変化であり，多細胞生物を生み，現在の地球環境を創生するに至った最も重要なイヴェントであったことは間違いない。デネットはその著書『ダーウィンの危険な思想』の中で，生命の進化が全く意志の働かない偶然の繰り返しによって生じてきたものであると述べているが[3]，地球の誕生から酸素の定着までの歴史も偶然の繰り返しとその中で展開された生物と環境の相互作用によって造り上げられたものであり，現在の地球環境の変化を考察する上で，欠くことのできない知識である（図1）。

46億年前，誕生したばかりの地球にはまだオゾン層がなく，二酸化炭素を主成分とする原始大気で覆われていた。45億年前頃よりマグマがやっと

表1　地球型惑星の大気組成

惑星	主成分			微量成分	
金星	CO_2 N_2 Ar^{40} H_2O	90 気圧 1.6 気圧 18 hPa	(98.2%) (1.7%) (200 ppm) (1,000 ppm)	CO HCL O_2	40 ppm 1 ppm <1 ppm
地球	N_2 O_2 Ar^{40}	0.7808 気圧 0.2095 気圧 0.0093 気圧		CO_2 Ne He	355 ppm 18.2 ppm 5.2 ppm
火星	CO_2 N_2 Ar^{40}	5.5 hPa 0.16 hPa 0.10 hPa	(95.12%) (2.7%) (1.7%)	O_2 CO O_3	0.3% 0.08% 1 ppm

上山弘『地球―その誕生と現在』裳華房 1995 より抜粋

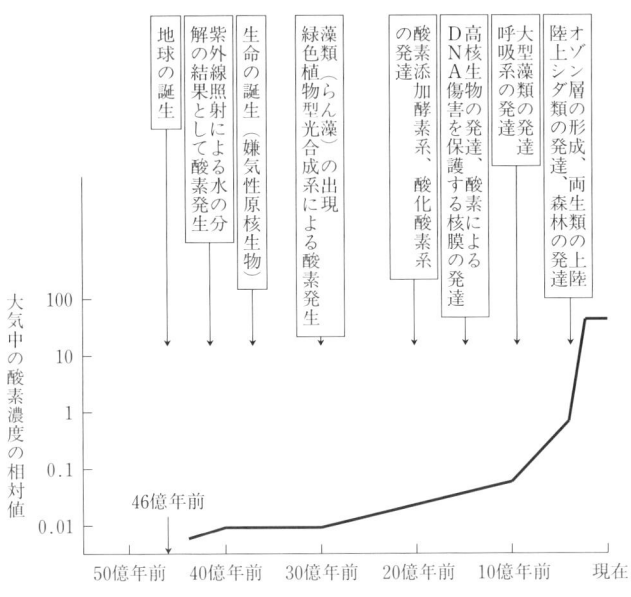

図1　生命の進化と地球上の酸素濃度の関係

大坂武男・高柳輝夫編『夢・化学―21　活性酸素』丸善株式会社 1999 より抜粋

冷え始め地球の温度が急に下がってくると，原始大気の中にふくまれていた水蒸気が雨となり，地上にふりそそぐようになった。雨が地表を冷やし，地表が冷えると原始大気が冷えてさらに雨がふったので，年間雨量が10 mを超えるすさまじい大雨だったと考えられている。この大雨が1,000年近くもつづき，現在の海のもととなる原始の海が生まれた。原始の海は雨にとけた塩素ガスも流れこんだので，はじめは酸性で，とても生物の住める環境ではなかったと推測される。しかし，紫外線が直撃する原始地球において，生命が唯一誕生できる場は海の他になかった。

生命は海の中にあったさまざまな生命の材料が濃縮され，化学的に進化するなかで誕生した。原始の海はシアン化水素（HCN）やホルムアルデヒド（HCHO）など猛毒の物質でみたされ，海底にはやはり猛毒の塩化水素が吹き出していたと考えられる。その猛毒の海で，宇宙線・紫外線・火山活動などの刺激によってシアン化水素，ホルムアルデヒドからアミノ酸が「偶然」作り出された。また原始地球に降り注ぐ多数の隕石からもアミノ酸は供給されたと推測されている。さらに遺伝情報を伝えるDNAも一つの化学物質として猛毒の原始の海で化学反応のアルゴリズムの過程で生まれたと考えられている[4]。

生命の原料が偶然のプロセスの中で創出されると共に，地球に生命が齎されたもう一つの重要な要素として，月の存在を無視することは出来ない。月の引力は潮の満ち引きを造り，それが海中の分子の活性化を引き起こして生命を誕生させるゆりかごとなったという学説である。月の誕生には諸説が存在するが，現在「巨大衝突説」（ジャイアント・インパクト説）が最も有力である[5]。この説では，約45億年前に，火星と同じくらいの大きさの惑星が太陽系の軌道からはずれ，猛スピードで地球にぶつかってきたことが月誕生の端緒であったと類推されている。衝突してきた星は，地球の半分ほどの大きさだったと考えられるが，衝撃で砕け散り，それと同時に地球を溶融状態にした。砕け散った残骸は地球の軌道上で集まり，月になったと考えられている。初期の月は地球との距離も近く，引力による潮の満ち干は激しく，

原始の海は大きく攪拌されそのエネルギーが生命誕生の引き金になった。波打ち際では激しい波が多くの泡を作り，この泡が保護膜となってアミノ酸やDNAやさまざまな分子を包み込み，そのなかで原始生命の誕生という奇跡が起きた。また，脂質も海の中で化学進化の末合成され，それが泡の表面に配列し細胞膜を形成したと考えられる。最近の研究によって，生物の活動や機能には地球の自転や公転，月の周回にほぼ合致するリズムが存在することが分かってきたが，実はヒトを含めた細胞そのものの中にもリズムが存在し，増殖や分化や死のシグナル制御に関わっていることが明らかになりつつある。地球と月の相互関係で生じた潮の満ち干が生命を作る前奏であるかぎり，そのリズムが私たちの細胞にまで継承されていたとしても決して神秘ではない。

　しかし近年，波打ち際ではなく，海底火山付近の熱水噴出孔近くで生命が誕生したのではないかという学説が唱えられている。既に述べたように，熱水噴出孔付近の高熱高圧環境の場では化学反応が旺盛であるため，海水中にとけ込んだ無機塩類や金属イオン，ガスまたはその他の様々な物質から有機物が作られ，生命の原料が豊富に存在する。更にはこのような超高温の環境に，地球上で最も古い起源をもった微生物などが現在も生息していることが確認されており，噴出する泡から生命が誕生し，そののちこのような生物が一般的な低温の環境に適応していったと考えることが出来る。

　いずれの場合にせよ，生命の基本単位である細胞は海を取り込んで出来上がったと考えることが出来る。つまり細胞は，かつて海という環境そのものであった。

II. 酸 素 汚 染

　約40億年前，こうして泡の膜に包まれた最も原始的な生物が誕生し，それは複製機構という新たな偶然の所産によって原始の海の中で増殖する能力を獲得した。この生物はもちろん酸素の全く存在しない環境で生存・増殖す

ることが出来たわけで，現在の嫌気性バクテリアの先祖にあたる。こうした原始生物の誕生によって，現在に至るまで綿々と続く，環境と生命の相互進化の歴史が始まった。

　決定的な事件は約35億年前に光合成を行う嫌気性バクテリアであるシアノバクテリア（ラン藻）が突然変異で生まれたことである。植物の葉緑体の起源ともいわれるシアノバクテリアは，海の中に降り注ぐ僅かな太陽光線を利用して水と二酸化炭素を分解し，エネルギー源としての糖を作り出す能力を獲得した。その化学反応の過程で放出された酸素によって地球は「汚染」され，生物の勢力図は一転する。これが地球において，生物が環境に対して多大なる影響を与えた最初の事件である。

　酸素はそれ以前に存在していた嫌気性生物にとっては毒物であり，それらの多くを死に追いやったため，競争相手のいなくなった地球でシアノバクテリアは大繁殖することになる。更に，海水中に溶けていた鉄は酸化されて錆びて沈殿し，海底に縞状鉄鉱層を形成した。世界各地に存在する鉄鉱床は，地球が酸素汚染を受けたことの証である。

　酸素のように毒性を持つ環境汚染物質は，生命体の複製過程に異常を与え，多くの場合その生命体は変異に耐えることが出来ず，死によって淘汰されることになる[6]。しかし変異したものの中に，「偶然にも」汚染物質に順応し，選択されて生き残ることの出来る進化生命体が登場する。このように変異を誘発し進化体を選択する環境自身の圧力を「環境圧」と私は呼んでいる。環境圧によって，その毒物をエネルギー源や生体自身の原料に使うことの出来る生物が登場し台頭することになる。シアノバクテリアの出現によって酸素が地球の海全体を汚染すると，今度は酸素をエネルギーに利用する好気性バクテリアが突然変異で登場し，その効率のよいエネルギー産生力によって飛躍的に活動的となる。

　一方酸素の中で生活が困難になった嫌気性生命体は融合して強大化し，また遺伝子情報を持つDNAはより酸素から遠い位置である細胞の中心部に凝集し核を形成し，固い外殻に包まれるものがかろうじて生き残ることが出来

ていた。この嫌気性生命体は，その後好気性バクテリアと合体することによって共生の道を探し当てることになる。核を持った嫌気性バクテリアが，好気性バクテリアがもつ高性能の酸素呼吸能力を手に入れることになったのである。好気性バクテリアはミトコンドリアとなり，今も多細胞生物の細胞中で酸素量の調整とエネルギーの産生，更には細胞死の調節を行い，個体を守る働きをしている[7]。

　海中の鉄が沈殿しつくし，鉄が酸素を吸収することがなくなると，酸素は空気中へと放出しはじめた。こうして大気中に酸素が定着するようになった。しかし，最初は酸素の濃度は低く，オゾン層が形成されるまでは有害宇宙線や紫外線が強く，陸上に生命が上陸するチャンスはなかった。その後約22.5億年の歳月を経てオゾン層が形成され，生物の陸上への進出が可能となった。

III. 環境変化の緩和による多細胞生物の誕生

　生命が誕生した頃の地球の環境変化は激しく，生命は常に強烈な試練にさらされていた。DNAという化学物質を複製，継承することだけが命の証であった頃は，激しい環境の変化に対応してDNAを守ることが出来たのは，単純で身軽で増殖能が旺盛で，そして変異によって容易に形質を変化することの出来る単細胞生物であった。つまり，時を経て地球環境の変化が穏やかになったことと，多細胞生物が出現したことは密接に関係していると考えることが出来る。環境圧が減少すると，変異によって環境の変化に対処する必要性が低下し，自然その莫大なエネルギーは個々の細胞の遺伝子を守る方向に働いたと推測できる。多細胞生物において，単細胞生物には存在しない*p53*と呼ばれる遺伝子が出現し，その遺伝子が作るタンパク質（p 53 タンパク質）は他の遺伝子の損傷や変異を検知して損傷部の修復あるいは損傷細胞の死を適宜誘導することによって，生物が個体自身を保護する形式に進化したことは，環境変化の緩和と結びついていると推論することができる[8]。

逆にこのような高度な遺伝子の安定化システムを保有する生物は，急激な環境変化に脆弱であり，短期間に強い環境圧が加われば，そのような生物は死滅し，再び単純な構造を持ち環境変化に強靭な生命体のみが生存できる星に戻ることになりかねない。

IV．生命は海を取り込み携帯した

　海は生命活動に必要な要素を蓄えており，構造の単純な細胞でも海に抱かれている限り遺伝子の保護と継承を行っていくことは可能であった。海には豊富にミネラルが存在したため，バクテリアは体内にミネラルを貯蓄する必要がなかった。地球環境の変化がやや穏やかになった頃から生物は海の要素を自身の体内に取り込み，淡水へ進出するようになる。海水は細胞間隙に体液として取り込まれ表皮によって封入された。特にカルシウムは生命活動に不可欠なミネラルであり，急速な減少は生命に支障を来すことから体内にカルシウムを備蓄する能力を獲得した生物が台頭することになる。この体内に蓄えられたカルシウムが後に骨として進化することになる。骨はミネラル供給源としての優れた能力と共に，多数の細胞を保持する幹となり，生物が陸上へ進出するために極めて重要な運動器官となった。更に骨の中には血液細胞を産生する装置（つまり骨髄）までが造られ，まさに生物は海を携帯した状態で自由に行動できるようになったのである。水と空と大地の交点で生まれた生命は，環境をその内部に取り込みながら，環境と対極にある存在として進化してきたのである。

V．循環系形成による環境への適応

　環境と生命が対峙する存在となってからの進化の歴史を振り返ってみると，地球環境の変化が生命に試練を与え，環境に適応できる変異体だけが選択され生存するといった単純な構図ではないことに気づく。生命側からも環

境に対してインパクトを与える事件が生じ，常に生命は環境とのあいだで循環系を形成してきた。厳しい環境の変化は生命体にストレスを与え[9]，それはDNAに変異が生じる頻度を高めることになる[10]。DNAの変異により，生命体の形質を決定している遺伝子に変異が生じる機会は上昇し，性質の異なるさまざまな変異体が出現することになる。もちろんストレスが存在しない状況でも一定の頻度で遺伝子には変異が導入され，生命は常にその性質は微妙に変化を遂げている。

環境が与えるストレス，つまり「環境圧」は，既存の生物に対して適応課題を突きつけることになる。環境圧は変異体をより能動的に誘導すると同時に，そのストレス下で生存できない種を淘汰し，適応できる種を選択することになる。更に選択された生命体は変異を蓄積し，今度は逆にそのストレスを生存に有利な条件として変換する変異体へと進化する。酸素という猛毒が海洋を支配したときに多くの生命体が死滅し，適応した種が逆に酸素をより有利なエネルギー源として用いた構図はこの生命と環境の鬩ぎ合いの実例である。

このように環境変化によるストレスを乗り越え，逆にストレスを利用し始めた生物の代謝系は元来のものと大きく異なることになる。代謝系が変化すると排出される物質も今までのものとは異なった化学構造を持つことになり，それは多くの場合周囲の生命体に対して毒性をもつ物質として働き，それらの生命体に対する新たな環境圧の原因となる。まさに海の底でエネルギーの低下というストレスに苛まれていた原始生物が僅かな光と水中の二酸化炭素から光合成によって糖というエネルギーを産生して生き残り，代わりに酸素を大量に吐き出して周囲の多くの生命体を死に至らしめたという過程がそれである。地球は星としての齢の変化に，上述したような生物側からのmodificationが加わり，常にその環境は大きく変化している。環境自身も物理的，化学的，さらに生物側から与えられるストレスによって進化を遂げており，環境と生命は相互に圧力をかけ合いながら循環系を形成し，適応と淘汰のアルゴリズムの中で互いに進化していると考えられる。

VI. ヒトの進化が与えた環境へのインパクト

　生物の進化は盲目的なアルゴリズムの連続によって進められてきたものであり，自然淘汰のプロセスを左右する変異は計画されたものでもデザインされたものでもない，つまり精神性を伴わない作業によって成し遂げられてきた。この構図は環境の進化にも当てはまる。環境は宇宙の動態と生物からの影響という2つのファクターによって圧力を受け，機械的なアルゴリズムの繰り返しによって変化してきたのである。しかし，生物の進化の過程で精神をもつヒトという種が出現したことで，環境の進化の歴史は大きな曲がり角を迎える。ヒトが誕生してわずかに数十万年だが，それまでの46億年の地球環境変化のなだらかなうねりとは全く様相の異なる鋸歯状の変化が加わることになった。

　ヒトによる環境の修飾，改変は何も最近始まったことではなく，森や畑を開発して自然の力を超えた食糧を得るようになったころから，ヒトは環境に積極的に手を入れるようになった。遺伝子はストレスに対して変異と淘汰という手段で適応を獲得し，激しい環境に対応しながら継承していく力をもつ。しかし，その乗り物である個体は実に環境の変化には弱く，生存を確保するために，環境を都合よく改変すると共に快適に暮らすために環境からエネルギーを獲得してきた。産業革命以前は自然の浄化作用が汚染を上回っていたことから，巨大な海と空と大地という緩衝物がある限り，ヒトという少数の生物が行う多少の改変やエネルギーの略奪ごときでは環境はびくともしまいという信頼があった。だが，わずか200年の間に自然の緩衝能力は限界に達し，わずかな汚染の増加でも現存する生物に多大なる影響を及ぼす可能性が迫っている。地球上の生物と環境はシアノバクテリアによる酸素汚染以来の危機に瀕していると言って過言ではない。

おわりに

　私たちは体内に海を湛え，体外へ空気を放出し，そして死して土となる。生命は環境より生まれ，環境と親しみ，交渉し，戦い，そしてやがて環境に還る。つまり環境と生体は循環する同一の存在と考えることが出来る。したがって，環境の病は生体の病を引き起こし，生命を汚すことは環境の劣化を引き起こすことになる。

　シアノバクテリアが酸素を撒き散らして地球を汚染したのも，人が排気ガスを撒き散らしているのも，生物による環境の汚染という見地からは同じレベルのように見える。しかし，後者の汚染の速度はあまりに急速である上，進化のスピードが極度に低下した多細胞生物にはこの変化は過酷であり，やがては共に破滅への道を余儀なくされる。ヒトは各自の生活の安定と個体の保全を謀るがゆえに，頭脳と行動力を駆使して環境を改変してきたのだが，それが子孫どころか自身の生存にまで脅威を及ぼすというのは皮肉な結末である。総論的には環境に対する親しみと保護，そして種の保存を唱えながら，各論である個体自身の利益に終始したことが環境と生命を共に疾病に陥れる原因となった。精神によって意図的に変えられた自然は，精神をもって修復する他に方策はない。もしもその手当てが順調にそして早急に行われない場合，環境は疾病の「原因」となる生物を除去し，他の生物をパートナーとして機械的な進化のアルゴリズムを進めることであろう。

　ジェームズ・ラヴロックは，その『地球生命圏』という著作において，地球とは，恒常性維持機能（ホメオスターシス）を持った一つの「大いなる生命体」であるという「ガイア思想」と呼ばれる思想を提唱した[11]。ガイア思想では地球という惑星が生命の発生に適した稀な条件を備えていること，地球の環境が生命の誕生に向けて「必然的」に変化してきたことが根幹の考え方となっており，バクテリアから人間にいたるすべての生命と，大気や海などの環境とが一体となって地球自体が進化しているという思想である。「遺

伝子」あるいは「偶然性」に生命の進化の主軸を置くドーキンスやデネットの学説とは対極にあるが，ヒトという存在が地球の命を構成する要素であり，生命こそが世界の本質であるという考えは，環境の悪化に歯止めをかける上でインパクトのある思想である。

　人類はこの地球という乗り物の乗務員として，他の生物をケアしながら尊厳を持って地球の安全な運行という任務を果たさなければならない。そのためには，未来を見通せる科学能力と倫理観に基づいた環境改善策を地球レベルで立案，断行する決意が必要である。

注

1）環境とは「まわりを取り巻く周囲の状態や世界。人間あるいは生物を取り囲み相互に関係しあって影響を与える外界」（大辞泉より）と定義され，取り囲むものであればそれが無生物であろうが生物であろうが環境と呼ぶべきであろう。しかし，私がここで述べるところの「環境」は主に空や，空気や，土や，岩や，海などを指し，生命自身を意味しない。

2）リチャード・ドーキンスはその著書『利己的な遺伝子』（訳：日高俊隆＋岸由二＋羽田節子＋垂水雄二，紀伊國屋書店，1991）の中で，「われわれおよびその他のあらゆる動物は，遺伝子によって創りだされた機械にほかならない」（p. 17）と述べ，生物進化の主体はわれわれ個体ではなく「遺伝子」だという考え方を提唱している。別の言葉でいえば，個体は遺伝子の複製を行い，その遺伝子を守るための「入れ物」あるいは「機械」であるという考え方である。

3）環境の変化に適応できぬ種が死滅し，適応できる種が存続するというルールは，生命が進化していく上で極めて重要な意味を持つが，デネットはその著書『ダーウィンの危険な思想』（山口泰司監訳，p. 71，青土社，2000）の中で，「進化は決して精神的な要素を伴わない，機械的なある種のアルゴリズムのプロセス」によって行われていると述べている。本概念の詳細については，熊本大学生命倫理研究会論集4『よき死の作法』（高橋隆雄・田口宏昭編，九州大学出版会，2003）第1章「細胞における死の流儀と意義」を参照されたし。

4）DNAが自己複製能力をもつ分子であり，それを起源として生命体が造られたと想像されているが，最近生命体はRNAから進化したという学説が有力視されつつある。もっとも単純な生命体の一つであるウイルスには遺伝子としてDNAを持たず，1本鎖のRNAを用いているものがいる。これらのウイルスはRNAレプリカーゼと呼ばれる酵素の触媒作用でRNAを鋳型として増殖していく。ノーベル賞科学者マン

フレッド・アイゲンらのグループは，試験管内でヌクレオチドから鋳型なしにRNAの鎖を合成することに成功した．彼らの実験において，RNA鎖は自らを鋳型としRNAを複製するばかりでなく，変異と進化を遂げた．アイゲンは，こうしたRNAによる情報の確立とその複製能力こそ，生命誕生の最初の段階であったと主張している．

5）Canup RM, Asphaug E. "Origin of the Moon in a giant impact near the end of the Earth's formation." *Nature* 412, 708-712, 2001

6）酸素が，現在地球で暮らす生物の細胞に対しても「毒」として作用することが分かってきている．細胞が高酸素状態にさらされる（酸化ストレスと呼ぶ）と遺伝子に傷が入り，細胞増殖の抑制や細胞死の誘導が起こることが実験的に証明されている．マウスの線維芽細胞など正常の細胞を培養していると，やがてその増殖スピードが低下し，多くの細胞が老化していくことが知られているが，この細胞老化には酸素による遺伝子損傷が関わっていることが近年明らかにされている．この報告によると，通常私たちが生活している20％の酸素濃度の環境では，培養を重ねるうちに遺伝子損傷が増加し細胞増殖は停止するが，酸素濃度を3％まで下げることによって，より長く細胞を増殖させることができた．(Parrinello S, Samper E, Krtolica A, Goldstein J, Melov S and Campisi J. "Oxygen sensitivity severely limits the replicative lifespan of murine fibroblasts." *Nat Cell Biol* 5：741-749, 2003)

7）真核生物におけるミトコンドリアの役割については，熊本大学生命倫理研究会論集4『よき死の作法』第1章「細胞における死の流儀と意義」，Ⅰ．「生」のための「死」，(4)ミトコンドリア：「生」と「死」を制御する共生生物に詳述している．

8）多細胞生物の細胞では遺伝子複製と分裂の過程はその遺伝子の変異を極力最小にとどめるため，極めて厳重に監視されている．もし複製と分裂過程において遺伝子や染色体に損傷が生じると，その損傷を速やかに修復する必要があり，このステップが損なわれることにより個体はさまざまな障害を受ける．p53と呼ばれるタンパク質は，このような遺伝子の損傷が生じたときに急速に細胞内で増量し，一時的に細胞の複製や分裂を停止して，遺伝子や染色体に生じた損傷の修復を促す重要な役割を担う分子であることが明らかになっている．

9）生物学ではストレスという言葉は，精神的な負担のみを指すのではなく，物理的な負担も含む．紫外線，放射線，薬物など遺伝子に対して損傷を与える刺激，熱，細胞に取り込まれる酸素濃度・イオン濃度・pHなどの変化はすべて生体にとってストレスになり，細胞はこれらのストレスに反応する．

10）最近の研究により，細胞に対するストレスは遺伝子変異のみならず細胞内のタンパク質の構造を変化させることがわかってきた．細胞内の形質を決定付ける重要なタンパク質の構造変化は細胞内のシグナル伝達の異常を引き起こし，さまざまな細胞レベルあるいは個体レベルの変化を誘発する．

11）ジム・ラヴロック著，『地球生命圏――ガイアの科学』（工作舎，1984）．ガイアは，

古代ギリシャ人が大地の女神につけた名前。ラヴロックは本書の中で，地球を自己調節可能な超生物ととらえる科学理論を提唱している。地球が生物を包含する一生命体として自己調節能力を持ち，生物にとって安定した環境を提供しているという一見楽観的な考えが示されているが，「地球生命圏の唯一の汚染——それは人間」という痛烈な皮肉とともに，人類による環境破壊への警鐘が論じられている。

第2章

生物多様性とその保全

髙宮正之

はじめに

　2003年10月10日，日本産トキの最後の1羽の雌「キン」が死亡し，日本産トキは野生・飼育下を含め絶滅してしまった。キンは，佐渡島に残った最後の5羽として1981年に捕獲された。それ以降，佐渡トキ保護センターで飼育されて人工増殖が試みられていたが，ついに後継を残すことはできなかった。トキは翼を広げれば長さ140 cmにもなる大きな鳥で，その翼は「鴇色」とよばれる独特の淡い紅色をしている。江戸時代までは珍しい鳥ではなく，人々はトキが舞いたくさんの生き物にあふれた田園で，今日の言いかたなら生物多様性が豊かな農村で生活していた。またトキとともに，日本人が生んだ鴇色も死語となってしまった。日本のトキの死を早めたのは，明治以降の乱獲と農村形態の変化だった。幸い中国産トキは生きのびていて，トキという種が減んだわけではない。しかし，私たちの周りでは現在たくさんの種が急激に絶滅していて，生物多様性は急速に貧困化している。トキは象徴であり延命が図られてきたが，絶滅した種の中には私たちが気付かない間に滅んでいったもの，あるいは名前もつけられないまま地球上から姿を消したものも数多くある。私たちが手をこまねいていると，50年後には2割近くの生物種が滅ぶとまでいわれている。

　本章では，著者の研究材料であるシダ植物の研究事例を交えながら，生物多様性のもつ意味，種という生物多様性を構成する単位，生物進化の過程とヒトの出現，絶滅の現状，生物多様性を保全する必要性について概説する。

I．生物多様性

(1) 生物多様性の登場

　「生物多様性」という言葉は，私たちにとって今日では頻繁に目に触れ，なじみあるものとして定着している。しかし実際には，日本語として一般的

な市民権を得たのはわずか十数年前である。試みに朝日新聞社の記事データベース聞蔵 Digital News Archives (DNA) for Libraries（1984 年～）にて「生物多様性」を検索してみると，1984～1990 年は 0 件だった。1991～1994 年が 155 件，1995～1999 年が 247 件，2000～2003 年が 299 件ヒットした。現代用語としての急速な定着には，1992 年にリオデジャネイロで開催された環境サミットで署名され，翌年成立した生物多様性条約（正式名称「生物の多様性に関する条約」）が基点となっている。1992 年に朝日新聞は新年特集第 4 部として「環境を守れ――宇宙船地球号　この 20 年の航跡」を組み，その後朝刊に「自然のめぐみ　生物多様性保全条約に向けて」として，同年 1 月 31 日まで 14 回の連載を行って条約への注目を促した。日本は条約を批准し，生物多様性国家戦略（現在は 2002 年に新・生物多様性国家戦略）を策定した。こうして，「生物多様性」は国際政治の舞台に華々しく登場し，国内の様々な政策に頻繁に用いられるようになり，急速にひろまり今日に至っている。

　参考までに，「生物の多様性に関する条約」[1]では，前文に「締約国は，生物の多様性が有する内在的な価値並びに生物の多様性及びその構成要素が有する生態学上，遺伝上，社会上，経済上，科学上，教育上，文化上，レクリエーション上及び芸術上の価値を意識し，生物の多様性が進化及び生物圏における生命保持の機構の維持のため重要であることを意識し，生物の多様性の保全が人類の共通の関心事であることを確認し，（中略）現在及び将来の世代のため生物の多様性を保全し及び持続可能であるように利用することを決意して，次のとおり協定した。（後略）」と述べられている。「新・生物多様性国家戦略」では，「『生物の多様性』とは，すべての生物（陸上生態系，海洋その他の水界生態系，これらが複合した生態系その他生息又は生育の場のいかんを問わない）の間の変異性をいうものとし，種内の多様性，種間の多様性及び生態系の多様性を含む」と定義されている。

(2) **生物多様性とは何なのか**

そもそも生物多様性とは，どのように定義されたものなのだろうか？ 生物多様性は biodiversity にあてられた邦訳で，もともとは biological diversity と言われていた言葉を短縮した造語であり，1988 年に出版されたウィルソンとピーターにより編集された単行本の表題 Biodiversity が初出である[2]。生物学の生態学の分野では，species diversity の訳である「種多様性」や「種数多様度」が従来から使われてきた。生物多様性という表現が生物学の中に定着してくると，種多様性の代わりに用いられたり，種多様性の意味自体が変わってきた。同時に，生物学の研究者だけではなく地球環境問題へ関心をもつ様々な人たちの間にシンボル的な造語として普及し，急速に浸透していった。

生物多様性という言葉を生んだウィルソンによれば，生物多様性は「同種に属する個体の遺伝的変異に始まり，多様な種を経て，多様な属や科，そしてさらに高次の分類群にいたるすべてのレベルにおける生物の豊富さのこと。これには生態系の豊富さが含まれており，生態系はさらに特定の生育地にいる生物群集とそれらが生きていく物理環境の双方から成り立つ」と定義されている。生物多様性の定義は，その後の研究者によって多少とも異なるが，生物の豊かさを包括的に表す概念であるという点では一致している[3]。

具体的には，生物多様性は，①遺伝的多様性，②種多様性，③群集・生態系の多様性，④景観（ランドスケープ）の多様性，の 4 つのレベル（階層）からなる概念である。遺伝的多様性は，遺伝子レベルでの多様性をさす。有性生殖を行う生物では，減数分裂と受精を通じて両親の持つ遺伝子が新たに組み合わされる。それゆえ，同じ親から生まれた子供でも遺伝子がまったく同じになることはほとんどない。同一の種内あるいは同一集団内においても，各個体の持つ遺伝子の組み合わせには変異があり，このような遺伝子の組み合わせの多様性を遺伝的多様性と呼ぶ（図 1 A, B）。種多様性は，各々の生物群集（生育場所）に属する生物の種類の多様性である（図 1 C）。群集・生態系の多様性は，異なる生物種が生活を共にしている生物群集

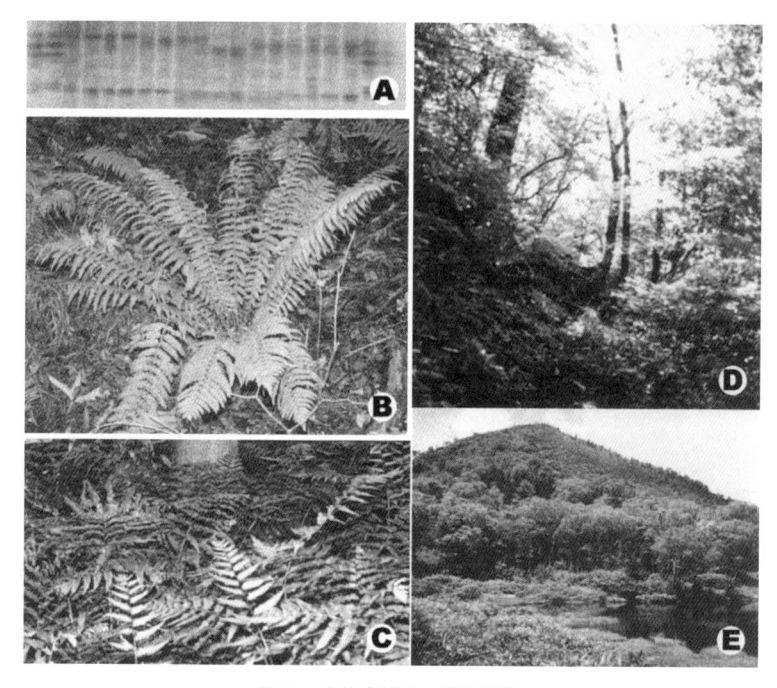

図1　生物多様性の階層構造

A, B. 同じ集団内に生育するオシダ（B）の個体間での遺伝的多様性。A は TPI の酵素多型を示すゲル電気泳動像で，縦の1列ずつが別々の個体を示し，横縞（バンド）の違いが遺伝的違いを示す。C. 林床には多くの種類のシダ植物が生育し，林内の種多様性を示す。D. ブナ林の構造。林は，高木，中木，低木，草本層などからなり，それぞれのところにたくさんの生物種が生育している。E. 森林，湿地，沼などの様々な生態群集を含んでいる。D, E は群集・生態系の多様性を示す。

の多様性と，複数の生物群集を含む生態系の多様性が含まれる（図1 D，E）。景観は生物多様性のもっとも上位の階層をさすもので，物理的な環境としての地形と生物群集との相互作用系である。簡単に言えば，空から見たときの森・草原・農耕地・集落の広さ，形及び配置，それらを結ぶ水系のネットワークなど，さらにはそれらの生態的な機能を含めた高次のシステムを意味する。景観レベルでの生物多様性は，自然と人間の営為の相互作用によっ

て作られる生育場所の種類と空間的な配置を問題とする[4]。生物多様性の4つの階層は，その上位あるいは下位の階層と密接な関係をもつ。つまり，最下位である遺伝的多様性は，種の中の遺伝的変異である種内変異と種の違いによる遺伝的な違いを構成し，種多様性は生態系の多様性を構成し，生態系の多様性によって複数の生態系をその内に含む最上位の景観の多様性が構成される。

具体的な場所や特定の問題における生物多様性を評価する場合，これらいずれの階層も考慮に入れることが必要ではあるが，把握・理解しやすいのは種レベルの多様性である。種多様性は，生育している種のリスト，種ごとの個体数やその空間的な分布調査などによって，多様性の現状を把握することが比較的容易である。また，種多様性を把握することにより，下位階層の種内の遺伝的多様性や，上位階層の種間相互作用の多様性を把握することができるからである。種の多様性の評価は，まずは単純に種数を数え上げることから始まる。

II．生物多様性の基本単位である種

(1) 地球上には何種類の種が生きているのか

種の多様性を評価するには，地球上にいる種数を数え上げることが必要である。おおよそではあるがこれまで約150万種が知られている[5]。しかしこれは正式に名前が記載（種として認めて名を与え，分類学的に登録すること）され登録された種数であって，実際にどのくらいの種が地球上にいるかわかっていない。

バクテリアは，増殖させてからの同定（生物の種類を判定し名を付けること）が難しいため，これまで微生物学者によって名付けられたのは5,000種程度だった。しかし，DNAを直接比較する研究結果からノルウェーのブナ林中の土壌1g中には4,000〜5,000種ものバクテリアが見つかったことや，深海底や地表から5km採掘された地中にも高熱に耐えるようなものが生育し

ていることなどから，100万種は存在するとも考えられている。昆虫は，75万種と生物界で最も多くの種が知られるが，熱帯林の樹上には地上ではほとんど見られない莫大な種数があることが分かりつつあり，総種数は800万種以上とも想像されている[6]。

　大型の哺乳類でさえも，未発見のものがある。戦禍が続いたベトナムとラオス国境から，20世紀末になって長い角を持つウシの仲間サオラ（1992年）やシカの仲間オオホエジカ（1994年）と新種の発見が相次いだ。20世紀以降では世界中でも新種の大型哺乳類の発見はオカピ（1901年）など10種に満たなかったため，世紀の発見とも言われた。海にも人跡未踏の領域が広く残されている。地球上最大の動物クジラ類にさえも未知なものがいる。マッコウクジラやシャチあるいはイルカを含むハクジラ類では，20世紀になっても約10年に1種は新種が見つかってきた。一方，最大のクジラであるシロナガスクジラが属するヒゲクジラ類は，20世紀初頭までに14種が記載され，すべて記載されたと考えられていた。ところが，1998年に山口県沖で死んだ1頭のクジラは，90年ぶりにみつかったヒゲクジラ類の新種だった。この新種クジラの形状は，ナガスクジラに似ており，体長は約12 m，体重は推定で約10 t，ツノシマクジラと名付けられ現在も日本海からソロモン海，東部インド洋にかけて分布するとみられている[7]。

　未知の種は人跡未踏の地ばかりではなく，私たちの身近にもある。日本では分類学的研究がよく進んでいるが，植物でも動物でも毎年何種か新種が記載されている。例えば，著者らは1997年と1999年にシダ植物の新種を発表した。シダ植物は，日本の植物の中でも最もよく研究されているものの一つで，南西諸島を除いて調べつくされたように思われていた。ミズニラモドキ *Isoetes pseudojaponica* M. Takamiya, Mitsu. Watan. & K. Ono[8]は，岡山市の後楽園の池の中から見いだされたもので，それまで気付かれず定期的に雑草として抜き取られていた[9]（図2 A）。また，オオバミヤマノコギリシダ *Diplazium hayatamae* N. Ohta et M. Takamiya は，和歌山県新宮市の速玉大社内の社寺林に生育していたものである[10]（図2 B）。その他，明らかな

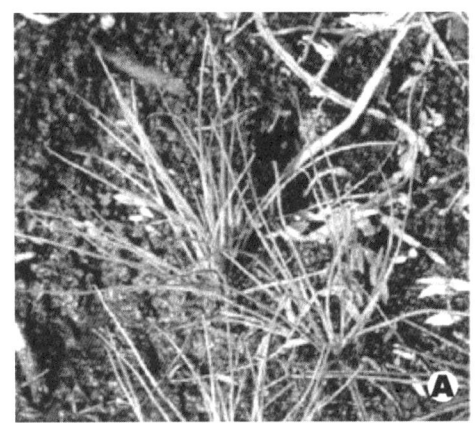

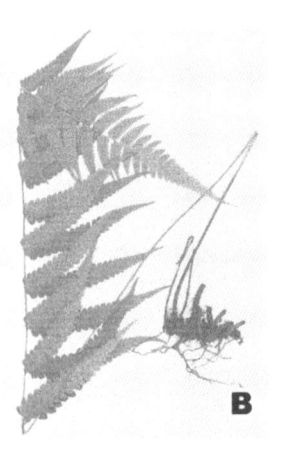

図2　日本で最近名付けられたシダ植物の種
A. ミズニラモドキ（生態写真），B. オオバミヤマノコギリシダ（標本写真）。

新種と思われ著者らが記載を準備しているシダ植物が，九州本土だけでも10種程度はある．分類学的に未開な地にどれほど未知の種があるのか，簡単に想像すらできないのが現状である．

　そうした様々な事実から，地球上に生存する生物種は，実際にはごく控えめに見積もっても1,000万種，研究者によっては1億種を超える数すら想像されている．しかし，すべてを正確には知りようがないし，名前が付けられる前に絶滅してしまったものも膨大な数に上る．

(2)　種とは何なのか

　中学生にも理解できるよう書かれたという岩波科学百科（岩波書店編集部編，1989）によれば，種は「生物の分類の基本的な単位．種とはなにかを生物学的に定義することは難しく，『形態的に明瞭に区別できる最低の単位』とするものから『遺伝子構成がおなじで自由に交配できる個体の集まり』とするものまで，いろいろな定義がある．実際にはだれも納得できる定義はなく，そのために『種の範囲の設定，ひいては種数の計算が一定しない』とい

う結果になっている。(後略)」と述べられている。このように一般的な事典にさえ曖昧な説明がある。

　私たちヒトが生物をながめる時，目に映る形態で類別し違いを認知し，形態的に区別可能な単位を種と呼称してきた[11]。種は生物多様性を認識する場合の単位であり，出発点である。どれだけ違っていれば別種にするかといった客観的な基準はなく，そのグループを研究した分類学者の判断にまかされている。したがって，分類学的な種による生物多様性の評価には，種という単位が客観性を欠くという問題が付きまとってしまう。

　種の認識はヒトの生存にかかわることから，科学的に認識する以前から行われてきた。進化生物学者マイアーは，研究者としてかけだしの頃にニューギニアから採集されヨーロッパの博物館に収蔵されていた鳥類標本を調査し，解剖学的特徴をもとに137種に分類した。その後ニューギニアを現地調査したところ，山中に住む先住民の一族は地域に棲息する137種の鳥のうち136種をもとから識別していて彼ら固有の名で呼び，1種だけを他の種と混同していたにすぎなかった。狩人たちは，鳥が彼らの食用肉の供給源だったことから，多種多様な鳥類を見分ける知識を使っていたのである。これは，分類学をまったく知らない先住民たちも自然の中に生物の単位（種）を認知していたこと，異種の分化圏で同じものを単位として認知していたことになり，種という単位が客観的にも認識できることを示している。一方，アリの分類を行ったウィルソンは，ニューギニアで同様の比較文化的テストを試みた。しかし，分類学者が見分けたものについて原住民は種類の見分けがつかなかった。これは，実用上アリは種類によってヒトの生存に関係があるわけではなく，認知して区別する必要がなかったためである[12]。

　種の定義については，分類学者や遺伝学者の分野で長い間議論が続けられてきた。種を生物多様性の単位とする以上，種差を示す客観的な指標を定めることが期待される。しかし，あらゆるものに適応可能な種の定義は確立していない。様々な種の概念が提唱されている中で，マイアーが提唱した生物学的種概念 biological species concept が，主に脊椎動物や昆虫などの研究

者に支持されている。生物学的種概念とは，種を「他の集団から生殖的に隔離された，互いに交配可能な個体からなる集団」言い換えれば，「同一の場所に生育していても他の種とは生殖できず，したがって他種との間では遺伝子交換が起こらないが，内部では生殖が行われ，遺伝的に結び付けられている集団」と定義したものである。生物学的種概念は，遺伝学的に種を定義することから，遺伝学的種概念 genetic species concept とも呼ばれている (それに対し，従来からの形態のみを基準にしたものは形態学的種概念 morphological species concept と呼ばれる)。生物学的種概念は，単位としての種をきちんと定義できる利点はあるが，両者が同一地域に共存している場合のみ使用可能で，有性生殖を行わない生物や過去の生物には適応できないなどの欠点がある[13]。

著者の研究するシダ植物で，生物学的種概念が当てはまる場合と食い違いがあるものをいくつか紹介する[14]。

III. シダ植物におけるさまざまな種

(1) 良　種

遺伝的にも形態的にも明瞭な種を良種 good species と呼ぶ。これが一般的な種なので，既存の種は分析してみると良種に該当することが多く，それがまた理想でもある。ここではノコギリシダ属 *Diplazium* のノコギリシダ関連群を例として説明する[15]。

ノコギリシダ関連群には，日本ではノコギリシダ *Diplazium wichurae*，ヒメノコギリシダ *D. wichurae* var. *amabile*，イヨクジャク *D. okudairae*，フクレギシダ *D. pin-faense* の種が知られている[16]。これらの中ではノコギリシダが最も広く分布し，他は稀である。これら4種の間の形態的特徴は明確ではっきり区別できる。ノコギリシダとヒメノコギリシダ，ノコギリシダとイヨクジャク，ノコギリシダとフクレギシダは同じ場所に混生して生育することがあり，そのような集団でアカメクジャク *D.* ×*okudairaeoides*[17]

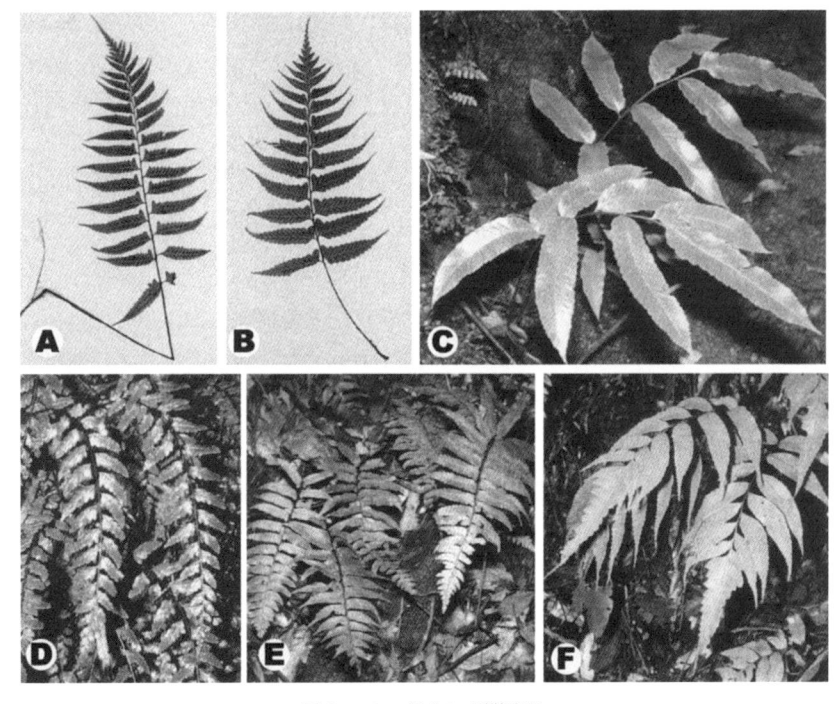

図3　ノコギリシダ関連群

標本写真（A, B）と生態写真（C〜F）。A. ノコギリシダ，B. イヨクジャク，C. フクレギシダ，D. ヒメノコギリシダ，E. アカメクジャク（AとBの雑種），F. フクレギクジャク（AとCの雑種）。

（ノコギリシダ×イヨクジャク），フクレギクジャク D. ×kidoi （ノコギリシダ×フクレギシダ）と名付けられた推定自然雑種が稀に見つかっている（図3）。推定雑種は，両親種の中間的な形態を持っている。

　染色体数は，ノコギリシダ，ヒメノコギリシダ，イヨクジャク，フクレギシダは 2n=82 の二倍体で，減数第一分裂中期では 41 個の二価染色体をつくり，正常な形の胞子を形成した（図4 A〜D）。胞子を培養すると発芽して前葉体となり，造卵器と造精器を形成した。減数分裂での染色体対合数から，前葉体および卵と精子の染色体数は n=41 である。これらが受精して

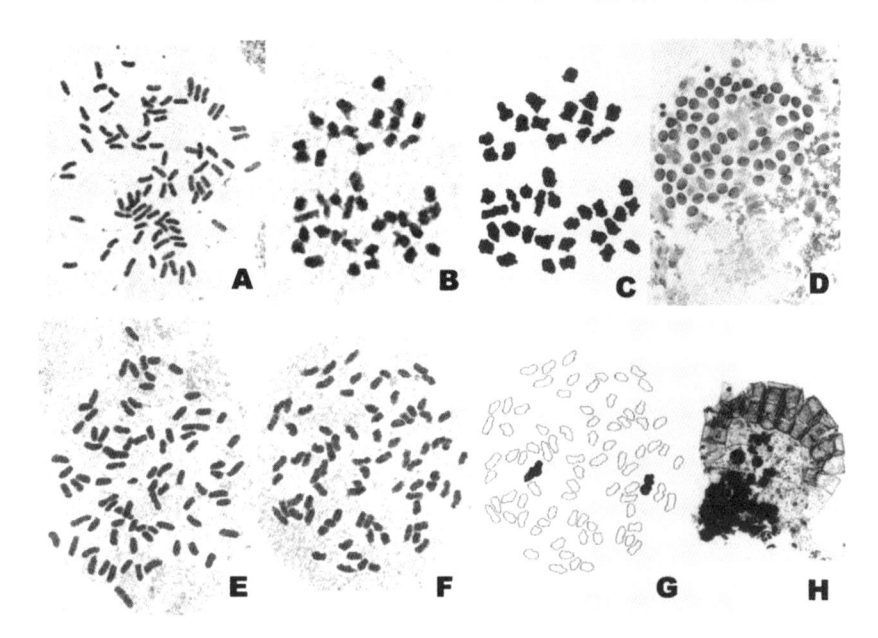

図4　ノコギリシダ関連群の染色体と胞子の顕微鏡写真

A～Dはノコギリシダ。A. 体細胞染色体（2n=82），B. 減数第一分裂中期，C. Bのスケッチで，41個の二価染色体，D. 1つの胞子嚢中の胞子で，64個の良型胞子。E～Hはフクレギクジャク。E. 体細胞染色体（2n=82），F. 減数第一分裂中期，G. Fのスケッチで2個の二価染色体（黒塗）と78個の一価染色体（白抜），H. 胞子嚢の中の不完全なままの胞子。Takamiya, Ohta, 2001[15]を改変。

(有性生殖）接合し，2n=82にもどる。これより，これら4種は二倍体有性生殖種であることがわかった[18]。一方，アカメクジャクとフクレギクジャクも2n=82の二倍体だった。しかし，減数第一分裂中期では，数個の二価染色体のみが見られ，他は対合相手のない一価染色体であった（つまり相同染色体がない）。減数分裂は異常で，その結果生じた胞子は異常型でまったく発芽しなかった（図4 E～H）。これより，アカメクジャクとフクレギクジャクは，稔性を持たない（次世代を作る能力のない）不稔性二倍体であることが判明した。細胞学的，遺伝学的性質から想定されることをアカメク

ジャクを例に説明する。ノコギリシダ前葉体からの精子 (n=41) とイヨクジャク前葉体の卵 (n=41) が受精し，2n=82のアカメクジャクが誕生した（雌雄が逆の組み合わせも可能）。減数分裂では，82本の染色体のうち対合できるものが数組で，他は相手がおらずに減数分裂は失敗して胞子形成には至らなかった。フクレギクジャクも同様で，両推定雑種の雑種性は細胞学的には矛盾しない。

AAT（アスパラギン酸アミノ転移酵素），LAP（ロイシンアミノペプチダーゼ），TPI（トリオースリン酸イソメラーゼ）を用いた酵素多型分析では，Aat, Lap, $Tpi\text{-}1$ には $a \sim c$ の，$Tpi\text{-}2$ には a と b の対立遺伝子があった（表1，図5）[19,20]。フクレギシダは Aat の c，ノコギリシダは Aat の b，Lap の a と b，$Tpi\text{-}1$ の a，$Tpi\text{-}2$ の b，イヨクジャクは $Tpi\text{-}1$ の c という種固有の対立遺伝子を持っていた。フクレギシダとイヨクジャクは，調べた個体がすべて同じ遺伝子型で均一だったが，ノコギリシダには遺伝的多様性があった（Lap の aa と ab，Aat, $Tpi\text{-}1$, $Tpi\text{-}2$ の aa, ab, bb）。アカメクジャクは，Lap が bc，$Tpi\text{-}1$ が ac または bc であり，ノコギリシダとイヨクジャクの対立遺伝子を共有していた。同様にフクレギクジャクは，ノコギリシダとフクレギシダの対立遺伝子を共有していて，両推定雑種の雑種性が分子遺伝学的に証明された。また，両雑種は個体ごとに異なる対立遺伝子の組み合わせを持っていて，雑種形成が何度も起こったことが証明された。

葉緑体DNAの遺伝子座 $rbcL$ の塩基配列の比較からは，ノコギリシダ関連群が単系統群（同じ祖先種から進化した仲間）であること，種間では $rbcL$ に違いがあること，フクレギシダ（イヨクジャク（ノコギリシダ＋ヒメノコギリシダ））という類縁関係があることがわかった[21]。アカメクジャクには，塩基配列がノコギリシダと一致した個体とイヨクジャクと一致した個体とがあり，雑種形成は双方向，すなわちノコギリシダが母イヨクジャクが父になった場合とその逆，で起きたことが分かった。フクレギクジャクは，塩基配列がノコギリシダと一致し，ノコギリシダが母親だった[22]。

第2章 生物多様性とその保全

表1 ノコギリシダ関連群の各遺伝子座における対立遺伝子

(Takamiya, Ohta, 2001[15]) を改変)

	遺 伝 子 座			
	Aat	*Lap*	*Tpi-1*	*Tpi-2*
フクレギシダ	*cc* (7/7)**	*cc* (7/7)	*bb* (7/7)	*aa* (7/7)
フクレギクジャク-A*	*ac* (1/1)	*ac* (1/1)	*ab* (1/1)	*aa* (1/1)
フクレギクジャク-B	*ac* (1/1)	*bc* (1/1)	*bb* (1/1)	*aa* (1/1)
フクレギクジャク-C	*ac* (1/1)	*bc* (1/1)	*bb* (1/1)	*ab* (1/1)
ノコギリシダ	*aa* (20/21), *ab* (1/21)	*aa* (1/21), *ab* (4/21), *bb* (16/21)	*aa* (12/21), *ab* (7/21), *bb* (2/21)	*aa* (19/21), *ab* (1/21), *bb* (1/21)
アカメクジャク-A	*aa* (1/1)	*bc* (1/1)	*bc* (1/1)	*aa* (1/1)
アカメクジャク-B	*aa* (1/1)	*bc* (1/1)	*ac* (1/1)	*aa* (1/1)
イヨクジャク	*aa* (8/8)	*cc* (8/8)	*cc* (8/8)	*aa* (8/8)

* A～C は別個体を示す。
** ( ) は，示した対立遺伝子型をもつ個体数/調べた個体数

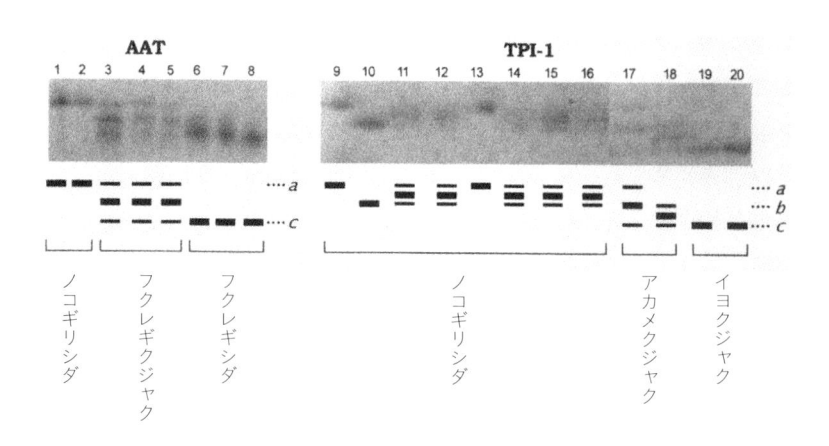

図5 ノコギリシダ関連群の酵素多型の電気泳動像とその解釈

左側 AAT，右側 TPI-1，1～20 はそれぞれ別個体，*a*～*c* は対立遺伝子。AAT を例にすると，フクレギクジャクは，ノコギリシダの *a* とフクレギシダの *c* を共有している。*a* と *c* との中間の濃いバンドは，*a* と *c* が作った雑種バンド。TPI-1 では，ノコギリシダに種内変異（遺伝的多様性）が見られる。Takamiya, Ohta, 2001[15]) を改変。

整理すると，形態的に区別可能なノコギリシダ，イヨクジャク，フクレギシダはすべて二倍体の有性生殖種だった。ノコギリシダの遺伝的多型が示すように，同一種の個体間は互いに交配可能であった。遺伝学的性質・分子系統からみても3種は明らかに互いに分化していた。形態的に中間的なものは，二倍体の雑種第一代（F_1）であることが証明され，稔性がなく次世代は残せなかった。各々の種は他の種から生殖的に隔離されていて，すなわち種間に生殖的隔離機構[23]があり，自由な遺伝子交換は行われていなかった。これらの種は，形態的種概念からも生物学的種概念からも矛盾せず，良種と呼ばれる。ノコギリシダ関連群のように，様々なレベルで分析されたものはあまりないが，私たちが形態的に認識している多くの種は良種であろう。

(2) 隠 蔽 種

形態的には大変よく似ていて簡単には見分けがつかないが，固有の特徴を備え同所的に生育しながら生殖的に隔離し，遺伝的あるいは生態的に異なる種を隠蔽種 cryptic species または同胞種 sibling species と呼ぶ。近年の分子遺伝学的分析の急速な進展により，動植物に限らず多くの隠蔽種が認識された。最近の例では，これまで1種とされていたアフリカゾウにサバンナ型と森林型の2型があり，分子遺伝学的にも明確に異なっていて，インドゾウを含めて現生の象は3種に分かれたといった報告がある[24]。たくさんの例が知られるが，シダ植物にも多くの報告がある[25]。ここではノコギリシダ属のミヤマノコギリシダ関連群を例として説明する[26]。

ミヤマノコギリシダ関連群には，ミヤマノコギリシダ *Diplazium mettenianum* とヒロハミヤマノコギリシダ *D. griffithii* 及び数種のミヤマノコギリシダの下位分類群（変種や品種）が知られていた。形態は極めて多型で，変異が連続してしまい分類は困難だった（図6）。

本群には，胞子形態が正常な個体と異常な個体が含まれていた。胞子が正常な個体（図6でI～Vのマークをつけたもの）だけを選択したところ，葉の形態についての質的形質（葉の切れ込み具合，胞子嚢群の長さや位置，脈理

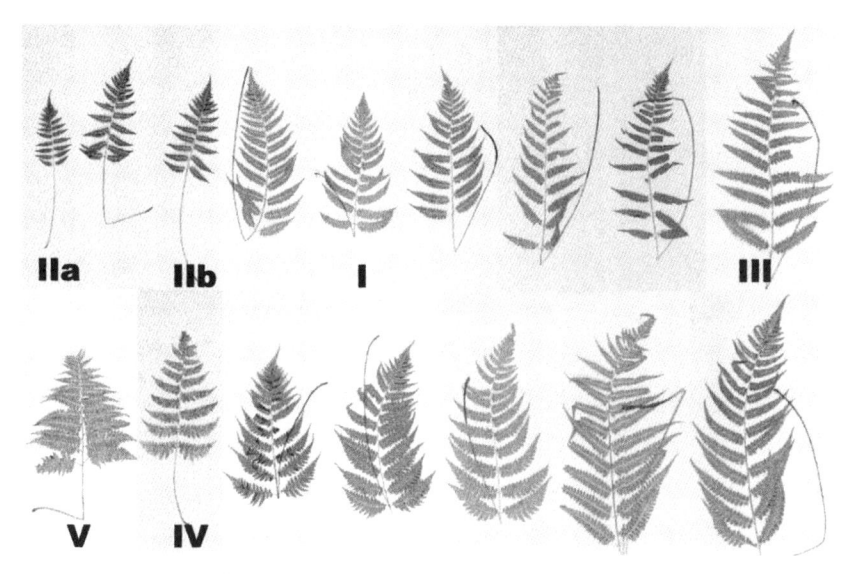

図6 ミヤマノコギリシダ関連群の標本写真

個体ごとの葉型の変異を示していて，上段左から右へ，さらに下段右から左へと変異が連続してしまう。ローマ数字を付けたものが，正常な胞子をつける株からの葉で，他は異常な胞子をつける雑種。最終的に，Ⅰはミヤマノコギリシダ，Ⅱaは四倍体の，Ⅱbは六倍体のホソバノコギリシダ，Ⅲはオオバミヤマノコギリシダ，Ⅳはウスバミヤマノコギリシダ，Ⅴはヒロハミヤマノコギリシダ，と分類された。

などの差異）と量的形質（長さや幅など）から明確な5型（Ⅰ～Ⅴ型）に区別できた（図6，7）。染色体数は，Ⅰ，Ⅲ，Ⅴ型は $2n=164$ の四倍体で，減数第一分裂中期では82個の二価染色体を作り，減数分裂は正常だった（図8 A，C）。Ⅳ型は $2n=246$ の六倍体で，減数分裂は正常で123個の二価染色体を作った。Ⅱ型には四倍体と六倍体があった（図8 B，D）。四倍体，六倍体ともに胞子は発芽して前葉体となって造卵器と造精器を形成した。これより，四倍体と六倍体は共に有性生殖することが確かめられた。

　胞子形態が異常な個体は，上記5型の間の様々な組み合わせの自然雑種であることが，外部形態の比較，染色体数と減数分裂での挙動，酵素多型を利

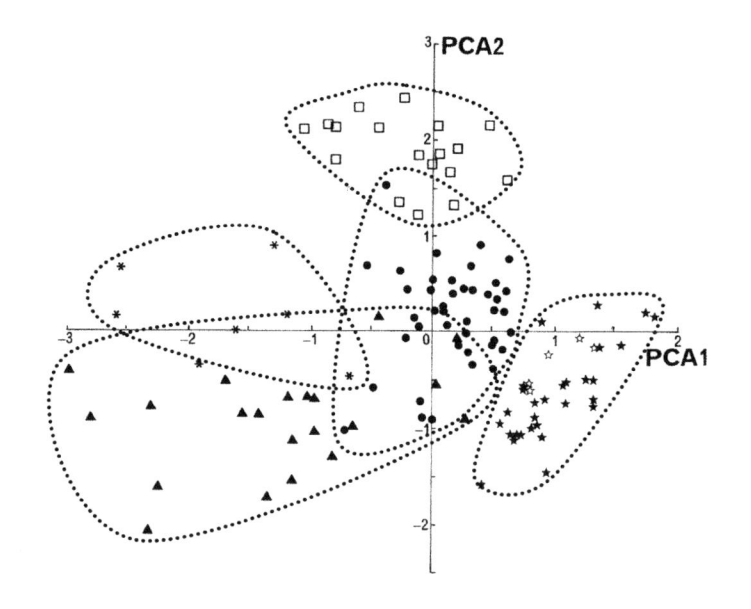

図 7 ミヤマノコギリシダ関連群における葉の量的形質の主成分分析
●がミヤマノコギリシダ，★が四倍体の，☆が六倍体のホソバノコギリシダ，▲がオオバミヤマノコギリシダ，□がウスバノコギリシダ，＊がヒロハミヤマノコギリシダ。1つのマークが1個体を表し，それぞれの種がまとまった集まりを作っていることが分かる。Ohta, Takamiya, 1999[10] を改変。

用した種間比較，葉緑体の rbcL 遺伝子をもちいた分子系統，分布域や生育環境の比較などの分析から明らかになった。これら胞子形態が異常な個体は，胞子に発芽能力がないことから，不稔性の F_1 雑種であり，5型は各々の間に生殖的隔離機構をもつ別種とするべきことが判明した。結局，ミヤマノコギリシダ関連群には，I 型 (ミヤマノコギリシダ Diplazium mettenianum 四倍体有性生殖種)，II 型 (ホソバノコギリシダ D. fauriei 四倍体及び六倍体有性生殖種)，III 型 (オオバミヤマノコギリシダ D. hayatamae 四倍体有性生殖種，前述した新種)，IV 型 (ウスバミヤマノコギリシダ D. deciduum 六倍体有性生殖種)，V 型 (ヒロハミヤマノコギリシダ

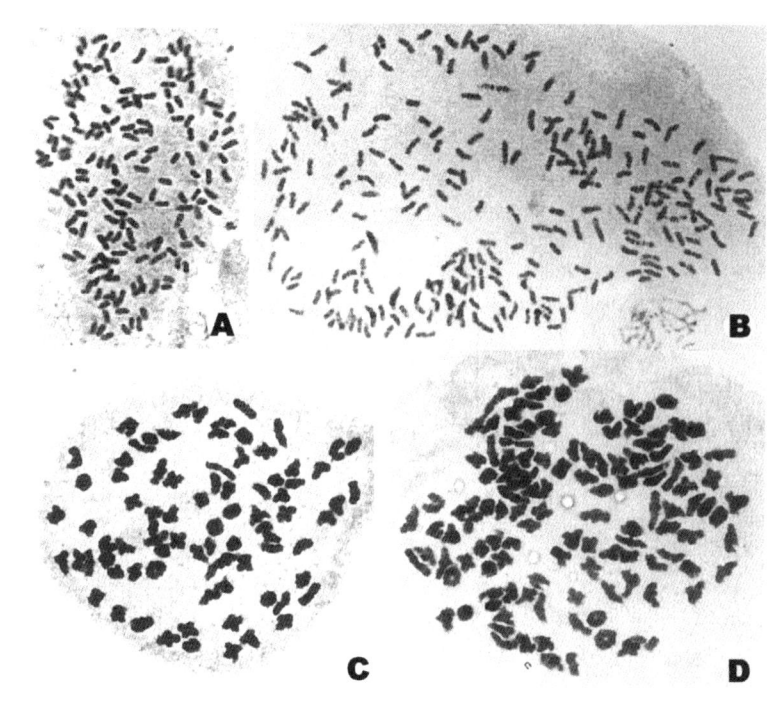

図8　ミヤマノコギリシダ関連群の染色体の顕微鏡写真

A, B. 体細胞染色体，C, D. 減数第一分裂中期。A. ミヤマノコギリシダ（2n=164），B. ホソバノコギリシダ（2n=246），C. ホソバノコギリシダ（82個の二価染色体），D. ウスバミヤマノコギリシダ（123個の二価染色体）。Ohta, Takamiya, 1999[10] を改変。

D. griffithii 四倍体有性生殖種）の5種があり，倍数性と雑種形成が複雑に絡み合いながら形態的に連続した群を形成していることが判明した。

　隠蔽種は，生態的あるいは遺伝学的差異が明確になり，それをもとに形態を詳細に調査すると何らかの違いがあることが多い。形態的にもどこかに明瞭な特徴が見いだされてしまえば，ある意味で生物学的種概念と形態学的種概念が一致し，良種となる。

(3) 半　　種

　形態的には明確に区別できるが，生殖隔離が未発達ないし不完全なものを半種 semispecies と呼ぶ。基本的には異なる場所に生育し，生育地や分布域の違いがある。何らかの原因で同所的になると容易に交雑するが，子孫の繁殖能力はほとんど低下しない。つまり，形態的には分化しているが，遺伝的分化が低い種である。この有名な例は北米のコナラ属であるが，植物には他に多くの例がある[27]。シダ植物にはこれまで半種はほとんど知られていなかった[28]。ここでは，カナワラビ属 *Arachniodes* のホソバカナワラビとコバノカナワラビを例として示す[29]。

　カナワラビ属は世界に130，日本に50分類群が知られ，その中には多くの推定雑種も記録されていて，実体がよくつかめていない。ホソバカナワラビ *A. aristata* とコバノカナワラビ *A. sporadosora* は，日本産カナワラビ属の中で最も一般的なもので主に関東以西に分布し，ホソバカナワラビが海岸沿いの低地に，コバノカナワラビは海岸から内陸まで分布する（図9 A，B）。両種は各地で混生し，推定雑種を形成している。福岡県油山の混生集団では，両親種と共に複雑な中間型が生育する。強いて同定すれば，これまで雑種として名付けられたツクシカナワラビ，ツクシコバノカナワラビ（仮称），フクオカカナワラビと同定可能なものもあるが，形態は連続してしまい単純ではなかった（図9 C〜E）。

　ホソバカナワラビとコバノカナワラビは，染色体数 2n=82 の二倍体で，減数第一分裂時に正確な41個の二価染色体をもち，正常な胞子を形成した（図10 A〜C）。胞子の発芽率は約80〜90％だった。中間型はいずれも 2n=82 の二倍体で，二価染色体の形成率が37〜41個と異常に高く，胞子は見かけ上正常だった（図10 D〜G）。胞子の発芽率は10〜20％で，発芽して正常な造卵器と造精器をもつ前葉体を形成し，生殖能力があることが判明した。

　油山の集団を用い，様々な形態をカバーできるようにサンプリングし，形態と遺伝学的特徴から各個体の性質を考察した。外部形態の量的測定，胞子の形状をもとに種と雑種を分けた。これらについて酵素多型分析と葉緑体遺

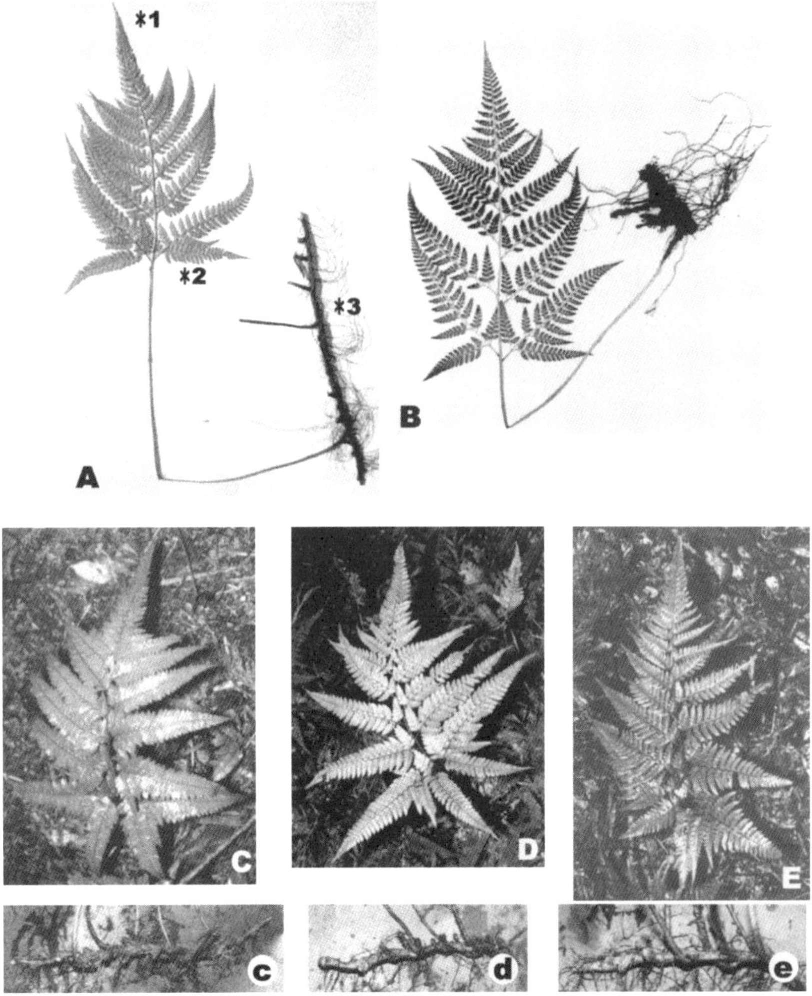

第2章 生物多様性とその保全　37

図9　ホソバカナワラビとコバノカナワラビの混生集団での形態変異

ホソバカナワラビ（A）とコバノカナワラビ（B），及びその中間型（C~E）。A, Bは標本写真で，ホソバカナワラビ（A）は，葉の先端（*1）が尖っており，葉の最下羽片の最下小羽片（*2）が極端に長くて明瞭，根茎（*3）が長く地中を匍匐して葉がまばらにつく。コバノカナワラビ（B）は，葉の先端も最下小羽片も不明瞭で，根茎は短く葉をまとめてつける。C~Eは生態写真で，大文字は葉を，小文字はその根茎を示す。AからC, D, E, そしてBへと連続することが分かる。

38

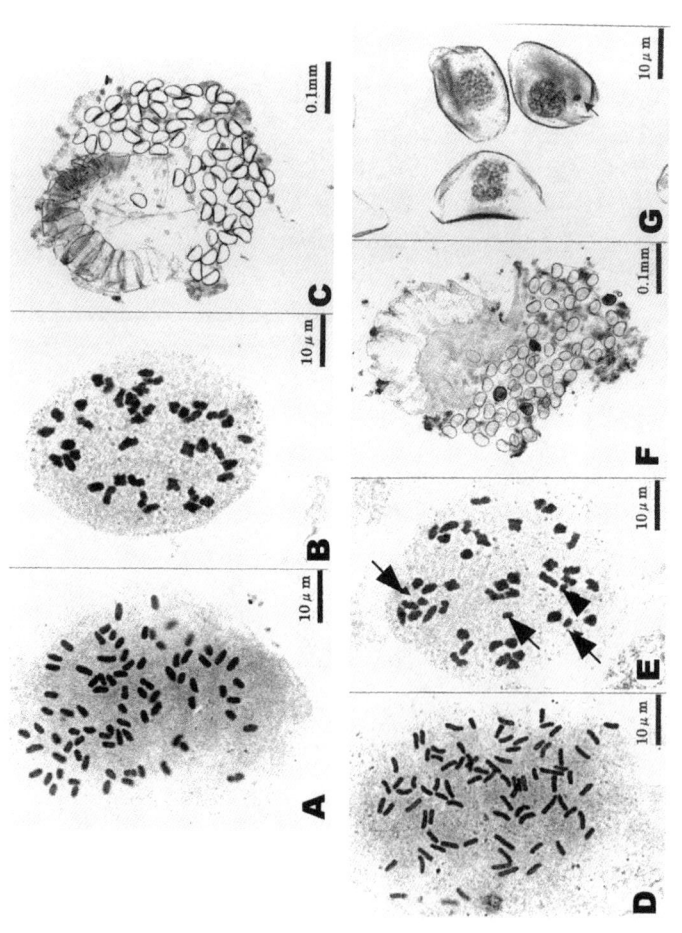

図10 染色体と胞子の顕微鏡写真

A～Cはホソバノカナワラビ。A. 体細胞染色体（2n=82），B. 減数第一分裂中期，41個の二価染色体，C. 1つの胞子嚢の中の胞子で，64個の良型胞子。D. 体細胞染色体（2n=82），E. 減数第一分裂中期，39個の二価染色体と4個の一価染色体（矢印），F. 1胞子嚢の胞子は，一見64個の良型胞子に見られる。G. 拡大した胞子で，大きな細胞核以外に小核（矢印）が見られる。図4 F, G と図10 E, 図4 H と図10 F, G を比較すると，中間型が正常に近い減数第一分裂と胞子形成をすることが分かる。

伝子分析を行ったところ，形態的に両種の中間を示すものには単純なF_1のみではなく，F_2以降が存在することが確認できた．

これより，ホソバカナワラビとコバノカナワラビの推定雑種は，次世代を形成する能力があり，野外で実際に形成していることが確かめられた．つまり，ホソバカナワラビとコバノカナワラビの2種は，形態的に明確に区別できて二倍体で有性生殖を行うが，両種間に生殖的隔離機構はあまり発達しておらず，遺伝子の交流を行っていた．このことは，両種は生物学的種概念から判断すれば，同一種ということになってしまう．予備的な調査から，カナワラビ属では他の二倍体種間でも同様な現象が起こっているようで，生物学的種概念に当たる交配の範囲が種として認めているものより上位の分類階層にあると考えられる．つまり，カナワラビ属では，属と種の中間階層である節などが生物学的種概念での種にあたり，節内では自由に交雑できるが節間では生殖的隔離があって交配が妨げられている可能性がある．こうした属内の半種の種間関係は，種子植物ではシンガメオン syngameon 構造として知られているがシダ植物ではまだ例がない．

(4) **無融合生殖種**

有性生殖を捨て，栄養繁殖や単為生殖など，交配をせず無融合生殖のみを繰り返す種で，小種 microspecies とも呼ばれる．自由交配を行わないので，それだけでも生物学的種概念の範疇には収まらない．日本のシダ植物では15％が無融合生殖種である[30]．ここでは，ノコギリシダ属のシロヤマシダ関連群を例として説明する[31]．

シロヤマシダ関連群には，シロヤマシダ *Diplazium hachijoense* やコクモウクジャク *D. virescens* など日本に約10種類存在するが，ほとんどすべてが三倍体の無融合生殖種である．シロヤマシダを例とすると，$2n=123$ の三倍体で（図11 A），減数分裂に入る直前の細胞が倍数化し一時的に $2n=246$ となり，減数第一分裂中期では123個の二価染色体をつくる（図11 B）．胞子は正常形で発芽して前葉体となる．つまり，減数分裂という過程は経る

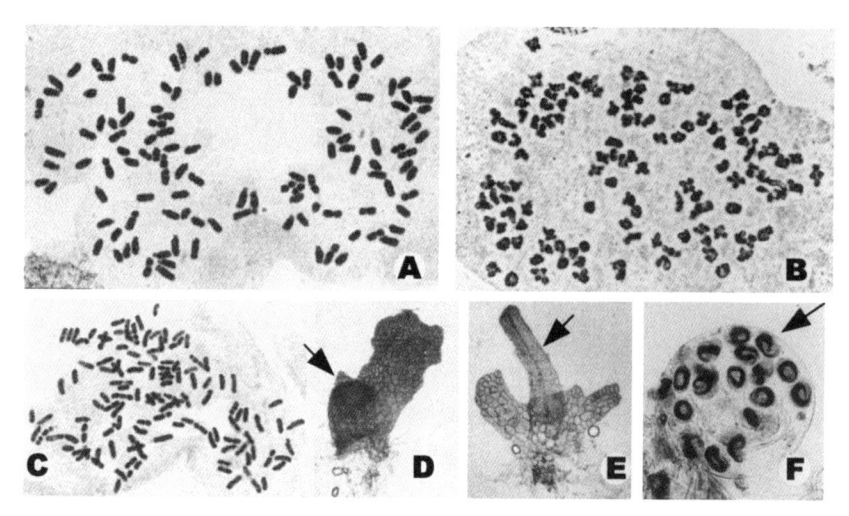

図 11　シロヤマシダの染色体と培養した前葉体の顕微鏡写真

A. シダの本体（胞子体）の体細胞染色体（2n=123），B. 減数第一分裂中期で123個の二価染色体，C. 前葉体の染色体（n=123），D, E. 前葉体から胞子体（矢印）が直接生じているところ，F. 前葉体上に生じた造精器で，正常な精子（矢印）を示す。A～Cとの間で染色体数が一定である（減数していない）ところに着目。Takamiya et al., 1999[31]を改変。

が，染色体数は減数しておらず，前葉体は n=123 である（図11C）。造卵器はできず造精器のみを形成し，正常な精子をつくる（図11F）。胞子体は受精を経ずに前葉体から直接生じる（無配生殖）（図11D, E）。接合しないので，胞子体の染色体数は前葉体と変わらず 2n=123 である。その結果，有性生殖すなわち遺伝子の交換を行わないで世代交代を繰り返す。一見胞子で繁殖する自由交雑集団のように見えるが，実際はクローン増殖を繰り返し，遺伝的に均一な集団となる。

　シマシロヤマシダ D. doederleinii は，シロヤマシダ関連群の1種で，インドシナ，フィリピン，中国，台湾，日本に分布し，日本では琉球列島，九州，四国，本州の山地林下に生育しすべて同一種と考えられていた[32]。細胞学的調査から，西表島，沖縄本島，奄美大島，屋久島のものは，2n=123,

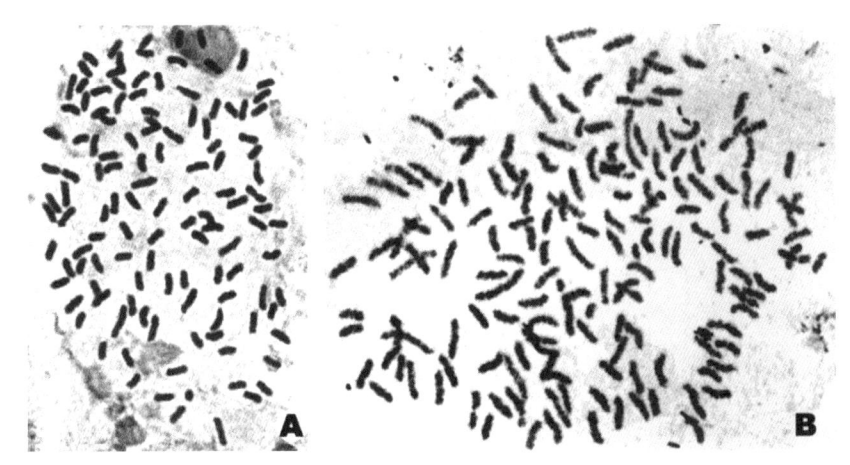

図12 シマシロヤマシダの体細胞染色体の顕微鏡写真
A. 三倍体（2n＝123），B. 四倍体（2n＝164）。Takamiya et al., 2001[32] を改変。

減数分裂では123個の二価染色体形成をする三倍体無融合生殖種であり，鹿児島県本土，熊本県，徳島県，山口県，兵庫県，三重県のものは，2n＝164，減数分裂では164個の二価染色体形成をする四倍体無融合生殖種であった（図12）。両者は屋久島の北と南で分布域を異にし，明確な細胞地理学的違いがあった。また，両者は生態・形態的にも異なっていて，三倍体は常緑性で三回羽状複葉，四倍体は夏緑性で二回羽状複葉だった（図13）。

　酵素多型分析では，三倍体には変異があり，4種類のクローンが認識された（表2）。無融合生殖するものの中に遺伝的変異があるのは，三倍体が複数回起源したことが原因と考えられる。四倍体には酵素多型は認められずすべて均一だったが，三倍体にない対立遺伝子を持っていた（表2のE型で，Pgi の b）。葉緑体の $rbcL$ 遺伝子による比較でも，三倍体と四倍体とに大きな違いは認められなかった。三倍体無融合生殖種は正常な精子を形成して父親とはなり得るので，四倍体は三倍体（♂）と二倍体有性生殖種（♀）との交雑により生じたと推察される。しかし，現在の日本産ノコギリシダ属の二

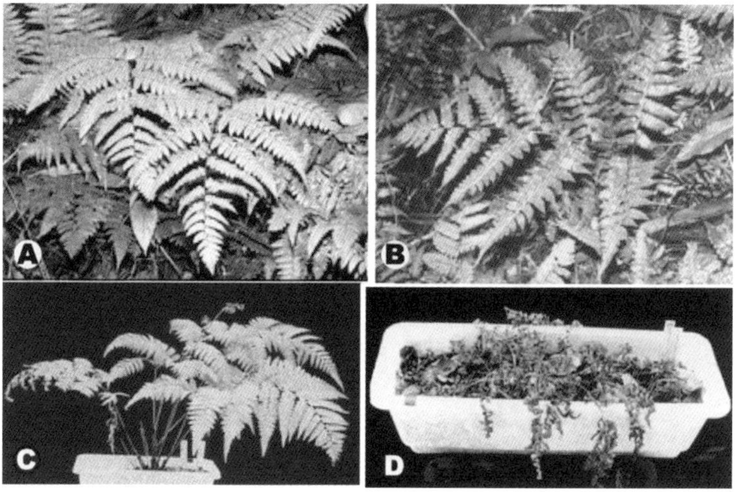

図 13 シマシロヤマシダの生態写真

A, C は三倍体, B, D は四倍体。C, D は同じ条件で温室栽培したものを撮影（3 月 11 日），三倍体は常緑だが，四倍体は冬枯れている。Takamiya et al., 2001[32] を改変。

表 2 シマシロヤマシダ三倍体と四倍体の遺伝子型の違い

(Takamiya et al., 2001[32] を改変)

	遺 伝 子 座					遺伝子型	個体数 (集団数)
	Pgi	Lap	Got	Pgm	Idh		
三 倍 体	aaa	bbb	aab	abb	bbb	A 型	43（5）
	aaa	bbb	aaa	abb	bbb	B 型	3（2）
	aac	aab	aab	abb	bbb	C 型	3（2）
	ccc	abb	aaa	abb	bbb	D 型	1（1）
四 倍 体	aaab	bbbb	aaab	aabb	bbbb	E 型	77（8）

倍体種は *rbcL* がシマシロヤマシダとは異なり，母親とはなりえなかった。四倍体種は，絶滅した二倍体シマシロヤマシダと三倍体の交雑結果生じた可能性が高い。おそらく，三倍体の精子が二倍体の卵と受精した機会が過去に一度だけあり，単一のクローンが北へ生育地を広げていったのであろう。この例は，無融合生殖種という生物学的種概念からはずれていたものの中に，さらに隠蔽種が見いだされた例である。

シマシロヤマシダは，他のシロヤマシダ群の種と混生していることが多い。しかし三倍体同士ではまったく遺伝子の交換を行うことがない不思議な種類である。

上述した4例のように，1つ1つの種のあり方には大きな隔たりがあり，調査が進むたびに新しい種のあり方に直面する。種は生物多様性の様々な階層が相互に深く関係し合った進化の産物であり，これが種を単一の定義で説明できない現状である。また，たった1種類のシダ植物の性質を明らかにするだけでも，相当の時間と労力が必要となる。分類学的に名前が与えられた生物でも，分析が進んでいるものはほんのわずかにすぎず，多くのものは単に名前が付けられたままである。さらに名前を付けられたものは，実在する生物の1割にも満たない。ウィルソンは，進化過程のダイナミズムや種それぞれの個性を考える時，完全に普遍的な種の定義などとうていできあがりそうもないと述べながら，以下のように結んでいる[33]。「その中でも生物学的種概念は，地球上の多様性を説明する上で中心的役割を果たすものとして，きっと生き残っていくにちがいない。しかし結果はどうあれ，種の概念の欠点，ひいては私たちの分類体系の欠点そのものが，生物学的多様性の特異さの本質を反映しているのだ。そうした欠点があるからこそいっそう，私たち人間が個々の種をそれぞれ独自の世界として大切にし，生涯をかけて研究していく価値があるのではないだろうか」。これらの研究には，標本として保存されたものでなく，生きた生物が必要なことも多い。しかし，現在生物は過去にない急激な勢いで絶滅に向かっている。

IV. 生物の進化と絶滅史

(1) 生物はどのように進化してきたのか

現在私たちが目にする生物は，地球史の上でどのようにその歴史をたどれるのだろうか？ 初期地球の環境及び生命進化の詳細は本書第1章に譲り，ここでは概説を述べる[34]。

最古の生物化石は，35億年前の岩石から得られた微小化石で，現在のシアノバクテリア（ラン藻）に似る原核生物であった。27億年前には，光合成の痕跡であるシアノバクテリアが形成した堆積物ストロマトライトが当時の浅海に出現した。深海から浅海に移動した生物は，現生のシアノバクテリア同様光エネルギーを取り込む光合成を行い，その結果，大気中の遊離酸素濃度は飛躍的に上昇していった。また，酸素濃度の上昇に伴い，多くの生物が無機呼吸からエネルギー効率の良い酸素呼吸に切り替えた。真核生物の最古の化石は，21億年前まで遡ることができる。原核細胞同士の細胞内共生により，大型の真核生物が誕生した。その後，真核生物は多細胞化し，5.4億年前にはカンブリア紀の生物爆発として知られる多細胞生物の爆発的な多様化が見られた。しかしながら，多様化を示す化石はすべて海水中に生育するものだった。オゾン層が生まれる前の浅海生物は，紫外線の照射を余儀なくされていて，陸上に上陸することは不可能だったのである。当時，大気中に増加した遊離酸素は成層圏にも洩れ出し，オゾン層が誕生した。オゾン層形成後最初に上陸したのは植物で，確実な証拠は4.2億年前であった。植物に続いて，昆虫や後の四肢動物が陸上に現れた。その後，陸上には森林が形成され，様々な生物群が絶滅と繁栄を繰り返した。

(2) 大量絶滅

地質年代を区分する時，古生代や新生代，あるいは古生代の中のカンブリア紀，シルル紀などの区分は，地層や化石の出現・消滅パタンに関するデー

タの積み重ねから経験的に導かれた成果であった[35]）。各々の地質時代には，特徴的な種類の化石生物が生育していて，前後の時代の化石生物とはまったく違っていた。これを利用すると地層の堆積した年代を決定できるので，地質学の基本原理として広く用いられてきた。ところが化石で年代区別が可能という事実は，異なる化石生物群の入れ替わりが時代の経過と共に順次起きたのではなく，ある特定の時期に急激に起きたことを示し，それゆえ地質時代区分も明瞭にならざるを得ないのである。明確な化石記録のある5.4億年前から現在までは，古生代，中生代，新生代の3つの時代に大別され，これらの間には大きな境界があって，生物の大規模入れ替えがあったタイミングだった。

　地球上のさまざまな環境に生育する多様な生物，陸上の大型動物群や植物群，または海洋プランクトン群集などが，地球上で同時に消滅するという現象を大量絶滅と呼ぶ。同時とはいっても地史的な時間なので，100～1,000万年単位ではある。古生代以降の5.4億年間だけでも，大量絶滅は少なくとも5回起きている。4.6億年前（オルドビス紀末），3.5億年前（デボン紀末），2.5億年前（ペルム紀末・古生代末），2億年前（三畳紀末），0.65億年前（白亜紀末・中生代末）である。たとえば，最大規模の大量絶滅は古生代末におこり，1,000万年間で海産動物の77～99％が絶滅した。この絶滅の原因には，地球規模でのグローバルな環境変動が想定されている。古生代末に大量絶滅した科がもとの数に戻るには，5,000万年もの歳月を必要とした。また6,500万年前には，隕石の衝突による影響と思われる中生代と新生代を隔てる大きな断絶があり，それを境に恐竜が滅び哺乳類が適応放散した。

　これまでの5回の大量絶滅の後には，環境回復にともなって必ず新しいタイプの生物群が現れて最終的には多様性を増加させた。それは，古いタイプの生物群の絶滅によって空白となった生育空間に，厳しい環境危機を生き延びた少数の生物群が急速に進出し，環境変化に適応して新しい種への進化を遂げた適応放散が生じたからと考えられている。このことは，大量絶滅が進

化の加速装置として働いたとも言える。しかしながら，そこには絶滅と種形成の相対速度が問題となる。種形成の速度が絶滅の速度と同じかあるいはそれよりも速い場合には，生物の多様性は一定かあるいは増加する。過去の5回の大絶滅では，種形成の結果生まれる新種の数が絶滅種と同じくらいかまたは上回っていて，大量絶滅を経て生物種は増加していったのである。

V. 生物の一種，ヒト

(1) ヒトの進化と自然

ヒト（*Homo sapiens* ホモ・サピエンス）は，チンパンジーやゴリラが含まれる類人猿の祖先から生まれた人類の唯一の現生種である。ヒトはどのように進化してきたのだろうか。分子情報であるDNAの塩基配列からのデータでは，ヒトに最も近い類人猿はチンパンジーで，両者の系列はおおよそ500万年前に分岐したとされている[36]。最近，ヒトの全ゲノムに次いでチンパンジーの全ゲノムが決定されたが，両者の違いは1.23％（約30,700塩基）しかないことが明らかになった[37]。

ヒト科の化石は，20世紀末までは1992年に東アフリカの大地溝帯であるエチオピアのミドルアワッシュで発見された440万年前のラミダス猿人（アルディピテクス・ラミダス）が最古のもので，500万年前に人類が分かれたとする分子情報と一致していた。しかし，その後も化石は時代を遡り，最近では大地溝帯から西へ2,500 kmも離れた中央アフリカのチャドのトロス・メナラで700～600万年前のサヘラントロプス・チャデンシスが発見され，分子情報との矛盾が生じている[38]。ヒトと同じホモ属の最古の化石は，240～170万年前のホモ・ハビルスで，東アフリカに生育して打製石器を初めて使用した。180～30万年前にはホモ・エレクトス（原人）が登場する。すでに火を利用し，アフリカのみでなく約100万年前からアジアやヨーロッパに進出し，北京原人やジャワ原人となった。

私たち現代人の直接の祖先である現代型ホモ・サピエンスは，10～12万

年前の化石が最も古い。ホモ・サピエンスの起源については，従来から2つの考え方があった。「多地域並行進化説」と「アフリカ単一起源説」である。多地域並行進化説では，かつてヨーロッパやアジアなどに広がっていた北京原人やジャワ原人などのホモ・エレクトスが，それぞれの地域で独自に古代型ホモ・サピエンス（ネアンデルタールなどの旧人）となり，さらに現代型ホモ・サピエンスへと進化していったと説明する。これに対してアフリカ単一起源説では，現代人はアフリカにいたある1つの集団が原人とは別に再び出アフリカし，世界中へと広がったとする。母系遺伝するミトコンドリアのDNAを比較すると母親の系譜をたどることができるが，現代人のミトコンドリアDNAの祖先は20万年前のアフリカにいた女性のミトコンドリアDNAにたどり着くことがわかった。つまり，ホモ・エレクトスが約100万年前に出アフリカした後，約20万年前以降に第2の出アフリカがあったことが示された[39]。遺伝子レベルではその後，様々なミトコンドリアDNA遺伝子，父系遺伝する男性特有のY染色体上の遺伝子，常染色体上の遺伝子などの解析から，現代人の起源はアフリカに求められること，第2の出アフリカは10〜15万年前であったことが推定されている[40]。最近，ジャワ原人の頭骨化石の研究から，ジャワ原人が現代人への直接の祖先ではなく，独立に進化をとげてやがて絶滅した種であることが見いだされ，古生物学的にもアフリカ単一起源説をさらに裏付けした[41]。アフリカを出発したヒトは，その後各地に広がっていった。今や極地などを除く陸上のあらゆる所に単一の種，ホモ・サピエンス，が生育する。単一種が汎世界的にこれまで広い範囲に分布する生物はヒト以外あまりない。しかし，ヒトは他の生物種と共に進化の過程により形成され，35億年以上連綿と続いている生命の系統の1末端である。生命史35億年からすれば，ホモ・サピエンスの存在期間は僅か0.0004％にしかすぎないのである。

(2) ヒトによる6回目の大絶滅

　ヒトによる生物の絶滅の歴史は，狩猟に始まる。大型陸上動物の属（また

は種)の数は,オーストラリアでは3万年前,北アメリカでは1.2から1万年前,マダガスカルでは1,000から500年前に,急激かつ壊滅的に減少したことが化石記録などから分かっている。この年代はそれぞれの地にヒトが進出した時期と一致していて,旧石器人類による大型動物の狩猟が原因であると考えられている[42]。これは,狩猟・採集生活をしていた1生物種としてのヒトが,生き残るために必要な行為の結果であった。

1万年前にヒトが農耕を始めて,地域生態系の中での生活から離脱し,地球の表面を変容させた。当時,人口は500万程度であったが,安定した農耕文化の発展と共に人口が増加し,狩猟以外の要因が生物の絶滅に大きく関与するようになった。しかしヒトによる生物多様性の破壊のほとんどは,最近150年間,すなわち世界の人口が10億人から60億人に達したこの時期におこっている。つまり産業革命後の工業技術の発達と,爆発的な人口増加が,直接・間接的に他の生物種を絶滅に追いやっているのである。IUCN(国際自然保護連合)によれば[43],過去400年間に絶滅あるいは野生絶滅した動物が726種,植物が90種リストアップされている。動植物合わせて年間2種が絶滅したことになる。しかし実際には,最初の100年間の絶滅は10年で1種であり,絶滅率はここ150年で爆発的に上昇している。最新のデータでは,シンガポールでは1819年の建国以来183年で国内森林の95％が開発で消失し,生物種の絶滅率は50％におよんでいる[44]。

この他にも莫大な数の無名の生物が絶滅している。世界の生物種の総量自体が不明であるので正確な絶滅率は出せないが,ウィルソンは熱帯雨林における生育地の破壊率に対する既知の推定値,1ha当たりに見られる未知の種を含めた種数の正確な評価値,熱帯雨林が占める平均面積のデータの組み合わせから,絶滅推定値を計算し,絶滅は毎年27,000種,なんと毎時3種の生物が永遠に消え去るという計算をしている[45]。年間の絶滅種数は研究者によって幅があるものの,すべての推定値がこれから50年の間に数十万種が絶滅すると予想している。まさに現在私たちは,これまでにない異常なスピードでの第6回目の絶滅に直面しているのである。過去の5回の絶滅では

その後の種分化を伴ったが，現在の絶滅はそれを伴わないことも大きな特色である．

今日の絶滅は，直接的には，伐採，焼き払い，埋め立て，灌漑などの生育地の破壊に起因している[46]．多様な自然生態系を均一な農地生態系に，さらには都市生態系へと急激に変更することによって失われる生物の生育場所は，膨大な面積にのぼる．さらに，乱獲や過剰採集が個体数を減少させて，個体群存続の条件を奪い，他方で殺虫剤・除草剤による水や土壌の汚染，大気汚染などによる環境汚染が絶滅の可能性を高めている．酸性雨の被害のひどい北欧では，湖の生き物が全滅して死の湖になった例も報告されている．自生地の破壊，乱獲，汚染は現在の生物絶滅の3大原因とも言われるが，それらはいずれもヒトの人口増加がもたらしたインパクトである．

日本に生育する野生生物も例外ではない．環境省のレッドデータブック[47]によると，日本で絶滅してしまった動植物はすでに102種（動物47種，植物55種）におよぶ．さらに絶滅の危機に瀕している動植物は2,693種（動物699種，植物1,994種）にまでにのぼる．維管束植物に限れば，約7,000種知られているうちの1,665種つまり24％で，4種に1種が絶滅が危惧される植物である[48]．身近な例では，秋の七草（ハギ，ススキ，クズ，ナデシコ，オミナエシ，フジバカマ，キキョウ）のうちキキョウとフジバカマが絶滅に瀕していて，秋の七草は五草しか野生で見られなくなってしまう．しかも，これらは原始的自然ではなく後述する二次的自然の河原や草地に生育している．

(3) ヒトが作った自然

マイアーらは，どうしたら最小のコストで最大数の種を救済できるかという観点から，「生物多様性のホットスポット biodiversity hotspots」つまり固有種がきわめて多数集中し，かつ生息域が急速に消失している地域を特定した．選ばれた地球の陸上表面のわずか1.4％にあたる25のホットスポットには，維管束植物の全種のうち44％，脊椎動物4群の全種のうち35％

が，集中していた[49]。しかしながら，絶滅が危惧される生物が生育しているのは，このような原生的な自然だけではない。わが国では，私たちが日常自然と思って接しているのは，多くの場合ヒトによる改変と自然の回復力との釣り合いの結果生じた二次的な自然である。種の多様性は，森林・草原・湖といった生態系の多様性，あるいはそれらの組み合わせによる景観の多様性に大きく作用されているが，これらはほとんどの場合，二次的自然である。雑木林・里山・水田など，二次的自然だけに生育する生物が多く存在することが知られている。二次的自然における多様性は，農業によって守られてきた。日本列島における人間の農耕活動はおそらく1万年前から拡大し，縄文時代には日本の自然環境に大きな影響を与えてきたのである[50]。

例えば，阿蘇には広大な草原が広がっている。しかし，本来阿蘇周辺は樹木の生育に十分である高温多湿の気候条件下にあり，人手を加えなければ森林へと変遷していく（遷移）[51]。それを，火入れ，採草，放牧などの農耕作業で管理することにより，草原は森林への遷移を抑えられ維持されているので，半自然草原とも呼ばれている。ハナシノブ，ヤツシロソウなど日本では阿蘇周辺にしか見られない多くの植物があるが，これらの多くは約2万年前まで続いた最終氷期に，朝鮮半島と九州をつないでいた陸地沿いに南下して生き残ったものであり，当時の阿蘇の活発な火山活動によって成立・維持されていた草原環境に適応した。これらの種は，ヒトが草原を維持しなければ氷期以降の植生変化による森林への遷移により絶滅していたおそれがある。このようなヒトの農業活動が，森林への遷移を止め，草原の植物を二次的自然の中に取り込んできたのである。しかし，第二次世界大戦後の農業形態の変化，すなわち外来牧草を用いた人工草原への転換，牛馬放牧の減少，人手不足による火入れや採草の放棄で，現在半自然草原が激減し消滅しかけていて，阿蘇特有の多くの植物は絶滅危急種となってしまった。

縄文時代以来の日本の農業は，さまざまな変遷を経ながらヒトが生活することで生物多様性の高い環境を保ってきた。ところが，状況は戦後の高度成長期以降に激変した。農薬利用の拡大，急速な宅地開発，ため池や河川の護

岸工事，水路のコンクリート化，外来牧草の導入など大規模な環境破壊が進み，さらには農業の切り捨てに伴って水田・ため池・農業用水などが急速に消失した。これらの変化に共通するのは環境の均質化であり，古来から引き継がれてきた自然とヒトの営みにより作られた景観が失われ，そのことが生物多様性を減少することにほかならない。2003年，最後の日本産トキの1羽「キン」が死亡し，日本産トキは絶滅した。トキは *Nipponia nippon* という学名を持つ象徴的な鳥で，稲作文化を中心とする日本人の生活に深くかかわっていた。江戸時代の各地の記録にはトキが記載されていたが，明治半ばから急激に減少した。明治以降の乱獲に加え，森林伐採による繁殖に必要な営巣木の減少，農薬による中毒や餌の減少，減反による餌場の減少が拍車をかけた。二次的自然でヒトと共生していた野生動物が，もちろんトキばかりではなく共存していた様々な階層での生物多様性も，ヒト社会の変化によって絶滅してしまったのであった。

VI. 生物多様性の保全

(1) なぜ生物多様性を守る必要があるのか

　生物多様性が現在いかに危機に瀕しているかについて述べてきたが，しかしこのことをなぜ心配する必要があるのだろうか？　1,000万種以上もいる生物のうち50年後にその2割が絶滅したとしてそれでいったい何が困るのだろうか？　著者を含めた野生生物を直接研究対象とする研究者にとっては，特に重大な関心事である。誤解を承知で述べれば，研究対象そのものが衰退し消失してしまい，生物の多様性を解析し理解できるワクワクした研究の喜びと進化の複雑さへの感銘を失ってしまうからである。もちろんそれだけではない。鷲谷は，「この分野の研究者こそ，単に感覚だけでなく，データや客観的な分析によって，問題の実態を科学的に詳細に認識できる立場にある。（中略）生活を含めて生物のもつさまざまな形質の多様性に関心をよせるこれらの研究者は，生命の歴史性や進化のプロセスについても深い意識

をもたざるをえない。そのため，三十数億年の生命の歴史の中で，さまざまな生物間相互作用が重要な淘汰圧となって生物界にこれほどまでに多様化をもたらした適応進化の成果と今後の進化の基盤の両方が失われていく現状を黙って見過ごすことなど到底できない」と述べ，私たち研究者を代弁している[52]。

しかし，一般的な現代人の生活にとって，本当に生物多様性は必要で失われてはならないもの，かけがえのないものなのか？ 食用生物や木材資源としては100種類程度を飼育・栽培しておけば生活には困らないのではないか？ 名も付いていない膨大な種をすべて守る必要があるのだろうか？ 以下では，生物多様性のもつ価値を，直接あるいは間接的な経済的価値[53]と，純粋に倫理的な側面から認められる存在自体の価値の面から述べる。

(2) 生物多様性保全の経済的価値

生物多様性を生物資源としての価値として解釈するのは，さまざまな要素が入るため単純に決めることは難しい。生物多様性の各要素に経済学的価値を求めるために，以下に区分する。直接的経済価値は，生産物を収集した人々によって価値が決められる。間接的経済価値は資源から収穫物を得たり，資源を損傷したりすることに関係なく，生物多様性そのものによって与えられる利益をいう。間接価値に含まれる利益には，水質，土壌の被覆，レクリエーション，教育，研究，気候の制御，将来の人間社会の選択性など，さらに，存在自体の価値も含まれる。

① 直接的経済価値

ヒトによって直接利用されたり，収穫される生物資源の価値を直接的経済価値と呼ぶ。消費的使用価値，生産的使用価値などに分けられる。

消費的使用価値は，市場を通らず地域で直接消費される生物資源の価値をいう。食料・燃料・医薬品としての消費が主なもので，地域に密着して生活している人々は生活に必要な物質をまわりの環境から得ている。たとえば中国では5,000種，アマゾン川流域では2,000種もの動植物が医療目的に使わ

れている。消費的使用価値は，同じ資源を市場で買い求めた時の価格で換算できる。

　生産的使用価値は，市場を通ってから国内及び国外で商業取引される直接価値をいう。木材は代表的なものだが，魚介類，薬用植物，果実や野菜，野生生物の肉や皮，染料，香料などさまざまなものが含まれる[54]。自然資源の持つ生産的使用価値は工業国でも重要となり，経済的な価値評価がたやすい。また，現在使われている薬品のうち40％以上が野生生物由来のものだが，野生生物のうち薬効のスクリーニングにかけられたものはごく僅かである。残された膨大な種類の野生生物の中から，将来癌の特効薬が抽出される可能性は十分にある。見いだされた時の生産的価値は莫大だが，生物多様性が失われ多くの野生種が絶滅してしまってからでは不可能となる。

② 間接的経済価値

　環境システムや生態系のサービス機能などによってもたらされる生物多様性の経済価値を間接的経済価値と呼ぶ。非消費的使用価値，潜在的利用価値，生存そのものの価値などに分けられる。

　非消費的使用価値は，使用しても消費されないが，ヒトが利用という点で尊重される価値である。生態系の生産力，水資源と土壌資源の保全，気候の調整作用，廃棄物の浄化作用，種の相互作用，レクリエーションやエコツアー，教育及び科学的価値など，極めて重要である。自然生態系がこれらの利益をもたらさなくなった時の別の代替資源を見いだすことを想像すると，その価値が理解できる。潜在的利用価値は，将来人間社会に経済的な利益をもたらす可能性があるため残しておく生物資源の価値で，遺伝子資源の確保はこの価値を重視する。生存価値は，生物多様性の生存自体に価値を見いだすもので，例えばアメリカ合衆国では，国鳥ハクトウワシの存続のために毎年数百万ドルにのぼる寄付が寄せられている。日本のトキも同様である。先進国が政府・民間レベルで生物多様性保全のために莫大な資金を払っていることこそ，生物多様性の生存価値そのものを示す。

　経済的根拠に基づく議論は，「生物多様性は失われてはならないもの，か

けがえのないものなのか？」という問いに対し，生物多様性の保護を正当化し，一般的に認識しやすい。しかし名のない生物が多くあるように，すべての生物について等しく解析され，経済性の検討がなされたわけではない。ある経済的議論は，種の価値評価の基礎を提供してくれるが，それと同時にある種を救済しなくてよいという決定がなされる恐れもある。生存価値まで入れたとしても，経済的な意味合いでは体の小さな種，ヒトの興味を引かない外観を持つ種，ヒトにとって利用価値がない種などは低い価値しか与えられない場合もある。パンダやトキなどと違い，世界の大部分の種はこの仲間に入り，昆虫やその他の無脊椎動物，菌類，きれいな花を咲かせない植物（著者の研究対象であるシダ植物はまさにここである），細菌，原生生物などが含まれる。これらに多額の費用を使い保全しようという試みに対して，すぐに経済的な正当性を見いだすことは難しいだろう。

(3) 生物多様性保全の倫理的考察

生物が私たちに与えてくれる恵みは，経済的なものだけではない。緑豊かな生活環境が気分を和ませてくれたり，また，芸術作品には自然からのインスピレーションが多い。このように，経済的価値によるものでは測れない価値を広く倫理的価値と呼ぶ。

生物多様性を保全していく上での倫理的価値の解釈には，環境倫理学の「生き残るべきなのは人間で，その生存を保護する道具として他の生物を維持していく。つまり，人間の快適な生活のためには生物多様性が必要だ」という人間中心主義の立場と，「自然環境と呼ばれる諸生物そのものに生きる権利があり，人間によって侵害されるものではないので生物多様性は守らなくてはならない」という自然中心主義の立場という２つの代表的立場がある。自然中心主義の極端な場合のディープエコロジーでは，生物のもつ固有の価値を持続可能なやり方で維持していくために，人間は政治・経済のシステムやライフスタイルを大きく変革していく必要があるとまで主張している。それぞれの立場の魅力と弱点は，参考図書に譲るが[55]，ヒトの影響下で

築き上げられてきた二次的自然を含めた保全のためには，もう少し可塑性のある概念が必要と思われる。

　これまで述べてきたように，生物多様性は長い進化の過程で築き上げられてきたものである。ヒトも生物進化の末端に位置する1種であり，生態系の1構成員である。生物多様性は，多様な生命形態とともにヒトにとっての多様な文化を生じさせた。ヒトの影響下にあるところでは，伝統的文化の多様性と生物多様性は連動して進んできたのである。画一されたモノカルチャーを基準とする思考様式に憂慮するシヴァは，「世界のあらゆる地域の共同体は，野生および栽培・飼育形態の自然の豊かな多様性から生活の糧を引き出すための知識を発展させ，方法を見いだしてきた。狩猟採集を行う共同体は，何千種類もの植物と動物を食物，医薬品などとして利用している。牧畜・農耕・漁労を行う共同体も，土地，河川，湖水，海の多様な生態系から生活の糧を持続可能な形で引き出すための知識と技能を発展させてきた。生物多様性についての深い洗練された生物学的知識は，保全のための文化的規則を生じさせ，これは神聖やタブーの概念に反映されている。しかしながら今日では，生態系，生命形態，異なる共同体の生活様式の多様性は，絶滅の危機に瀕している。生育地は囲い込まれるか破壊され，多様性は侵食され，生物多様性から引き出される住民の生計は脅かされている」と述べている[56]。人間中心主義でもない自然中心主義でもない，こうした様々な共同体に確立していた共存の立場が，原生的な自然だけではなく，ヒトとの共存で維持された阿蘇の半自然草原のような二次的自然にも存在する価値を認めることができるだろう。

　進化の過程で生み出され，様々な固有な生態的な条件のもとに維持されている生物多様性は，それ自体が尊くて慈しむべきであると考えた時，ヒトの利害を離れた純粋に倫理的な価値認識となりえる。倫理的議論は，多くの宗教，哲学，文化の価値体系と共通な基盤を持つため，容易に理解され，神聖やタブーなど人々の精神性に訴えるために受け入れやすい素地があり，生物多様性を保全するための役割を大きく担っている。しかも，経済的な価値に

左右されず，種の固有な価値に基づいて，稀少種も明確な経済的価値を持たない種も，それを守るための根拠を与えてくれる。

生物多様性という言葉の発案者ウィルソンは，ヒトは無意識のうちに他の生命とのつながりを求める生物愛（バイオフィリア biophilia）に根ざしていると述べている。ヒトが他の生物の世界から離れても十分に繁殖できるような妄想が現れたのは，ヒト属の歴史の中ではごく最近のことで，他の生物と密接な接触を保ちながら生きてきた。そうした生物種としての反応の痕跡は，本性の中に残されている。少し長いがウィルソンの示した例をあげる[57]。

「人間は自然界で人類を脅かす物体や状況，つまり高さ，閉鎖空間，開放空間，流水，オオカミ，クマ，蛇などに対する恐怖を持つ。すなわちだしぬけにどうしようもない嫌悪に襲われるのだ。だがそれよりはるかに危険な銃，ナイフ，自動車，電気のソケットなど，最近発明された器具に対してはめったに恐怖症になることはない。」

「ほとんどの民族は，水辺にあって樹林草原が見おろせる突出部を好んで住みかとする。そのような高みには権力をもち裕福な者の住居や偉人の墓，寺院，議事堂，民族の栄光を記念する碑などがよく建っているものだ。そうした場所は，今ではその美観によって選ばれると同時に，そこに自由に住める地位を暗示しているため地位の象徴ともなっている。遠い昔まだ実用性が重要だったころには，このような地勢は隠れ家ともなり，周囲を見晴らして遠くから嵐や敵の勢力が近づいてくるのをいち早く発見できる，眺望のきく有利な地点でもあった。動物の種はすべて，その成員にとって安全と食物の両方の面で好適な生育居場所を選ぶ。」

「大衆の多くは十分な余暇と資力さえあれば，山歩きや狩猟，釣り，バードウォッチング，庭いじりなどを楽しむ。米国やカナダでは，動物園や水族館を訪れる人の数が，プロスポーツのイベントの観衆全部を合わせた数をしのいでいる。また自然の景色を眺めるためこぞって国立公園におしかけ，突き出た地点に立っては激しい野原を見渡し，ほとばしる水の流れや野生動物

が自由に生きているのを垣間見ようとする。しかもなぜだか説明できないのに，ただ海岸をそぞろ歩きたい一心でわざわざ遠距離を旅して海辺にやってくるのだ。」

　生物愛に根ざした生物多様性の保全が，私たちの倫理的な価値観として最も必要なのかもしれない。今日の地球において，ヒト以外の生物種の存続は，私たちヒトの手中にあるといってよい。1,000 万種とも 1 億種ともいわれる生物の種を生かすも殺すもヒトの価値観次第である。この地球生物の一大事にあたり，私たちヒトは他の多くの生物を絶滅させないという責任をおうべきではないだろうか。

注

1)「生物の多様性に関する条約」及び「新・生物多様性国家戦略」の全文は，環境省自然環境局生物多様性センターのホームページ http://www.biodic.go.jp に掲載されている。2003 年 4 月 11 日現在で締約国は 187 国・地域であるが，アメリカ合衆国などは未だ批准していない。

2) E. O. Wilson, E.M. Peter (eds), *Biodiversity*, National Academy Press, 1988. 本書は 1986 年 9 月 21～24 日にワシントン DC で開催された The National Forum on BioDiversity の論文集で，55 編の論文から構成されている。10 年後の新版 M. L. Reaka-Kudla, D. E. Wilson, E. O. Wilson (eds), *Biodiversity II*, Joseph Henry Press, 1996 の序文でウィルソンは，10 年前には biodiversity という語や概念は存在しなかったこと，1988 年の本が National Academy Press のベストセラーになったこと，1992 年リオデジャネイロの環境サミットで biodiversity は世界的な科学と政治の中心課題として中央舞台に立ったことを述べている。

3) E. O. Wilson, *The Diversity of Life*, Harvard University Press, 1992. 邦訳エドワード・O. ウィルソン，大貫昌子・牧野俊一訳『生命の多様性 I，II』岩波書店，1995。生物多様性の様々な定義については，鷲谷いづみ『生物保全の生態学』共立出版，1999 に良いまとめがある。生物多様性全般に関連した邦文の単行本としては，上述した 2 つの著書の他に，鷲谷いづみ・矢原徹一『保全生態学入門』文一総合出版，1996，リチャード・B. プリマック，小堀洋美『保全生物学のすすめ』文一総合出版，1997 が詳細な解説がある良い参考書である。本稿をまとめる上では，矢原徹一・巖佐庸・財団法人遺伝学普及会編『生物の科学　遺伝別冊No.9　生物多様性とその保全』裳華房，1997 をいろいろと参考とした。N. Eldredge, *Life in the Balance : Human-*

  ity and the Biodiversity Crisis, Princeton University Press, 1998. 邦訳ナルド・エルドリッジ, 長野敬他訳『生命のバランス』青土社, 1999 は, 生物多様性全体に対するパノラマ的なガイドブックである。また, 生物多様性政策研究会編『生物多様性キーワード事典』中央法規, 2002 は個々のトピックを把握するのに使いやすい。

4) 鷲谷・矢原 (1996, 前出) の定義による。

5) ウィルソン (大貫・牧野訳, 1995, 前出) によれば, バクテリア 4,800 種, 菌類 69,000 種, 藻類 26,900 種, 高等植物 248,400 (コケ植物 16,600, シダ植物 11,300, 裸子植物 500, 被子植物 220,000) 種, 原生動物 30,800 種, 節足動物 874,400 (そのうち昆虫が 751,000) 種, 脊椎動物 42,300 (そのうち魚類 18,800, 両生類 4,200, 爬虫類 6,300, 鳥類 9,000, 哺乳類 4,000) 種, その他の動物 115,600 種の合計 1,412,200 種である。数字の出典は E. O. Wilson "The current state of biological diversity", *in* E. O. Wilson, E. M. Peter (eds), *Biodiversity*, National Academy Press, pp. 3-18, 1988. ウィルソンは種の数を過小評価しているので, おおよそ 150 万種とされる。知られている中で最も種数が多いのが昆虫類, 次いで被子植物である。

6) 既知の種数に対する未知の種数の推定は, ウィルソン (大貫・牧野訳, 1995, 前出) や鷲谷・矢原 (1996, 前出) に詳しい。バクテリアを含む地中生物の未知の世界については, D. W. Wolf, *Tales from the Underground*, Perseus Books L., 2001. 邦訳デヴィッド・W. ウォルフ, 長野敬・赤松真紀訳『地中生命の驚異』青土社, 2003 が参考になる。

7) S. Wasa, M. Oishi, T. K. Yamada "A newly discovered species of living baleen whole", *Nature* 426: 278-281, 2003.

8) 生物の名前の表し方にはルール (国際動物命名規約, 国際植物命名規約, 国際細菌命名規約) があり, 一定の方式に従って種の名前が与えられる。この例ではミズニラモドキは和名 (標準和名) と呼ばれ, カタカナ書きする。*Isoetes pseudojaponica* は学名 scientific name で, 2 つの単語から 1 つの種を表記する。学名は世界共通で 1 つの種に 2 種類以上の重複は認められない。第 1 語 *Isoetes* を属名, 第 2 語 *pseudojaponica* は種形容語 (細菌学も同じだが, 動物学では種名または種小名) という。2 語組み合わせの学名を植物学では二名法式, 動物学では二語名, 細菌学では二語組み合わせと呼ぶが, 生物全体を合わせて二名式とか二命名法という呼び名が使われる。これは, スウェーデンの博物学者リンネ Carl von Linne の出版物 (植物学では 1753 年の『植物の種』, 動物学では 1758 年の『自然の体系』) に始まる方式である。学名はラテン語で, イタリック体で表記する。属名は大文字で, 種形容語や種小名は小文字で書き始める。M. Takamiya 以下は命名者名で, 動物学では省略されるが植物学では併記されることが多い。学名については, 平嶋義宏『生物学名概論』東京大学出版会, 2002 が良い参考となる。

9) M. Takamiya, M. Watanabe, K. Ono "Biosystematic studies on the genus *Isoetes* (Isoetaceae) in Japan. IV. Morphological and anatomy of sporophytes,

phytogeography and taxonomy", *Acta Phytotax. Geobot.* 48: 89-122, 1997. 邦文では，髙宮正之「ミズニラ属の自然誌と分類」，『植物分類，地理』50: 101-138, 1999 を参照．
10) N. Ohta, M. Takamiya "Taxonomic studies of the *Diplazium mettenianum* complex (Woodsiaceae; Pteridophyta) in Japan: Morphology, cytology and taxonomy of plants with normal-shaped spores", *J. Plant Res.* 112: 67-86, 1999.
11) 分類学には，種から上位に向かって，属，科，目，綱，門，界の各階級の階層構造がある．例えば我々ヒト *Homo sapience* は，動物界 Animalia，脊椎動物門 Vertebrata，哺乳綱 Mammalia，霊長目 Primates，ヒト科 Homoidae，ヒト属 *Homo* に属している．
12) マイアー（E. Mayr）のニューギニア調査は，1928年24歳の時に行われた．記述はウィルソン（大貫・牧野訳，1995，前出）による．マイアーはその後，後述する生物学的種概念を提唱するが，種の境界には何の恣意的なこともなく，種は自然の産物であることを強力に納得させられたのがこのニューギニア体験だと述べている．マイアーの種にたいする進化生物学的考察は，邦訳されたものでは，E. Mayr, *Toward a New Philosophy of Biology*, Harvard University Press, 1988. 邦訳エルンスト・マイアー，八杉貞夫・新妻昭夫訳『進化論と生物哲学』東京化学同人，1994 や，E. Mayr, *This is Biology: The Science of the Living World*, Harvard University Press, 1996. 邦訳八杉貞夫・松田学訳『これが生物学だ』シュプリンガーフェアラーク，1999 を参照．
13) 種の問題に対する総説は，秋元信一「種とはなにか」，柴谷篤弘ほか編『講座進化』第7巻，東京大学出版会，1992，79-124 頁が詳しい．様々な種の具体例は，栗田子郎『多様性生物学入門』東海大学出版会，1997 を参照．
14) シダ植物の形態や分類についての解説は，岩槻邦男『日本の野生植物シダ』平凡社，1992 の解説文が詳しい．様々なシダ植物の種の問題は，益山樹生「植物地理と種分化」，岩槻邦男・加藤雅啓編『多様性の植物学1』東京大学出版会，2000，109-147 頁を参照．種の問題を含めた特定のシダ植物群の詳細な解析例は，村上哲明「種の認識と系統解析」，岩槻邦男・加藤雅啓編『多様性の植物学3』東京大学出版会，2000，218-249 頁を参照．
15) M. Takamiya, N. Ohta "Cytological and reproductive studies of Japanese *Diplazium* (Woodsiaceae; Pteridophyta). III. The cytological complexity of species groups with simply pinnate to bipinnatifid leaves", *J. Plant Res.* 114: 443-457, 2001. 分子系統の部分は，髙宮の未発表データによる．
16) 文章の同じ章に属名が複数回記述される場合，省略して（この場合 *Diplazium* を *D.* と）書く場合が多い．省略した属名と種形容語の間には，スペースを入れる．ヒメノコギリシダ *D. wichurae* var. *amabile* は種でなく変種である．変種 variety は種の下位単位で，他に亜種 subspecies や品種 forma も下位単位である．例えば，飼い

犬の様々な種類はすべてオオカミ Canis lupust という単一種の品種にあたる。

17) D. ×okudairaeoides の×は雑種であることを示す。シダ植物には多くの種間自然雑種が知られ，属によってはすべての種間に雑種が存在するようなものもある。異なる属にまたがる属間での自然雑種はあまり例がない。しかしながら，多くの自然雑種は外部形態からの推定のみであることが多く，雑種性が証明されている例はまだ少ない。

18) シダ植物の染色体数は，裸子植物（例えばイチョウやアカマツは 2 n＝24）や被子植物（例えばダイコンやイネは 2 n＝24）と比べると多い。ノコギリシダ属では最も数が少ないものが 2 n＝82 なので，これを二倍体と呼ぶ。ノコギリシダ属には他に三倍体 2 n＝123，四倍体 2 n＝164，五倍体 2 n＝205，六倍体 2 n＝246 が報告されている。アジアのシダ植物の染色体データは髙宮が管理する以下のサイトで検索できる。http://dapc.sci.kumamoto-u.ac.jp/pterid/topdb.html

19) 生物体内には，異なる分子構造や電荷をもちながら酵素反応において同じ基質を分解する酵素の多分子型があり，これらはアイソザイムと呼ばれている。ゲル電気泳動を用いると，アロザイムは荷電性と分子の大きさの違いによって，ゲル中での移動度が異なるいくつかの泳動帯（バンド）として分離できる。泳動後，酵素反応により泳動帯を特異的に染色するとアイソザイムは可視的になる。酵素は，細胞核の遺伝子 DNA から作られたポリペプチドがいくつか結合してできたものであり，アイソザイムの泳動像からそれを支配する遺伝子座と対立遺伝子の推定が可能となる。これら一連の分析を酵素多型分析と呼ぶ。ここでは葉を用いて酵素多型分析を行ったので，バンドの解釈は二倍体の遺伝様式に従う。

20) AAT，LAP，TPI は酵素の略称，Aat と Lap は各々の酵素を支配する遺伝子座である。また TPI には Tpi-1 と Tpi-2 の 2 つの遺伝子座があった。それぞれの遺伝子座は，今回扱っている種がすべて二倍体であることから 2 個の対立遺伝子を持っている。胞子には，各遺伝子座ごとに減数分裂の結果分離した 1 個の対立遺伝子が入る。推定雑種の両親種が各々別個の（種固有の）対立遺伝子を持っていれば，推定雑種は両親種からの異なった対立遺伝子を共有するので，それによって雑種性が確認できる。

21) 植物や動物など真核生物を構成する細胞には，核以外にもミトコンドリアと葉緑体（植物のみ）に各々特有の DNA がある。それらの DNA を直接比較して生物の系統を調べるのが，分子系統学 Molecular phylogeny である。分子系統学については，ヒトの歴史の章でも参考にする長谷川政美『DNA に刻まれたヒトの歴史』岩波書店，1991 が入門として手ごろである。葉緑体遺伝子である rbcL は，光合成の暗反応で二酸化炭素を固定する働きをするリブロース二リン酸脱炭酸酵素の大サブユニット遺伝子であり，植物の系統解析に広く用いられている。

22) シダ植物では，葉緑体遺伝子は母系遺伝する。つまり，卵細胞がもつ遺伝子のみが次世代に伝わり精子の遺伝子は伝わらないので，葉緑体遺伝子の異同は母親の類縁を

推定することになる。
23) ここで雑種（F_1）が稔性を持たないのは，生殖的隔離機構のうち，交配して雑種までは生じるが次世代（F_2以降）は作れない交配後障壁の雑種不稔 hybrid sterility にあたる。詳しくは益山（2000, 前出）を参照。
24) A. L. Roca, N. Georgiadis, J. Pecon-Slattery, S. J. O'Brien "Genetic evidence for two species of elephant in Africa", *Science* 293 : 1473-1477, 2001.
25) ミゾシダ，Y. Yatabe, M. Takamiya, N. Murakami "Variation in the *rbcL* sequence of *Stegnogramma pozoi* subsp. *mollissima* (Thelypteridaceae) in Japan", *J. Plant Res.* 111 : 557-564, 1998：オオタニワタリ類，Y. Yatabe, S. Masuyama, D. Darnaedi, N. Murakami "Molecular systematics of the *Asplenium nidus* complex from Mt. Halimun National Park, Indonesia ; evidence for reproductive isolation among three sympatric *rbcL* sequence type", *Amer. J. Bot.* 88 : 1517-1522, 2001：ミズワラビ，S. Masuyama, Y. Yatabe, N. Murakami, Y. Watano "Cryptic species in the fern *Ceratopteris thalictroides* (L.) Brongn (Parkeriaceae). Molecular analyses and crossing tests", *J. Plant Res.* 115 : 87-97, 2002. 及びそれらの引用文献を参照。
26) Ohta, Takamiya（1999, 前出）．雑種については，太田紀子の未発表データによる。
27) 半種や後述するシンガメオン構造は，栗田（1997, 前出）を参照。
28) これまでに知られたシダ植物における半種の例は，益山（2000, 前出）を参照。
29) 西岡信雄，高山明希，進静香の未発表データによる。
30) 無融合生殖する種の様々な例は，栗田（1997, 前出）を参照。シダ植物の例は，村上哲明「無性生殖集団における植物の種分化」，岩槻邦男・馬渡俊輔編『生物の種多様性』裳華房，1996, 245-258頁を参照。
31) M. Takamiya, C. Takaoka, N. Ohta "Cytological and reproductive studies on Japanese *Diplazium* (Woodsiaceae ; Pteridophyta) : Apomictic reproduction in *Diplazium* with evergreen bi- to tripinnate leaves", *J. Plant Res.* 112 : 419-436, 1999.
32) M. Takamiya, N. Ohta, Y. Yatabe, N. Murakami "Cytological, morphological, genetic, and molecular phylogenetic studies on intraspecific differentiations within *Diplazium doederleinii* (Woodsiaceae ; Pteridophyta)", *Int. J. Plant Sci.* 162 : 625-636, 2001.
33) ウィルソン（大貫・牧野訳，1995, 前出）。
34) 生命史は以下のものが参考となる。丸山茂徳・磯崎行雄『生命と地球の歴史』岩波新書，1998．川上紳一『生命と地球の共進化』NHKブックス，2000．R. Fortey, *LIFE : An Unauthorised Biography*, Harper Collins Publishers Ltd., 1997. 邦訳リチャード・フォーティ，渡辺政隆訳『生命40億年全史』草思社，2003．また，D.

Palmer, *The Atlas of the Prehistoric World*, Marshall Editions Development Ltd., 1999. 邦訳ダグラス・パルマー，五十嵐友子訳『生物30億年の進化史』ニュートン・プレス，2000 は図が多く理解が進む．

35) この項は，磯崎行雄「大量絶滅：史上最大の生物危機の謎を探る」，『遺伝』別冊 12：163-173, 2000 による．

36) 長谷川（1991，前出）．

37) A. Fujiyama et al. "Construction and analysis of a human-chimpanzee comparative clone map", *Science* 295：131-134, 2002.

38) M. Brunet et al. "A new hominid from upper Miocene of Chad, central Africa", *Nature* 418：145-151, 2002.

39) C. Stringer, R. McKie, *African Exodus*, Brockman Inc., 1996. 邦訳クリストファー・ストリンガー，ロビン・マッキー，河合信和訳『出アフリカ記 人類の起源』岩波書店，2001 が詳しい．また，B. Sykes, *The seven Daughters of Eve*, Sheil Land Associate Ltd., 2001. 邦訳ブライアン・サイクス，大野晶子訳『イヴの七人の娘たち』ソニーマガジンズ，2001 も読み物として面白い．

40) A. R. Templeton "Out of Africa again and again", *Nature* 416：45-51, 2002, L. L. Cavalli-Sforza, M. W. Feldman "The application of molecular genetic approaches to the study of human evolution", *Nature Genet*. 33：266-275, 2003, M. A. Jobling, C. Tyler-Smith "The human Y chromosome：An evolutionary marker comes of age", *Nature Rev. Genet.* 4：598-642, 2003 等を参照．

41) H. Baba et al. "*Homo erectus* calvarium from the Pleistocene of Java", *Science* 299：1384-1388, 2003.

42) ウィルソン（大貫・牧野訳，1995，前出）．

43) プリマック・小堀洋美（1997，前出）．また，エルドリッジ（長野他訳，1999，前出）の付録に絶滅動物のリストがあげられている．

44) B. W. Brook, N. S. Sodhl, P. K. K. Mg. "Catastrophic extinctions follow deforestation in Singapore", *Nature* 424：420-423, 2003.

45) ウィルソン（大貫・牧野訳，1995，前出）．

46) この項は鷲谷・矢原（1996，前出）による．

47) レッドデータブック Red Data Book (RDB) は，絶滅のおそれのある種のリスト Red list を作成し，その生育状況をとりまとめて編集した本で，IUCN により 1966 年に出版されたのが始まり．日本では，現在環境省が中心となり取りまとめている．環境省生物多様性センターの生物多様性情報システム http://www.biodic.go.jp/ J-IBIS から最新の日本の RDB 情報が得られる．動物（哺乳類，両生・爬虫類，鳥類）と植物が刊行されていて，多くの県でも県単位の RDB を発行している．

48) 矢原徹一監修『レッドデータプランツ』山と渓谷社，2003 には，多くの絶滅危惧植物の写真が掲載されている．

第 2 章　生物多様性とその保全　63

49) N. Myers *et al.* "Biodiversity hotspots for conservation priorities", *Nature* 403 : 853-858, 2000.
50) 二次的自然については，守山弘『自然を守るとはどういうことか』農山漁村文化協会，1988，同『水田を守るとはどういうことか』農山漁村文化協会，1997，同『むらの自然を生かす』岩波書店，1997，芹沢俊介『人里の自然』保育社，1995，武内和彦・鷲谷いづみ『里山の環境学』東京大学出版会，2001，広木詔三『里山の生態学　その成り立ちと保全のあり方』名古屋大学出版会，2002，下田路子『水田の生物をよみがえらせる』岩波書店，2002 などを参照のこと．
51) 日本の生物特性は，堀越増興・青木淳一編『日本の生物』岩波書店，1996 に，植生は，沼田真・岩瀬徹『図説日本の植生』講談社学術文庫，2002 に概説がある．
52) 鷲谷いづみ「生物多様性とは何か——「危機」が生んだ科学用語」，『遺伝』別冊 9：7-12，1997．
53) 生物多様性の経済価値の項は，プリマック・小堀洋美（1997，前出）による．
54) エルドリッジ（長野他訳，1999，前出）には，人類に不可欠な微生物，菌類，動物，植物 400 種（全体の 1％）のリストがある．
55) 岡本裕一朗『異議あり！　生命・環境倫理学』ナカニシヤ出版，2002，徳永哲也『はじめて学ぶ生命・環境倫理』ナカニシヤ出版，2003 及び掲載された参考書．
56) V. Shiva, *Monocultures of the Mind*, Third World Network, 1993. 邦訳ヴァンダナ・シヴァ，戸田清・鶴田由紀訳『生物多様性の危機』明石書店，2003．
57) ウィルソン（大貫・牧野訳，1995，前出）．
　　本章を脱稿した後，生物多様性に関してウィルソンの最新の知見を盛り込んだコンパクトな良書が訳出された．E. O. Wilson, *The Future of Life*, Alfred A. Knopf, Inc., 2002. 邦訳エドワード・O. ウィルソン，山下篤子訳『生命の未来』角川書店，2003．

第3章

環境の成立と意義
―― 疎外の視点からの考察 ――

中山　將

はじめに

　環境問題の論議が今日世界的に緊要の度をまし，いくつもの問題状況が，地球規模で切迫した事態にある。主だった国はすべて環境対策を政策の要に据え，企業や公共事業体は環境への負荷を減らすよう，事業活動における配慮を求められている。個々人の日常生活もまた，行政による規制以外にも，環境への顧慮なしには許容されないという理解が浸透しつつある。いきおい「環境」の語が多用され，論議の的となる問題環境を指すほかに，状況や条件の意味にも「環境」の語が用いられるにいたる[1]。

　一般に，環境は現実世界に生命活動の主体となって生きるものについていわれ，その質が劣化悪化する状況が憂慮されるにいたって論議の的となる。このような主体は無数にあり，主体ごとに環境は組織される。物理的にみた場合，主体ごとの環境は「自然」に統合されるが，人間に固有な非物理次元の環境は自然を超える。今日，論議の的となっているのは主として「自然環境」であるが，これの保護の視点は専ら人間という主体に属する。

　かつて限りなく広大で寛容にみえた自然は，人間の文明生活の進展と人口の爆発的増大につれ，たまりかねたようにその有限さと厳格さをあらわにし始め，そのことが今や人間の在りようを映し出す鏡となっている。生命体にとっての自然環境は，直接には地球地殻の表層と気象を引き起こす大気圏に過ぎなかったが，人間が考案した宇宙工学技術の成果により人工衛星軌道を許容する太陽系空間にまでひろがりつつある。

　時代のキーワードとなる概念の例に洩れず，この語も自明のようでいて問い直すと曖昧さの中に踏み惑う。環境問題の直接因はわかりやすく追及の標的となるが，追及する側がすでに近因ないし遠因に荷担していることは必ずしも見やすくない。あらためて「環境」を考えるにあたり，その語用と概念内容を確認しつつ，基礎となる事柄を見定める必要がある。

I．環境の構造

(1) 主体と周囲

　環境はつねに「何かの環境」である。この表現は，幾何学的には中心とそこから発する同心円状のひろがりを意味する。「の」はしかし「にとって」であり，環境を要する活動「主体」とそれ固有の利害に立つ「視点」の存在を示唆する。「にとって」である「の」は，環境の中心が「何か」としての「主体」にあることを示し，環境はこの主体をとりまいて四囲に広がる空間的範囲，「周囲」を指す。環境は中心あっての環境であるから，概念上，その中心に位置する主体と不可分である。

　主体となるのは，自らの生命活動のために自分をとりまくものと関係を結び，その関係を組織し得るもの，生ける存在，生命体，生物である。彼が生きる上でその視野に入らぬものは，さしあたり彼にとって存在せず，周囲を構成しないが，彼の生命活動に間接的に関連するものまで含めれば，その周囲はより広範囲に拡大する。主体ごとにとりまく周囲は異なり，主体は個体とそれを包含する種とを含んでいる。個体間の周囲の異なりは，それが属する種の周囲内部での個体差にすぎない。ある種の周囲を他の種の周囲と対置するとき，主体としての種の特徴に基づくより大きなちがいが見いだされる。

　環境の内的不可分性は，主体と周囲との関係においてもみることができる。主体は活動する個体として，また運動や移動によって周囲と空間的に区別されるにしても，主体が生きるために周囲を必要とし，主体の生命活動をつうじて両者は相関関係を結んでいるからである。中心から同心円状にひろがる物質的基盤の上で，主体と周囲との間に密接なやりとりが営まれ，その相互作用が両者を含む環境を絶えずつくり出し，つくり変えている。いずれにしても，環境は中心に位置する主体の環境であり，主体を取り込んだ環境が無数に分布し，幾重にも重畳しているのである。

人間にとって周囲は初め所与の原生自然であったが，次第にそれの人間化が進み，やがて人工的なものがその中に増殖していった。大気と水を除けば，周囲の物理的側面は人工化に傾き，ついに都市という人工物から成る周囲が登場する。人工的周囲は物質的基盤の機能活用をあらわにして，他の種にとっては圧迫，排除ないし死の空間となる。他の種にとって否定的傾向の明らかな人工空間が，それをつくり出した種としての人間にとってさしあたり肯定されるにしても，そこに自身にとっての否定的要因の浸潤を見落としてはいまいか。他の種の排除は人間にとっての妨げないし危険の排除であったが，他の種が生きる上で不都合ないし不可能な空間が，生物としての人間にとって果たして好都合というのみであろうか。

人間化は人間にとって好都合なことの追求である。人間という本能において劣る動物固有の利害の視点は，他の種からの攻撃や気象の変動に身をさらすことなどを含む，自然の脅威を緩和し，安全快適な周囲を確保することにつながる。そのため人間は他の生物の接近を遠ざけ，気象の直接的影響を遮断する仕組みを考案する。周囲に向けて中心から放たれる関心は，主体の利害を最優先する利己的な傾向を初めから帯びる。

人間化は周囲に関する知と技の進歩と周囲の人為的改変をもたらし，人為は人工へと歩をすすめる。人間は自然から材料を得て道具を工む。工みは技をさらに技術へと進展させ，人工は技術によって飛躍的に高度化大規模化する。この進歩の過程で，人間は自然を徹底して利用しつつ，周囲空間を人工化し，自分を人工物で取り囲み，そのようにして自然を遠ざけていく。

利己の視点から人間は，人工空間によって押しやられた自然を再組織して人間にやさしいものにつくりかえ，生命活動を保証する栄養源を栽培飼育し，生産物の供給のために道路を延長し，橋梁を架構して集団居住の地をつなぎ，往来する。この遠心と求心という逆方向の共存の根を，人間は関心と了解という在り方に包む。この基本的な在り方は，人間のあらゆる活動を根底で支え，今日の文明文化の展開をもたらしたのである。

意識における遠心と求心の共存という構造は，多かれ少なかれ自己保存を

旨とする生物に共通する特質であろうが、人間のばあい、その関心と了解が周囲の利己的利用へ突き進んで、人工の肥大と自然の大掛かりな再組織を結果していることが、彼の環境にとって決定的な意味をもつ。この営みの進行過程の途中で、人間にとっての利の追求が、自らへの害の浸潤という代価を払っていることに気付くのであるが、追求の動向にもはや歯止めはきかず、代価の増大をみすみす許してきた感がある。

　生物としての主体の活動を生命活動としたが、人間のばあい、生存のためであるそれに尽きず、生活のため、文化のための活動という段階が区別できる。それぞれの段階ごとに、人間と周囲との関係は様相を異にする。①生命活動は栄養補給と物質代謝であり、②生活活動は日常の利便のための手段製作と不要物の廃棄、③文化活動は精神的欲求を充足するための創造と破壊である。これらすべての段階に共通する「取る」、「作る」、「棄てる」という営み、とりわけ人間の生物を超える次元での活動、人間固有の②と③、すなわち自然に対する人為人工が、いわゆる環境問題の近因である。

(2) 場と周り

　生命体は営巣や種の存続等の生命活動のための「場」を必要とし、生命維持のための栄養を「場」の「周り」に求める。場と周りが生命体の「周囲」を構成する。種によって場と周りは異なり、周りの範囲は、生命体の特徴からおのずと実際上の限界があるにせよ、可能性としては主体を中心に全方位に延び広がり得る。場は主体の日常的活動空間であり、主体は押しつぶそうとして迫る他なる周り「を」活動に応じて馴化し最適化し、また活動を通じて周り「に」順応し適応する。周りは場の拡大につれて広がり、遠のく。

　生きとし生けるものを見わたすとき、種や類ごとの周囲は相互に接触し、あるいは重なり合い、闘い合い、あるいは譲り合いつつ危うい均衡点に達し、まがりなりにも場と周りにおける共存の道を見いだしている。生命全体にとっての場と周りは、生命の生存基盤としての「自然」である。生命体は、個体相互の関係が織りなす集団（群，共同体）として生きることによっ

て，種の存続を可能にする。ここから個体にとっての場と周りは，自然のみならず個体が属する集団との関係において，社会的な場と周りをも考慮すべきことになる。

　人間の日常的活動は，場や周りとの関係でみるとき，生命維持の必要を除けば，生活の利便のための道具を作り使用することを特徴とする，と一応はいえよう。このばあい道具は，ひろく人間がよりよく生きるために役立つものの総称とする。道具を①生命維持のための生存手段，②利便を追求する生活手段，③高度な精神的欲求を満たす文化手段とに区別することが可能である。人間の場は範囲がひろがるにつれ次第に道具に満ち，道具相互が結びついて構築する道具連関が大規模化していく[2]。人工的周囲空間の実情はこれである。道具は目的遂行の手段としてその有用性を問われ，有用度（効用）の追求につれ機能の高度化を求められる。

　場の人工化が進むほど，周りはその延長の性格を帯びる。周りもまた手段性ないし道具性を帯び，周りからわずかに取り入れられる断片的自然は徹底して手段化される。自然の再組織化というのも，生存の必要のみでなく利便のために，ひたすら効用を追求するのである。効用は目的をいかに速く無駄なく果たすかにあり，投入するエネルギーはできるだけ少なく，機能の仕事量はできるだけ多くという効率に極まる。

　手段の効用効率の向上は，目的との関連でのみ評価されるが，設定される目的そのものが人間の究極目的，「よく生きる」の視点から吟味されるとき，必ずしも評価できないことがあり得よう。「（ただ）生きる」ことが生物の次元に対応するとすれば，「よく生きる」ことこそ人間の次元であるとはいえ，「よく」「よりよく」とは何かがつねに問われる。利便も文化も人間にとっては当面「よい」ものである。当面「よりよく」の追求はしかし果てしがない。その際限を切るのは，真に「よい」とは何かの問いである[3]。

　むろん，現実の人間社会は，当面必要な小さな目的－手段設定とそれの達成の連続で動いているといってよい。産業や経済や政治など，社会を支え動かす活動は，究極目的などという迂遠なものよりは，のっぴきならない状況

への対処を優先してしゃにむに進むのが実情である。人工的周囲の拡大を引き受ける科学技術の驚異的進展とその応用が，この究極目的の光のもとでみる必要もなく手放しで「よい」ものなのか，という問いが浮かぶ。

　場とは，そこを日常的活動空間とする主体の住みかでもある。主体は場において所を得る。そこに親しみ，そこを自らの在り方にふさわしいものとし，そこに居て安息する。周りは場の住み心地よさを助け，場に満ち足りて見まわす周りは，主体にとりやさしく美しくさえある。このことは，人工化した場と周囲においても一応はあてはまり得よう。たしかに，美は人間の感性にとり，いたるところに現象可能である。しかし，身体的自然を人工化の極に置いて，人間は本当に満ち足り安心できるものなのだろうか。

　人工は合理化を追求し，合理は理性主義を極致とする。理性偏重は，身体と感性を持つ人間の全体均衡を破る。むろん理性的であることは，知的な極として人間の可能性の両極の一端を示すものではあるが，ここにのみ留まることは人間を安んじない。つねにもう一方の極，感性への配慮との共存を人間は求める。人工空間に自然を取り入れるのは，この欲求への対応ではあるが，自然との関係を疾うに逆転してしまった人間は，自然を人工へむりやり適合させようとする。とすれば，人工空間に住まうことは，大気はつねにあるとしても，身体という自然に対して人工への適合を強制する側面をもつ。

(3) 相互作用

　生命活動の主体であることは，能動的に周囲に働きかけ，受動的に周囲の影響を受けつつ存在することである。主体は個体として変化成長し，周囲もまた時間のなかで変化推移する。主体と周囲の関係は，これら双方が変化しながらも行う相互作用（作用と反作用，改変と圧力）の均衡のうちにある。この均衡が，主体の側からする周囲への適応であり，周囲からみれば生命体の同化である。

　生命体の周囲との相互作用は，物質代謝に基づく生命活動であった。呼吸や栄養摂取と消化排泄という生命体としての基本的な営みが，周囲を必要と

し，周囲も生命体の代謝活動によって富む。これを基盤としながら，この上に築かれる集団が個にもたらす社会的周囲もまた，これとは異なる相互作用をつうじて影響を与え合う。影響は利とはかぎらず害もあり得るが，利害とは主体にとってそれ本来の在り方を助長するか減殺するかの評価である。

　主体にとっての周囲と空間的に重なって自分の場をもつ別の主体は，第一の主体を栄養源とすることがあり得る。空間的に互いに入り組み合いながら，主体と周囲の関係は別の主体と周囲の関係に逆転し得ることになる。主体と周囲の相互作用はこの逆転をも含んでおり，そのようなつながりが食物連鎖（と腐蝕連鎖）である。人間は連鎖の極に位置して文明を発達させ，生体の捕食という視点からは，もはや逆転の関係をもたない。

　関係の相互性は主体と周囲の間のみでなく，主体と他の主体との間にもそれぞれの周囲を介して在り，そのことが主体の中心性を相対化する。主体はその個体性のゆえにその位置，視点，立場からしか周囲を見ることができないが，これらの相対化の余地が食物連鎖における自分の位置を考えさせる。捕食を従容として受け入れ死んでいく動物の姿は，その意味で示唆に富む。人間は捕食されない位置のゆえに相対化を忘れ，その位置を全自然の中心と思い込み，人間固有の環境の中心に過ぎないことに気付かずに過ぎたか，気付いても放置してきたのではないか。

　主体とその周囲との相互関係は，まずもって基本単位である①主体とその周囲，②ある主体がその周囲に在る他の主体によって周囲化されること，③ある主体が他の主体とそれぞれの周囲を伴って共存すること，の３つが見いだされたが，①は個体の生存を支える基本的な構図であり，適切な周囲を失うと個体のみか種が絶滅することは，トキをみるまでもない。②は生存が他の生命によって支えられること，生物世界で生きるとはいかなる営みかを示す必然的な関係である。③は直接的な捕食関係ではなく，主体が限りある自然を棲み分けて，それぞれが周囲空間を確保する平和的共存の在り方を示す。

　人間は①に関し，自然全体を自分の周囲となし，自然の中心として振る

舞おうとする。②については，他の主体によって周囲化されることがないゆえに，他の生命を手段としてのみ扱い，やがて自分の生命すら手段化し始める。③にみるような平和的共存を，人間はついに果たし得ないのではないかという疑いが湧く。人間はこれまで自分の振る舞いによって多くの生物種を絶滅させ，同じ人間である多くの種族や多彩な文化を滅ぼし，過去も現在も人間世界に紛争戦闘の絶えることがないからである。

場と周りを人工化する人間は，その極に人工的周囲の負の影響を受けつつある。張り巡らされた利便施設によって身体機能は弱まり，換気暖房設備やコンクリート装備により，都市にはヒートアイランド現象が生じ，また建材や塗料によるシックハウス症候群などを招き，改変周囲の杉花粉や異化的物質がアレルゲンや有害物質となって身体を逆襲するにいたる。企業の生産過程での不要物質が海中に廃棄され，魚の体内で濃縮され，これを食した人間の体内に蓄積されてさまざまな異常症状を発現させた水俣病は，この逆襲の典型的な事例である。自動車交通による大気汚染，廃棄物による土地汚染，温室効果ガスによる地球温暖化等，公害対策は喫緊の課題となっている。

人工空間のもたらす影響は生理的次元のみでなく，心理的にも小さからぬものがある。心理カウンセリングを求める愁訴が，アメリカの大都市ではすでに恒常化し，この種のカウンセラーを職業として安定させている。都市犯罪にみる通り魔，幼少者への危害，少年による凶悪犯罪等の増加は明らかに病的である。場に居り，周りから得，返し，そのようにして周囲との間に相互作用を維持する主体の生命活動を，人間もまた営みながら，他の種のように生き得ないばかりか反生命的傾向を示すのはなぜか。生命体でありつつみずからの生命に背き始める転回はどこに始まるのか。

(4) 再帰と疎外

主体からみれば，自分が行う周囲の改変は，相互作用において自分への影響としてはねかえってくる。改変はむろん，この周囲に場をもつ他の主体にとって害となり得るが，過度に及んだ場合，当の主体にとっての害をあらわ

にし始める。無数の主体を包含しつつ改変された周囲（人間化された自然）は，改変する主体にとって，周囲にとりまかれ，これと関係を結ぶ自分の軌跡を映す鏡である。

　一般に，主体と周囲の相互作用の均衡が破れ，周囲の主体への影響が主体のもたらす改変を凌駕して強圧となるとき，主体は周囲へのさらなる適応と周囲の馴化に努め，最適化を図ることによって無害化を実現しようとする。ところが，過度の改変は最適化を通り越した働きかけであり，主体の側から周囲の影響を凌駕する均衡破綻であって，それがもたらす影響は改変の反映として害となって主体にふりかかる。この場合，主体の活動そのものが自分への有害行動となる，いわば自傷状況であり，主体は活動自体のうちに中和の方策を織り込まざるを得ない。自傷にいたる活動とはしかし，主体にとって何を意味するのか。

　人間が周囲から材料を得て生産するばあい，周囲の改変は所産というあらたな存在を産む。改変には排泄のみでなく生活から出る不要物の廃棄もあり，所産には自然の内にそのような状態では存在しなかったような物質から成るものも含まれる。改変が産む所産は，それらが周囲基盤（第一次周囲としての自然）にとって同化されない異化的存在となり，しかも増殖する一方であると，改変周囲（第二次周囲，人間化された自然）と所産群としての周囲（所産周囲，生産物からのみ成る周囲，人工化された周囲，第三次周囲）とが，人間が産み出したものでありながら人間にとってよそよそしく，場合によっては抑圧ないし敵対するものとなり得る。

　ここにみる「疎外」とは，人間の活動がその結果として何かを産み出すこと（外化，これは自己外在化でもある）を基に，①産み出されたものが産み出した母体である人間に，さらには②産み出す活動自体が活動する人間に疎遠になり，離反し，敵対するにいたること，③本来人間に固有の自由な生産活動が人間にとって単なる生活手段となること，という意味を含んでおり，結局は人間が自分自身に敵対する「自己疎外」に極まると解される[4]。

人間のこのような疎外状況への歩みは歴史的にも明らかであり、その範囲を拡大しつつさらに進行していることは、現にさまざまな領域で容易に見ることができよう。たとえば、生命科学の驚異的な進展は多くの福音をもたらしつつある一方、生命の発生過程に介入する技術を獲得し、生殖補助医療のいくつもの手法を可能にしているが、受精・妊娠のいずれにも第三者の介在を予定する方法があり、それを選んだばあい、誕生する子にとって出生自体が疎遠なものとなろう。クローン人間の原理的可能性が予見されるにいたっては、生命が手段化する恐れが現実のものとなりつつある。

　これは、人間が生命体であり、そのことをつうじて自然とつながっているという基本的な在りようから離れ遠ざかることにほかならない。生命活動を基盤とする人間の生活活動および文化活動に、このような自然疎隔の傾向が潜むとすれば、自然を基盤とする生命の自己矛盾であり、必然的に自己疎外をも結果するにいたるであろう。生命進化が偶然の産物に過ぎないにせよ、自己保存に逆らう活動は、個体における死へのプログラムを除けば、生命自身の内在傾向として明らかに異質である。

　自分の生命活動が自分にとって有害な結果を産み出しても、これを排除するかこれに適応する可能性を、生物は本来もっていると考えられる。自然治癒力や有毒物質への耐性獲得はそのことを示唆する。これはしかし、生物個体内での生命作用のことである。人間のばあい、生命活動のみでなく、その次元を超え出る生活活動と文化活動を含む人間性の展開が、文明文化となって疎外状況を産み出していることを考えると、人間が現実において人間であり、かつ人間であることをよりよく追求することが、周囲との外的均衡の上でも、自分の内的均衡の上でも、分岐点を容易に、というよりは必然的に超え出る危険を孕む存在であることが痛感される。

　それにしても、なぜ人間は必然的に均衡を破る在り方しかできないのか。人間は自己疎外から回復することがあり得るのか。「よりよく」とは何かが問わるべきことはすでに指摘されたが、生活活動における価値の在り処が手がかりになろう。生活のよりよい向上は、まず難儀と不便を回避し、次いで

便利さを高度化して利器の使用価値を高めようとする。利便とは効用効率に尽きた。言い換えれば，ある行為に注がれる労力やエネルギーの軽減，行為にかかる時間の短縮であり，そのことによって行為は快適になる。

利便追求は「快適」さに価値を見いだす立場であって，真に「よい」ことの追求か否かは別途の検討課題である[5]。快適の追求も，人間の利己的な視点と別ではない。主観的な価値追求の過程で起こること，快適の実現に役立ち，これを実現するものを産み出すのに費やされるもの，この過程が社会的にさまざまな分野を動員し，そこに多くの人間が産み出す活動に携わっていることを，快適を享受するにあたって人間は考慮しない。このレベルの快適が普及によって平準化し，人間はそこからさらに向上することを求めはしても，レベルを下げることにはもはや耐えられないのである。

利便と快適は身体の労苦を軽減ないし免除することによって，身体的自然を軟弱にもする。時間の短縮は精神の熟成を待たず，反射的反応のみを熟練させる。効率の追求は過程を捨象し，結果のみを重視する。このような傾向は，生命活動の次元でも生活活動と文化活動の次元においても，人間の基礎的な特長を助長する方向にははたらかないことがわかる。これを補うために，人間は別途特別に時間と努力を割かざるを得ない。労苦の免除によって生じる閑暇は，もと学びと教養の源であったが，利便はそのための閑暇を生むよりは快適の享受へ向かう。

人間活動の進歩や進展において，その動向はおおむね直進的であって，しかも留まることがないのが通例である。文明文化において何が進歩かは大きな問いではあるが，後退することを人間は肯んじようとしない。この動向の過程において見いだされた不都合は，この動向の途上で対策を講じるべきと考え，人間はこれにも科学技術で対応しようとする。環境問題は，環境科学と環境技術で解決させるというのである。人間は，この方策のみで問題状況を打開できるであろうか。

II. 生命と自然

(1) 生命の動向

　個体としての生命体の生命活動は，生命に本来具わっている「成りゆく」動向のままに，完成態に向けて生長し，やがて老化し衰亡する。その過程での物質代謝による排泄物は，適切な周囲を得た場合は，自然のはたらきが辛うじて循環するとみえる反応過程につれて処理され，生命体自身に直接再帰することはないのが通例である。生命活動がみずからを害する方向で進むのは，なんらかの原因により排泄が直接に代謝を妨げるか，個体群の異常発生において個体の生命維持が不可能となり，集団死するかの場合である。

　生命本来の動向は，個体が完成態へ向かうかぎりはそれをめざすとみえるが，衰亡して終わるのであれば，誕生からの過程全体が衰亡を指向するといえる。個体の衰亡は，世代交代による種の存続を可能にする。生命が活動をつうじて指向するのは，そうすると種としての永続であろうが，単一の種についてはこのように言えても，生物全体としては，自然全体の状況変化と種相互の生存競争による栄枯盛衰を避けられない。したがって，種の転変を含みながらも，自然の内なる生物界全体の調和的存続が，全体としての生命の向かうところとなる。

　地球規模の長期的気象異変や種相互の闘いが種の絶滅をもたらすのでないかぎり，現存の生物ができるだけすべて存続することが望ましいことは，生命の存在価値と学問的価値のいずれからも言えるであろう。それを妨げる生けるものの生態への害は，おおむね人間の生活活動と文化活動からくる。先に触れた異化としての自然疎隔はその結果である。結果として全体の調和をもたらす生命進化と生命活動に対し，生命全体が自己疎外をめざすかのように思わせる人間の在り方とは何か，が問われる。

　別様にいえば，生物の次元を基盤にしつつ，それを超える次元を開く人間は，生命にとってどのような存在なのか。上位次元が下位次元に還元され

ず，これを統合するという階層構造の特徴からみて，「超える」ということのなかに下位との対決とこれによる制約の克服があると考えられる[6]。このような内的構図は，生命全体にも及ぼして考えることが許されよう。全体としての生命は，進化の果てに人間において生物次元を超えるにいたったと。

個体の生命（bios）の衰亡によってそれぞれの種が存続をめざし，種相互の闘争を経由しながら生物全体が調和的に存続するという，全体としての生命（zōē）の動向は，人間をも含んで理解されるはずであるが[7]，生命が人間において生物次元を超えたとすれば，生命は超生物次元を人間において獲得したことになる。個と全体という水平方向の区別に対して，生物と超生物という垂直方向の区別が，生命の内に生じたといえる。

この超越は，いかにして生命における疎外に道を拓いたのか。自分の内部に２つの次元を持つことは，上位次元が下位次元をとらえつつ，自分のはたらきのうちに統合することを意味する。人間に典型的なように，身体は「見る」はたらきを帯びつつ，このはたらきによって「見られる」[8]。このばあい，見られる身体を見る身体が統合しているといえるであろう。見ることは単に感官という身体部分の機能におわるのではなく，感覚および知覚に統合されて心のはたらきとされるからである。身体の構成要素において，人間は自然の物質次元と連続するが，生命体としては他の生物と共に生命に合流する。物質，生命，心，この次元高進において，ひとり人間の場合に留まらず，全体としての生命が高度の自己意識を獲得したといえる。

生物の意識は人間において極度に発達したが，本能において劣る人間の自己防衛に，自己意識は必須の機制であったと思われる。次元としての人間の自覚と意識における自己の確認，これらが人間自身の生命の内在傾向において，全体としての生命，あらゆる生命体の生命活動を超えつつ統合するものと考えられよう。

個としての人間において bios と zōē が交錯して共存するように，自己意識においても個としての自己と生命全体の自己とが交錯する。では，人間が固有の環境の中心であることと，zōē が環境としての自然の中心であること

はやり重なるであろうか。自然の中心は zōē であって，人間ではない。bios と zōē の交錯は，他の生命体においても同様に起こる。ただ，人間においてそのことが自覚されるに過ぎない。人間が自分において bios と zōē が重なることを自分のみであると思い込むことが，自分が自然の中心であるとの錯覚を呼ぶのではないか。

自分のみでなく，生命体すべてにおいて bios と zōē が交わり，自分において zōē が自己意識に到達すると理解するなら，人間は bios において zōē を代表しつつ，zōē 全体に配慮する役割に就いていることを自覚するはずである。人間の生活活動と文化活動は bios-zōē の次元を超え，自己意識に対応する次元でなされる。とすれば，人間は個としての自己意識を zōē とその環境である自然にまで拡大し，これを統合しつつ行為することに努めなければならないであろう。統合とはこのばあい，みずからは下位の生命次元 (bios) に還元されず，この次元全体 (zōē) が自分の存立基盤であることにつねに思いを致し，その全体的調和維持に努めることを意味しよう。

(2) 自然の本質

生命が生物全体の可能的存続を指向すると解するとき，自然は生命を主体ないし中心とする環境となる。自然全体が生命を含んで環境と呼ばれることは，「生きる自然」すなわち生命主体としての自然と，「生きられる自然」すなわち周囲としての自然との別を含むといってもよい[9]。能動受動の別にもかかわらず両者が「自然」であることにおいて共通することは，前者の代謝の結果が後者によって同化され，両者の間に無理のない均衡が成立していることを意味する。

この調和的関係を破るのは，上述の生命に内在すると思われた自然疎隔の傾向である。「生きる自然」が生きることが，「生きられる自然」において異化的なものを増殖させるのみならず，自ら自然であることをつうじて自己疎外を結果する。先に生命に即して考えたとき，自己疎外は生物を超える次元に託されたのであったが，自然に即しての説明はこのこととどのように関わ

るであろうか。

　生命の視点は自ら動く活動にあった。自然は生命をも包含する所与の全体である。所与の内部で能動受動に分かれるとき、両者の関係は所与全体を離れる傾向によって破綻する。この自然の自己疎隔の動向は、人間という主体が、自分固有の周囲との関係を拡大して、自分を中心とする自然全体という周囲との関係に重ね、利己的な視点からふるまうとき生じる。人間が自分を自然の中心と錯覚するとき、自然は他の生物を含め、すべて人間のためにあるものとされ、まずもって利便追求の材料を提供し、人工によって侵食される。

　「生きる自然」と「生きられる自然」は自然の内で交錯する。生きることには、主体としての生命体が他の生命体を栄養源として捕食することを含み、後者の生命体はこのとき生きられている。植物のばあい、生命体はまた主体として非生命的自然から栄養をとる。このばあい、非生命的自然が生きられるものとなる。主体としての生命体は、生きることをつうじて時間を生き、歴史をつづる。主体の生命は、生命活動の経緯を刻印することにおいて、主体によって同時に生きられているともいえる。生きつつ生きられる、この能受が主体においても交錯する。

　自然の内なる人間は、生命体として、身体的自然において生きつつ生きられる。この能動受動の交錯が、全体としての自然における交錯と重なることを自覚することによって、人間は単に個として生きつつ生きられるのみでないことを感得する。このことは身体的自然において起こる交錯の実感である。人間は生物的生命に留まらず、人格的生命としても生きつつ生きられるといえる。身体的自然を超える次元は、「本性」としての自然であり、本性としての心がこのばあいの主体である。

　心は本性上、個としての自分のみにこだわる極（小我）と、自分を他のあらゆる存在を包含するまでに拡大する極（大我）を有する[10]。心の動向は、小我に傾きがちな傾向を超えて、あえて大我に向かうことを望ましいとする。人間が心の本性において身体的個を超え、小我を去って大我に立つと

き，全体としての自然は生命的自然を超え，自然存在の本来性に添うことができる。人間が小我に留まるとき，自然の内で彼のふるまいは利己に傾き，人間的本性という自然に内在する超越動向を抑圧してしまうからである。

「生きる」という視点ではなく，「産み出す」はたらきに着目して自然を二分するものに，「能産的自然」(natura naturans) と「所産的自然」(natura naturata) の対概念がある[11]。自然は産み出すはたらきと，それにより産み出されるものとに分かれ，両者を含む。自然における疎外は，このはたらきへの着目によってより適切に説明されるであろうか。能産的自然にとり所産的自然が離反し敵対するのは，やはり人間を経由することによってである。

人間における生産性はまずもって身体的自然にある。生殖と労働である。前者は前述の生殖補助技術によって，後者は近代以降の社会や経済の体制において，そのままで疎外をもたらす契機となる[12]。今一つの生産性，知的本性こそはより深刻な疎外状況，すなわち環境問題の源泉である。しかし，ここで自然概念は内部から矛盾を露呈する。人間において，所産的自然は人工となるからである。知的本性も自然であり，人工物も材料を自然に仰ぐのだから自然に含まれてよい，と一応はいえるが，人工技術の動向はやはり反自然的であって，自然はここで内部から統一を破綻させるのである。

上の対概念が呈示された際の考え方では，能産的自然は神であり，しかも所産的自然と合致するとされる。生産性が何であれ，新しい存在を産み出す創造力を賛美するなら，創造されたものもまた何であれすばらしいとされよう。人間の知的生産も摂理なら，疎外状況もまた神の慮りであり，人間はそこに神意を読み取って対処するほかはない。疎外の克服は当然のことながら，結局はそれをもたらした人間に委ねられる。能産的自然に対する所産的自然の離反を防ぐには，転回点である人間において，精神と身体のいずれによる生産も人間自身の精神的本性と身体的自然に離反しないことが求められる。

自然を人間の手段とすることを許容する精神風土は，聖書に基づく西洋キリスト教世界のものだといわれる[13]。近代文明の基となる合理主義思想の発

祥も西欧である。東洋世界にそれを補う考え方があるのでは，というのが西洋からの問いかけであった。自然は征服すべきもの，手段として扱ってよいものというのが西洋の自然理解であるとすると，自然は人間の故郷，人間は自然の一部であるというのが東洋の自然観であると，一応はいえよう。

　自然との一体感，生きとし生けるものへの共感ということが，東洋では当然のようにいわれ，自然から生まれ，自然に帰るのが人間の生であると考えられている。この自然観は，所与としての自然から本然としての自然へと無理なく連続する。生命から生への連続も，「おのずから」の視点が支えるのである[14]。自然を「外から」対象化しない態度は，自然を「内から」生きる態度と言ってよいであろう。この内外の別は，身体的自然に即して対蹠的となる。一方は己の身体をどこまでも腑分け分析し，他方は経験と実例を基に見えない理路を描き出す。

　しかしながら，日本を含むアジア諸地域における自然破壊の現状を見，一方，西洋におけるロマン主義的自然観や環境思想の深化を思うにつけ，洋の東西よりも，可能な考え方の提示を探る方が実情に即していよう。問題は自然を人間の快適増進のために手段化し，支配することを正当化する自然観と，それに基づく生き方，社会制度であり，それ自体では盲進するほかない科学技術文明に，目的と方向を与えることである。

　人工も疎外もすべて包含して自然なのだという見方があるが，この見方は，それもすべて含めて進化なのだという見方と一致する。この自然ないし生命を超え出た視点，自らは自然にも進化にも関わらないかのような立場は，その視点と立場をとる当の自分が人間であり，身体的自然をもち，人為を図る者であることを慮外に置くことによって，生物と生命の視点からすべてを理解しようとする。そしてその理解が，当の理解する自分を外すことにおいて破綻していることに気付いていない。慮外に置かれるものを置き去りにして自然と生命を説明し尽くすこと，そのことが精神的存在としての人間と人為の次元の存在を，逆におのずと示唆しているのである。

III. 人間と環境

(1) 環境への態度

　生命と自然といずれに視点を置くにせよ，それらが人間において自己意識に到達したと解するとき，人間はそれらの内に在ってそれらを超える次元を獲得した存在であり，そのゆえにそれら全体に対する責任を帯びる者とされた。人間における生物次元と心の次元という区別は，身体と精神，「ヒト」と「人」という対比に移すことができる。

　人間が中心に位置して環境とどのように関わるべきかをさらに考えるにあたり，この人間の成り立ちの区別がどのように有効かが問われる。ヒトにとっての場と周りは，身体との影響関係をみることと対応する。水や空気や食物の摂取を考えると，ヒトとその周囲との関係が生存上大事であるが，長い歴史的経過を経て，現在ではヒトを所産周囲と改変周囲がこの順にとりまき，もともとの自然周囲は遠くに後退してしまっている。

　人間の構造次元が人とヒトに分かれるのに対応して，所産周囲および改変周囲も二層に分け得よう。ヒトへの影響は身体における生理的作用にあらわれ，害という負の影響ばかりでなく，感性を通じてのヒトから人への利もあり得る。心理的な印象が問われ，景観や街並，アメニティなどが問題にされる。周囲の階層区分は，所産と改変がヒトと身体に少なくとも有害ではないことを求めるが，人が生活活動や文化活動においてあたらしい所産や利便を求めるとき，ヒトへの影響を一応顧慮はしても，影響が実際に現れるのに時間を要するため，生活上文化上の利の追求がヒトへの利害を等閑に付しかねないのである。

　場と周りとの関わりにおいては，当然ながら，活動主体は「ヒト」ではなく「人」である。人間は生物次元に留まらず，ヒトに還元できない「人」という上位次元においてこそ真に生きる。「生きる」はここで生物次元の生命活動には還元できない今一つの「生きる」，人として生活し，生を送る人格

的意味にいたる。この「生きる」ことに，生活活動と文化活動が対応する。

　人は生活活動と文化活動を通じて人工物による周囲空間を強化拡大し，その営みをなおも続行して疎外状況を進行させている。むろん，疎外は主体としての人の社会的周囲との関係においても起こることは，すでに先人の指摘したところである。歴史的には社会的疎外が生命的疎外に先立つが，個としての人にとっては逆順になる。疎外，まずもって生命的自己疎外からの回復を図るには，いかにすればよいのか。あらためて人間の環境への態度を検討しなければならない。

　人にとっての場や周り，総じて周囲は，ヒトにとってのそれらと物理的には重なるが，非物理的には別の周囲が開ける。人は集団に属しつつ，他者との関係の中で生活を営み，このような社会生活に伴う周囲をもつからである。この社会的周囲には，自分もその一員である人の集団，その組織体としての共同体，諸々の制度が含まれる。これらの周囲との相互関係において，人はさまざまな影響を受け，影響如何では，精神的な受苦が身体的な異常を引き起こすことさえある。社会的な所産と改変がそれぞれ周囲を形成し，人の所産周囲と改変周囲をももたらすのである。

　中心に位置する人間からの遠心と求心が，関心と了解と言い換えられたが，この見方はまだ人間中心にひびく。関心と了解は通常，他者に向かって開いて在ること（開放性）に基づく，対話的構造を構成すると解される。問いかけて応答を得るという逆方向の共存であり，後者に了解が対応する。了解において受け取るもの，受け取り方が問われる。応答が問いかけられた側からの語りかけとして得られるなら，対話的関係は相互性を帯びるといってよい。これはもう一つの，というよりは人と周囲の根本的な相互作用である[15]。

　関係を結ぶ相手からのはたらきかけが意味として把握され，意味が主体の行為可能を示唆するとき，主体はむしろそれへの応答として行為するのである[16]。ここで肝要なのは，主体の側からの意味の押し付けではなく，相手の差し出す意味にしたがうことを行為の指針とする態度である。まずもって周

囲の意味するものを察知し，適切な行為に移るという順序である。これは行為を前提し，そのための手段を周囲に求めることを当然とするのではなく，周囲との関係において初めて見えてくる周囲の呈示する意味をくみとることを，行為に先立たせる態度である。

　周囲との関係の中でしか生き得ない人間が，周囲の意味することを無視して，その点では盲目的に，一方的思い込みを行為に移してきた結果が疎外状況であったともいえる。本来的関係の中で帯びていた意味や価値とは無関係に，人間の意図した目的への機能上の適合の視点でのみ動員された，周囲からの材料と製作結果（所産）は，目的や用との関連を離れたとき，主体にとってあらたな周囲の一部となりはするが，邪魔なものないし逆らうものとして離反するのである。そのときこの所産は，よそよそしさを意味ないし価値として呈示するであろう。

　場において所を得る主体は，そのとき「自らの許に在る」ことを得る[17]。しかし，場が身体をむりやり適合させなければならない過度の人工だとしたら，身体において自然が人工との違和を訴え，主体としての人間は場から離反され，心身の不調和が起こるであろう。人がヒトとの調和を欠くとしたら，場において人は健全であり得ない。場も周りとの関係の内に在る。また，周りは場の延長の側面をもつ。これらがすべて効率を旨とする道具連関に占められているとしたら，人は時熟を要する心の成長に障害を覚えよう。

　環境の中心に居て，人間が周囲とより好ましい関係を結ぼうとすれば，まずもって自然と生命を分有する身体の語りかけに耳を傾ける必要がある。自然の声，生命のことばが，耳をそばだててさえすればすぐ身近に聞こえるのである。自明のことながら，人はヒトと折り合う好ましい関係を維持しなければならない。この自分自身における調和こそ，外的自然や他の生命体との関係，bios と zōē の交錯を考える基礎ないし手がかりとなるのである。

(2) 住まう

　人間の現実世界における存在仕方，環境の中心に現実に在る在り方は，原

生自然を切り開き，住まいを建て，栄養源を採集，培養，飼養し，家族を養い，他の人々と交流するという活動すべてを総合して，あるいは生命活動，生活活動，文化活動のすべてを包括して，「住まう」であるということができる。「住まう」とは，原始の昔より安全と健康と利便の追求であった。周囲には気象の変化があり，他の生物がおり，他の人間がいる。雨露を凌ぎ，他の生物の侵入を防ぎ，他人の干渉を避けるという消極的対応に留まらず，起居をより快適に過ごし，不便をより便利に改善し，他人を招いて歓談するための積極的改変に，文明文化の発達の所以があった。その中には衣食の入手，そのためのたつき，家族の扶養，他者との共同生活，等々が含まれる。

　これらは歴史の経緯につれ，格段に進み，また変容した。安全の追求は，原生自然の人間化とともに始まるが，それは生活の場と周りの確保と改善の歩みへつながるものであった。その過程は，図式化していえば，人間がまずおのれを囲んで改変周囲をめぐらせ，その内側から所産周囲を同心円状に張り巡らせつつ肥厚させ，改変周囲を押しやることによって原生自然から離隔の一途をたどるものであったといえる。住まいは山村や田園から都市へ，建材は自然材から合成材へ，被覆材料も自然塗料から化学塗料へ，庭や畑をもつ戸建てから高階の集合住宅へ。これらの変化は当然，そこに住まう者の心身へ何らかの影響をおよぼさずにはおかない。

　住まいの近代化は健康に有利に作用するはずであったが，必ずしもそうでないことはすでに自明である。利便施設の拡大によって，健康保持の仕方は，自然の中での運動を屋内に持ち込む形をとるようになる。アスレチックジムは，自然空間内での身体運動を圧縮反復する，運動の機械的抽象でありその集約である。自然の抽象は別の仕方でも現れる。公園や屋上庭園やヴェランダ菜園は，自然の植生を都市内へスポット移植する様態であり，動物園，植物園，水族館は，自然の生物の公共的標本採集である。これらは絶滅危惧種の救済という名分を立てながら，その実，遥かに遠ざけた自然への補償行動であるともいえよう。

　利便追求は身体の労苦の軽減ないし代替から始まったが，時間と空間の短

縮は留まるところを知らず，古来魔法とされた不思議や，未来科学と夢見られたことの大半が実現している。速度による時間の短縮は，途中の捨象による結果主義を招き，過程を重視する精神の営みを軽んじることになった。空間の圧縮は距離の除去として，遠隔の事象の同時的享受をもたらし，世界を確実に狭くはしたが，距離の享受を捨て去ることにもなった。利便は利益にはちがいないが，負の側面と表裏になっていることに，人類は疾うに気付いている。

　住まうことは，このように自然や生命の本来的在り方を奪うことではなく，もともと周囲とみずからを「いたわる」ことなのだという指摘がある[18]。人間はやがて死すべき存在として地上に暫時滞在を許されている者であり，そのような者として住まうのであるが，住まうはもと建てると同義であった。建てることは，生長するものを世話しつつ養うことと，建物を造りつつ立てることの二義を含む。

　一方，住まうの原義が「いたわる」ことであることが知られ，「いたわる」とは，あるものを大事にし，そのものをそれ自身の場においてそれ本来の在り方に在らしめることを意味するという。いたわることは，人間が「死すべき者」として「大地」の上，「天」が下，「神的なもの」の前に留まることからすれば，これら四者をその本来の在り方において守ることになる。四者（世界要素）とは，死すべき運命にある生物や人間とそれを超える神的存在，天地，という2つの対立軸の交錯を含む方域である。これは人間が，有限と永遠，恵み多い自然宇宙，という時空の交点に在ることを意味する。

　住まうことは，人間が時間的にも空間的にも限定を受けつつ，その中で本来の在り方を求めるほかない存在であることを自覚し，自分と周囲をいたわり，それらを包み込む大いなるものを敬うこととしていたわることである。そのとき，当の人間も本来の在り方に在り，他をいたわることは，おのずと自分をいたわることになる。この原義が，人間の現実的な日々の営みの進展につれ，事物の中に身を置くという現実の表層に覆われ，失われ，忘れ去られてしまう。

いたわるとは，気遣うこととしてケアすることでもある。ケアするとは，自他の関係を慮り，他者に適切な配慮をし，同時に他者からの気遣いを受けることである。他者が生物，無生物であってもケアの語はあてはまる。これらから受ける気遣いとは，擬人化にひびきはしても，花や風景や澄んだ空気や，ペットや馬，イルカ，小鳥など，これらとの触れ合いを思うだけでもわかることである。配慮することは逆に配慮を受け，結果，癒されることでもある。身体的自然を帯びる人間にとって，あるいはヒトでもある人にとって，自然周囲との交流は身体の生命活動を活性化し，修復するものであり得る。いたわるとはその意味で，周囲とのもう一つの相互作用を示唆しているのである[19]。

先に，人間活動の3段階に共通する，周囲との関係行動を，「取る」「作る」「棄てる」とみた。代謝過程であれば許されるこの表現も，「いたわる」を見たあとでは，少なくとも第1と第3の語は「頂く」と「返す」とすべきであろう。これは単に丁寧さを表すのではなく，人間が自然と生命の代表の位置にあって，それら全体に気を配る役割にあると知った今は，関わる相手への態度は，決して一方的な「奪取」と「廃棄」に通じるものであってはならないからである。

これらの相手の都合をみない利己的な態度が，結局は人間自身の身体にブーメランのように戻ってくる。アイヌの熊祭りやマタギの狩の儀礼に如実に表れているように，人間は「やむをえず」他の生命を殺さざるを得ないのであって，獲物は「恵み」であり，頂いたことを自然の神に告げ，飢えを凌いだあとは「感謝」とともに亡骸を丁重に葬るのである。この意味では，世界のどの地域でも，自然とともに暮らす知恵をもっていた先住の人々を，未開として辺境に追いやった者こそが，開化という野蛮に退化する者であったことがわかる[20]。

文明文化という進展が失ったものの最大が，この自然への態度なのかも知れない。問われているのは，現代においてこの態度をいかにして取り戻すことができるか，現代生活の自然との関わりにおいてどのように示すことがで

きるかである。「作る」は，自然から原材料を得たのち，自然に返すまでの工程を意味する。これは当然，大量生産，大量消費，大量廃棄への反省を強いるものとなる。この生産から廃棄まで「大量」がついてまわるのは，人口増加に見合うからでもあるが，根本的には産業，経済，政治の機構に因る。自然に返すことができるように作るとは，いわゆる廃棄物が自然に同化され得るような最終形態を，初めから織り込むことである[21]。

　住まうことを別様に，身近な現実的過程として捉えると，①「調える」，②「用いる」，③「過ごす」の3段階が区別され，それぞれさらに下位区分が可能である。①については，場の空間を「拓く」，住まいを「建てる」，住まいと生活に必要な道具を「作る」こと，②については，住まいと道具をできるだけ長く「使う」，使い古びたものを「繕う」，繕いきれぬものを自然に「返す」こと，③については，他なる人と物との関係を結びつつ「暮らす」，関係の相手と「親しむ」，相手の様子を「気遣う」ことの各段階が区別できよう。

　①は空間の中での人為人工の具体的遂行であり，②は時間とともに用の歴史を刻むことであり，③は自分以外のものとの関係のうちで生きることである。それぞれ現実に住まうことの空間性，時間性，関係性の様相を示す。①において開発，建造，製作が場と原料供給源である自然の状況に構わず進められ，②において使い捨てがむしろ好まれ，繕うことをやめ，返すよりも廃棄が進み，③において関係が希薄になり，相手との交わりが疎遠になり，相手への顧慮が軽んじられる。ここから大量生産，大量消費，大量廃棄への道が通じる。

　このような分析から，①の遂行の際，②の用と③の関係性を，②の用に際しては①の由来と③の関わりを，③の日常において①の広がりと②の経緯を，慮ることが必要であることがわかる。それらを蔑(なみ)する疎外状況の明らかな現在，住まうことにおいてその状況に対処すべき態度の根本が問われよう。

(3) 知　　る

　自己意識はまず，疎外のそもそもの最遠因である[22]。私における分裂が，自分が自分をという主客関係をもたらし，後者の自分がやがて前者に離反し始める。その外化としての生産が私に疎遠になるのは当然といえる。しかし，自己意識は人間固有というよりも，全体としての生命がいたり得た自己超越の次元であった。疎外が克服される可能性があるとすれば，生命の自己意識そのものの在り方になければならない。全体としての生命の自己疎外という自己矛盾を打開するのは，生命自身の動向である。

　このことは，人間が自分の自己ではなく，生命の自己に従うようにしなければならないことを意味する。それはいかにして可能か。人間において，意識の分裂以前の状態を再復するという考えがあり得る[23]。人間の生命との関わりにおいて，外からではなく内からという道が示されたが，個としての人間は自分の身体的自然を生きることにおいて，生命の声を聴き，それに従うことをつうじて，全体としての生命に自覚的に参与し得るのではないか。

　個においてのことが地球規模の外的疎外状況への対処へと射程を延ばすには，人間が種において生命のみならず自然の声に聴従することが期待される。原初においては直接的であり，現今では人工周囲に媒介されるようにみえる自然周囲全体について，人間の改変と所産は必然的な営みではあるが，過度にわたることも必然ないし不可避なのであろうか。人間は生物としては他の生命体と同じ次元に在り，生きとし生けるものにはひとしく尊重さるべき価値が具わるといえようし，人間の知能の高度化とそれに基づく行為および結果もまた，生物学的には生命の進化途上の出来事であるともいえよう。

　人間はしかしそのことを知っており，地球上のみならず宇宙の在りようにいたるまで，時間空間的ひろがりにおいて探究をすすめてきたし，今後も探究をやめることができない。知ることは知る当の自分の位置をも知ることを含んでおり，知り得た状況の中で，自分がどのようにふるまうべきかの課題が課せられることをも含んでいる。知ることが本来，事実や状況を知り得てのち，これにいかに対処するかまで射程が延びているのであれば，知は行為

に及んではじめて完結する一連の営みとなろう。自己意識はここに明確な自己知となる。

　自己知は疎外状況とその原因の確認と、そこからの回復の一歩とならなければならない。自己意識が単に個としての、また種としての人間のそれに留まるのでなく、全体としての生命の自己克服のためのそれであることに思いいたるとき、人間における自己意識は覆うべき範囲の広大であることに気づくのである。疎外打開への道はそこから始まる。

　疎外状況への対処としての行為は、自分の置かれた立場を含めて知り得たこと、理解し得たことへの「応答」となり、応答としての行為は、もし状況への対処をせずに放置傍観に打ち過ぎた場合に覚える「責め」の解消であり、果たすべき義務としての「責任」を果たすことである[24]。人間が生命進化の極、食物連鎖の端にいることの意味はこれである。個体発生において系統発生が繰り返されるのも、このことを感得させよう。

　知り得たことには、自分が生きてきた過程とその結果において、人間は他の生物の生命を必要以上に奪い、多くの種の絶滅の因をつくり、なお現に多くの種を絶滅の危機に陥れていること、このように他の生命に影響を与えるばかりでなく、生命を含む地球上の自然、およびそれを包む大気をも改変し、所産を増殖させることをつうじて自らの生命をも危険にさらしていることが含まれる。人間が負う責任は、他の生物種ばかりでなく、種としての人間の存続にも向けられ、かつ生命全体を含む地球全体の「保存」にも向けられていることになる[25]。

　応答としての対処行為は、この個と生命全体、種と生命全体、さらには自然全体との交錯の自覚をもとに、個においても種においても、人間は生命全体および自然全体への責めを果たすことに添うていなければならない。自己知は、この広大な自然への関わりを、人間自身が個においても種としても帯びている諸々の関係を踏まえ、関係存在の実情を知ることを含み、これらの関係は、ヒトとその周囲の生存関係のみならず、人とその周囲の生活関係、文化関係をも含んでいる。そこに社会・経済・政治の諸次元が絡む。対処と

しての行為は，このような錯綜をも承知した上で，有効な手立てとなるのでなければならない。

IV. 環境の問題化

(1) 技術と経済

利便化合理化の意味での，この表面的な「よりよく生きる」ことの追求は，近代以降格段に進み，生命の疎外状況をつくり出すことの直接的要因となった。知ることの追求が必然的に副産物として生みだす技術は，もともと所産周囲と異化的物質の増殖に与って力がある。知ることの合理化は，主として自然のはたらきと構成物質の「抽象」を特徴とし，そのままの姿では所与として存在しないものをつくり出すからである。異化は自然の循環する（とみえる）はたらきを妨げ，生命体は物質代謝をつうじて直接間接に影響を受ける。

知ることと抽象への情熱は，いわゆる生命操作をも可能にするにいたる。偶然をはらむ誤りなしとしない生命のはたらきを解明する過程で，人間は誤りを是正する手段を手に入れたのであるが，みずから生命体である人間が生命の発生過程に介入する技術は，表面的には生命の直接的な自傷行為に似る。これには，医療行為がもともと生体への侵襲といわれることとも異なるところがある。自然の産み出すものを受け入れてのち，修正するというよりは，発生当初より望ましくない状態を排除するのであるから，技術はこのような生命の選択と排除を推進する考え方に導く傾向があるともいえる。

生命体の生命活動そのものを操作し選別する技術が，医療において好ましい成果をあげていることは事実であるが，たとえば不妊治療における精子提供者の匿名や妊娠出産のための第三者の介入などをみると，そのような手段を介して生まれ成長した子供が，自分の出生という存在起源について疑問を抱く事態が起こり得，そこに出生にからむ疎外状況が見出されても不思議ではない。

技術がもと注文主や購買者との関係において在り，科学が発祥において研究者集団内部にのみ知られるに過ぎなかったとしても[26]，現代では技術は科学と密接に結びつき，両者とも初めから社会性を帯び，倫理的に中立ではあり得なくなっている。しかも倫理性を問うより先に，できるとわかれば実施へと進む動向が一般的である現在，技術は直ちに実用化へ向かう[27]。このことは，遺伝子解析にまつわる特許独占問題にまつまでもなく，明らかである。

この傾向に拍車をかけるのが，社会を維持発展させるのに不可欠な経済活動である。それは経済体制のちがいによらない。資本主義経済の機構においては，利潤追求の本質特徴が商業主義化するとき，上の傾向への歯止めが利かなくなる。とはいえ，生命への不都合が顕在化すると，消費行動が行う選択により市場淘汰される可能性があるゆえに，多少は抑制がかかろうが，人間の社会生活を根底で支える経済機構のもつ力は，容易なことでは変わり得ない。

一方，社会主義国における計画経済の場合は，生産と流通のいずれにおいても競争が（少）ないだけに，政府の政策転換がないかぎりは不都合を除去できない。冷戦体制が終わったときに，カーテンのあがるにつれあからさまになった公害状況は，まだわれわれの記憶にあたらしい。技術そのものというより，その利用仕方が問題であるともいえるが，生命への有害が明らかになるのに年数を要する場合が多く，時間的猶予を置けない経済活動は，ともすれば結果を待たずに技術とその所産を，日常生活に普及させてしまうのである。疎外状況の発生と強化に，社会・経済・政治という制度的機構が大きな役割を果たしていることはいうまでもない。

技術が利己的な利便追求のみに用いられるのでなく，人間が自然と生命の中に占める自分の位置と役割を自認して果たそうとする責任遂行に役立つように，そして肥厚肥大した人工物と人工空間の修復や撤去に，さらには自然に受け入れられるよう返すことに役立つべく，発達することが求められよう。技術に適する目的を探すのではなく，人間が自分の使命遂行という目的

にふさわしい技術の在りかたを開発することである。

　技術が原義のとおり，存在するものの本来的在り方をあらわにするという意味で「取り出す」ことであるなら，「建てる」は単に建「物」を「立てる」のでなく，建てる者自身と周囲を世話すること，「いたわる」ことに合致するはずである[28]。しかも，世話やいたわりが単に狭い関係当事者に終わるのでなく，理念的には広く天地自然全体との関わりに添うものであることが求められる。

　技術の向かう方向がそうであれば，経済はそれを助長するように展開することが必要になる。効用効率を最優先する技術と，商業主義を許容する経済優先の精神風土を，根本から変えていく努力を続けるほかないのである。そのようにして問題状況への対処が進むなら，そのとき漸く経済は，人間の場（oikos）において，他の生命体の生態にも配慮しつつ（oikologos），周囲との関係改善を図る道，場の統括（oikonomia）を可能にする道へ再び歩み出すであろう。

　むろん，社会および世界の現実は複雑な要因を抱えていて，具体的な対処一つとっても考慮すべき事項は多く，実効性と持続性を具えるには理念の高さと方策の現実性を要する。自然や生命の声に従おうとする際，たちまち気付くのは，自然にも生命にも高低二極があることである。ここで低きに就くと，モラルの崩壊と社会の混乱を引き起こすこと必至である。低きを抑えて高きを求める心性こそが眼目であり，ここに徳と教育が要請されるのであるが，そしてこの要請は必須ではあるが，要請に応える人や企業はつねに少数であり，教育の効果が発現するには長い時間を要する。

　時間的猶予を許さぬ地球規模の疎外状況打開には，それと並行して圧倒的多数を対象にした現実的方策が考案されなくてはならない。それを導き可能にするために，種としての人間において，徳と理念の高さを確保し維持する必要がある。言い換えれば，環境倫理に基づく自発的な市民活動の興隆を期待する一方での，それの社会的制度的運用である。技術開発と経済誘導はその例であり，これを推進するのは政治の役割である。環境政策にいう規制的

手段と経済的手段は，環境行政の現状に即応した具体的手法であって，前者が，政府が企業の生産量や汚染排出量を直接規制するのに対し，後者は企業の利益志向や消費者の効用志向を利用して，汚染量の減少を図る[29]。これらは，企業や人々の日常的心性をそのまま利用しつつ，結果として倫理的要請に応えようとするものであって，これを導く立法と行政にも倫理的意識の高さが求められる。

(2) 環境思想

人間の振る舞いにおいて顕在化する生命自体の自然疎隔の傾向は，人とヒトの両階層とそれに基づく自己意識とによる人間の自己疎外の傾向に重なり，人間は人として覚える責めと負う責任の範囲を，生命と自然の全体に広げなければならないとされた。ヒトが人へと越え出なければ，人間は人間たり得ない。この超越的な分裂ないし極性と，それに基づく自己意識が，人間に疎外をもたらすそもそもの構図であり，この人間の特性が，生命の自己矛盾を解決に導く突破口となり得るのでなければならない。生命は個体において必ず衰亡するにしても，種としては自己保存を内在的傾向とすることが，これまでの進化の過程から推断されるからである。そして，その突破口は自己知であった。

疎外からの回復を，共産主義思想による政治社会構造の革命に期待することは，もはや歴史的実験の結果をみた現在では不可能である。疎外は人間の成り立ちそのものに由来し，生命進化の動向の極に位置するとみられるところから，この状況からの回復の道は，生命を内側から生きること，生命の語りかけに聴従することに見いだされた。このような考えは，他の環境思想に比してどのような特長を持つかが問われよう。ここまで，環境とはどういうものか，人間にとりどのような意義をもつかを，素朴かつ順に従い考えてきたが，ここにいたってかなり接近した考えのすでにあることに気付いた。ディープエコロジーの主張である[30]。これとの対比を試みる。

① 接点
イ）生命：ネス[31]は自然に固有の価値を認める「生態系中心主義」（ecocentrism）を標榜し，その言い換えとして「生命中心主義」（biocentrism）ともいう。当然ながら，人間非中心主義（non-anthropocentrism）である。人間は「発生以来，自然の中で，自然の一部として，自然のために存在してきた」のであり，人間の自己は「生きとし生けるものとの共同体内の関係」から成る。人間は他の生物との一体化を拡張し，自然全体との合致によって自己を捉えなおすのである。したがって，生命は一つであり，生物種はどれもが「生きて花開く平等の権利」をもつという。「生命圏平等主義」（biospherical egalitarianism）である。

ロ）関係：ネスは，環境を容器であるかのようにみなし，人間をそこから引き離す原子論的見方を退け，人間は有機体として環境との相互作用そのものであるという。感覚を重視し，相関的経験の全体を「関係的全体的場」（the relational, total-field）と呼び，この立場を「関係主義」（relationalism）という。人間は相関的関係の相互作用の中で，関わる相手との一体化を果たすのである。このような関係は分離可能な外的関係ではなく，相互に作用し合うこととして在る在り方そのものである。

ハ）自己：ネスは，生命の特徴を，自己保存（self-preservation）ではなく自己実現（Self-realization）であるという。人間は自我（ego）から出発し，自己（self）を経て，有機的全体としてのSelfにおいてselfの実現をめざす。人間は成熟するにつれ，他者と一体化せずにはおれず，他者の中に自己を見さえする。ここから，他者を傷つけるのは自分を傷つけることになるという直観が養われ，他の生物のみならず生命圏全体への配慮がなされるようになる。

② 弱点
ネスがセッションズとともにまとめたディープエコロジー運動の綱領[32]や，周囲からの批判をみると，次のような事項が目立つ。
イ）「人間の生と文化の繁栄も，人間以外の生命体の繁栄も，人類の人口

の大規模な減少が条件となる」という主張は，南の現状を真っ向から否定する非現実的見解である。

ロ）「人間は自らの生存に必要な欲求を満たす場合を除き，生物種の豊かさと多様性を損なう権利をもたない」という主張は，生命圏平等主義と矛盾する。また，極度に生命中心的である。

ハ）人間と自然の関係のみを重視し，社会問題が欠落している。人間が他の人間を抑圧搾取する社会構造こそが根本問題である[33]。

ニ）人間の欲望の大きさを過小評価している。圧倒的多数の平均人にとり，文明生活からの撤退は極めて困難である[34]。

ネスの主張は，①「生命」の視点から見る時，人間は他の生物種と同等の位置にあり，②人間は他の生物や環境との相関「関係」において，相互作用そのものであり，③人間が自己（self）と他の生物との一体化を拡張して，有機的全体（Self）としての自然と合致することにおいて，生命の自己実現が成就する，というにある。しかし，人間は self から Self へと自己拡張可能であることにおいて，他の生物種から決定的に異なる。その特異性を考慮せずに，他の生物種と同じ位置に置き，生命全体，さらには自然全体との一体化ないし没入をめざすかに見える。

われわれもネスと同様，人間が生命を内側から生き，自己を生命，さらには自然にまで拡大し得るとみるが，それは人間固有の自己意識を生命と自然の自己超越に重ね，そこから生命と自然全体の疎外状況に対する責任の自覚を引き出すためであった。自己意識から自己知への徹底は，自然における人間の行為の現状把握とそれへの対応を考えさせずには措かない。しかしながら，自然全体の調和維持を自らの使命と自覚し，住まうことにおいて空間性，時間性，関係性に配慮し，環境との相互関係を循環させる技術の開発に向かうとしても，当面の「よい」については究極的「よい」の視点から，技術の使用については自然全体の調和維持の視点から吟味することのほか，われわれは具体的行為指針を打ち出すにいたっていない。

この点については，依然，レオポルドの主張が示唆的である。人間を除く「生物共同体」（地域生態系）としての「土地」(land)の複雑な仕組みについて，人間はまだ殆ど知り得ぬままこれと技術を手段として関わらざるを得ない現状では，「物事は，生物共同体の全体性，安定性，美観を保つものであれば正しく，そうでない場合は間違っている」を基準に行為せざるを得ないという[35]。この行為規範は，「土地」を自然全体にまで広げるなら，われわれの主張ともほぼ合致するが，究極的な「よい」がないままでは迷走の恐れなしとしない。「全体性，安定性」は生態学的にある程度確かめられても，「美観」の視点は，低い評価が与えられる場合，先の2点を満たしながら改変を許容する理由にもなるからである。

ネスらの思想は東洋へ接近したといわれるが，もはや洋の東西いずれであれ，場に住まうことの本来性を考え抜くことをつうじて，人は普遍的な次元に達し得るというべきであろう。そもそも問題がグローバルになっているのであれば，思想の出自は風土のちがいを問わないのである。土地を拡大して「地球」と想定することが可能であるが，この地球は科学的見地からシステムとみなされ（地球システム），地球温暖化現象が発見の契機となった地球そのものの在り方は，有機体説やガイア仮説をもはや必要としない[36]。

人間が他の生物を凌駕する位置に在るとしても，それは決していわゆる人間中心主義を許容するものでもなければ，といって人間非中心主義へと逆の立場をとれば償いになるというものでもない。生きとし生けるものすべてを生存権において平等に扱い，その存続を図るというのも，実際上困難である。エコロジーの高唱が盛んであるが，この生物の生態を観察する自然科学が環境問題に寄与し得るとすれば，その知見を人の立場からいかに解釈し，人の生き方にどのように取り入れることができるかを問わねばならない[37]。われわれの考察は生命中心主義ではなく，あえていうならば，「自然を基盤に，生命体を代表する人間の責任を問う倫理」である。それは，全体としての自然と人間の位置をどう見るかにかかる。

V. 問題化する環境の今後

(1) あらたな問題

これまでのいわゆる環境問題は，目に見えて明らかな異常，周囲の変貌と生体への悪影響に注意が集まった。環境問題には自然が原因となるものもあるが，人為によって起こるものがわれわれの関心事であった。その中で，いずれも廃棄物質が原因ではあるが，環境汚染を起こすものと，一定容量を超えると生命活動に悪影響を与えるものとに大別される。いわゆる汚染型と容量型である[38]。自然が原因となるものと人為による汚染型は，いわゆる環境技術によって対応が可能であろうが，人為による容量型については，まだ環境事情や容量限界が解明されていないゆえに，対応が困難であるという。

自己意識を拡大しても，自然全体の理解には科学の貢献が一層緊要となる。そのことは人間の自己理解にもあてはまる。身体的自然の理解はまだまだ不十分だからである。科学の知識に裏付けられて初めて，自然と生命への配慮が行き届く。未だ顕著な問題となってはいないが，問題性を明らかに孕む領域がある。心身の環境について直接察知する器官，感覚と神経系に対する影響である。これには光，音，電波などがある。これらは微弱な場合，多くの人は気付かないが，敏感な感受性を持つ人には察知されている場合がある。平均的な人間の感受を超える刺激は，それと分からないだけに，長時間さらされる場合の影響が心配される。

文明の利器には，多かれ少なかれこのような後になって現れる影響がある。有用性を旨とする利器は，性能とさしあたりの安全性が見届けられれば，すぐさま実用に移されるが，身体の健康面への影響は，長時間の反復使用を経なければ明らかとはならない。同様のことはいろいろな分野で起こっている。遺伝子操作による野菜や家畜，新薬の開発，新建材，等々。ここにも産業と経済の仕組みががっしりと食い入っていて，実験台は売られているものを買わざるを得ない，消費者となるのが通例である。

さらには，電子環境における疑似現実の影響，教育環境における情操の成育などがあげられよう。疑似現実への接触が長期化すると，現実感覚と逆転しかねないところがあり，白昼夢に似て逃避先になり得る。ここには時間の集中的消費仕方の例があるが，身体を動かさずに静止したままの享受が多い。このような享受は，時間を奪うと同時に，運動による身体の望ましい発育，生命力の開展の機会を奪う。

むろん，疑似現実には，現実においては不可能なことを可能にする解放と自由がある。現実における抑圧からの解放を理想化する，ユートピアさえ描き出せる[39]。このことを，芸術に即して人はすでに承知している。芸術享受において，人は日常空間を非日常化することを承知の上で暫し疑似現実に没入するゆえに，そこからの帰還も円滑になされるのに対し，電子的疑似現実の場合，その区別が失われ，現実への帰還を拒み始める傾きが出始める。自分だけの時間，自分だけの空間への自己幽閉である。

また，知情意の発育に関し適切な時期を，あまりにも多い刺激に受動的になり，人格を支えることになる情操と意志の，順調な発達を妨げる可能性がある。情操は過不足のない刺激のもとで，ゆっくりと育つ。時熟するものに，量と速度の過剰は有害である。意志の形成は意欲の持続に因る。過剰な刺激への応接に暇なくては，自分にとって何が大事であり，何が優先課題かを考えることが浅く終わる。何が「善い」かを判断するのは，「快適」の次元ではないからである[40]。

以上のことは，人間の生活次元と文化次元でのことが生存次元に関わること，言い換えれば，人に対応する活動や出来事がヒトの身体に生理的心理的に負の影響を及ぼすと思われる事態である。降るように迫る刺激が環境となって作用する現代の日常生活において，人は自然と生命に属するおのが身体の語りかけに耳を傾け，受けるか退けるか，自分の振る舞いを主体的に決めなければならない。環境の中心にいる主体は，環境との関わりにおいてまさに主体的行動を問われているのである。

(2) 考えられること

　新たな問題として挙げられたことは，心と身体，人とヒト，本性と自然，人格と生命の間に関わることである。上に挙げた対になった項の，後者の声を聞くことが大事であることがすでに述べられたが，その耳となるのは「感性」である。周囲との関係を合理的にすすめた結果が疎外であるとすると，感性をつうじて均衡を取り戻す必要があることは自明であるが，自然と生命の語りかけをいち早く察知するのも感性のはたらきであろう。感性が受け止めたことを意味として了解するのが，理性の役目とするのである。いわゆる道具的理性から受容的理性への転換である[41]。

　この転換点となるのが感性なら，環境への態度も感性に基づいて是正される必要がある。ディープエコロジーが感受性を重視するのも同じ発想であろうが，それが直感に偏り，絶対者を持ち出すロマン主義に傾くなら，むろん逃避に終わる。ディープエコロジーが批判される所以である。感性は単に理性の対立項ではない。「感じる」ことも何かしら解することは，人が身に即して直観的に状況把握することからもわかる。

　感じ取ることは状況把握のほかに，出発点の適切さをとらえる。理性ないし悟性の論理的正しさは出発からの経緯であって，出発点自体の選択には与らない。論理的に正しく，しかし状況に対しては誤る例を，日常目にすることが珍しくない。受容的理性の面目は，状況把握においても適切であるだけでなく，状況に対する対応も正しいところにある。道具的理性が産み出した疎外状況からの回復を，受容的理性が引き受けるのである。

　状況に対する対応において，受容的理性は現実的に実効ある対策を講じ得るのでなければならない。状況把握は，現状のさしあたりの確認と現状からの適切な打開を含む。しかも，それは対症療法的なものではなく，長期に継続し，段階的に改善するものであるべきである。この長期的持続を支えるのは，自然と生命の声を解するところから見いだされる理念的な方向と，それを堅持する意志である。政治や市民活動に期待されるのは，この理念の共有である。

ディープエコロジーもまた，先住民の生活仕方を研究している。自然と生命の声を聴く態度は，人間の歴史的には原初の在りかたに属し，系譜上は根源的な在りかたの一つである。われわれがいうのは，歴史の逆行でもなければ，発達上の退行でもない。根源的な構えを取り戻すことが，現代人と現代社会の環境への関わりを根本から変える基となることである。

　種としての人間の自己意識が，生命の自己意識に達するとき，生命の代表者として覚える責任の範囲は，生命の全体から自然全体に及び，さらには後続の世代にも広がる。今，「将来世代」といわずに「後続の世代」としたのは，得てして環境問題に関わる不在の世代の適格性が問題視されるからであるが，子や孫の世代は同時代にいて，今の環境をこの状態で遺してよいかと問うのに支障はない。自分と子や孫の関係を，子の世代や孫の世代に移して類比することも容易である。自分が親の，祖父母の世代から，さらにその前の世代と遡るにつれ，営々として受け継がれた環境の有り難さを感得するのに，恩を持ち出すまでもない。

　人間はつねに自分と自分の身体を基にしながら，利己と利他の間に均衡を保ちつつ，生命と自然の全体を水平方向に広く慮ることをつうじて，また親と子という系譜上の垂直方向にできるだけ遠く思いを馳せることをつうじて，自分を取り巻く環境の望ましい在り方を探ることができるはずである。

　人間の欲望欲求は果てしがない。それが生活活動や文化活動の，進歩や発展の原動力でもある。欲望欲求はしかし，嗜好や嗜癖は別として，自分への害を呼ぶことには躊躇しよう。当面「よりよい」ことが「本当によい」ことを基に吟味されるなら，欲望の向け先も変わってこよう。古来の倫理的問い，「いかに生きるべきか」が，環境問題を経由して日常的な実生活の次元で，しかも人間以外の存在との関係において問われ，かつて宗教において理念的に説かれた「生きとし生けるもの」への配慮が，今，日々の具体的実践として求められるにいたったのである。

注

1）辛島司郎『環境倫理の現在』(世界書院，1994)は，環境をめぐる諸概念を詳密に分析している。
2）「道具連関」(Zeugzusammenhang)はHeidegger: *Sein und Zeit.* S. 75. (ハイデガー『存在と時間』)。
3）拙稿「人間と遺伝子の視点」，高橋隆雄編『遺伝子の時代の倫理』(九州大学出版会，1999)，同じく「『よい死』をめぐって―いかに死ぬかを考える」，高橋隆雄・田口宏昭編『よき死の作法』(九州大学出版会，2003)において，「よい」の考察を試みた。
4）「疎外」(Entfremdung, alienation)概念は，Hegel, Feuerbachを経てMarxによって仕上げられた。Marx: *Ökonomisch-philosophische Manuskripte aus dem Jahre 1844.* (マルクス『経済学・哲学草稿』城塚登・田中吉六訳，岩波文庫) S. 22ff. (邦訳84頁-)に「疎外された労働」の考察があり，そこでの疎外に関する叙述は3重に解される。①労働の生産物に対する労働者の関係（事物の疎外），②彼自身の生産行為（労働）に対する労働者の関係（行為の疎外），③彼の類的存在（人間としての本質）に対する労働者の関係（自己の疎外）。これを主体と周囲の関係において解釈した。なお，Terell Carver: *A Marx Dictionary.* 1987. (テレル・カーヴァー『マルクス事典』未来社，1991)参照。
5）Kant: *Kritik der Urteilskraft.* 1790. (カント『判断力批判』)．第1部第1篇第1章「美しいものの分析論」，第5節「種を異にする3つの満足の比較」。対象に抱く快の感情としての満足の対象は，「快適なもの」と「美しいもの」と「善いもの」の3つに分けられる。快適なものと善いものは，共に欲求能力に関わるが，前者が感覚的な快を伴うのに対し，後者は理性的な快，有用なものへの満足や，純粋に実践的な満足を伴う。なお，弘文堂『カント事典』における長野順子氏の記事参照。
6）階層構造については，拙稿「人間と遺伝子の視点」（前掲注3文献）。
7）biosとzōēについて，神崎繁「『生の形』としての魂―『霊魂論』崩壊以前の思考風景」，竹田純郎・横山輝雄・森秀樹編『生命論への視座』(大明堂，1998)において，「zōēは永続する生命活動を支えるもの，もしくはその活動そのもの，それ自身に限界を持たないものである。これに対してbiosは，そのような生命活動に形を与えるもの，もしくはその形そのものであり，それ自身に限界を内包するもの，内側から限界づけられたものである」とある（同書19頁）。
8）Merleau-Ponty: *L'Oeil et l'esprit.* 1964. (メルロ＝ポンティ『眼と精神』滝浦静雄・木田元訳，みすず書房，1966)，*Le visible et l'invisible.* 1964. (同『見えるものと見えないもの』滝浦・木田訳，みすず書房，1989)参照。また，拙稿「人間と遺伝子の視点」（前掲注3文献）。
9）このような能受の対概念は，受動態を用いて現象学的考察を行い，能動態のままでは気付かない局面を発見することから生まれた。これまでにも，「生きられる時間」

(le temps vecu)（E. Minkowski に同名の書，1933 がある）や「生きられる空間」(l'espace vecue) の研究があり，後者には O. F. Bollnow: *Mensch und Raum*. 1963 (ボルノウ『人間と空間』大塚恵一・池川健司・中村浩平訳，せりか書房，1978) がある。

10) 小我と大我は仏教思想の用語である。我見我執に捕われた我と，個人の捕われた見地を離れた自由自在の境地。哲学用語としては，自己と宇宙本体としての唯一絶対の精神を指すが，ここでは仏教用語の方を適用した。

11) スピノザの用語。能産的自然は神，所産的自然は創られた自然を指す。B. d. Spinoza: *Ethica ordine geometrico demonstrata*. 1675.（『エチカ』岩波文庫）。

12) 生殖と疎外については本論考のIV(1)を，労働と疎外については注4を参照。なお，社会存在としての人間の自己疎外を考察したものに，清水正徳『人間疎外論』紀伊國屋書店，1971，復刻1994，社会学的な疎外理解については，パッペンハイム『近代人の疎外』(栗田賢三訳) 岩波新書，1960 がある。

13) 技術史家リン・ホワイト，Jr. (Lynn White, Jr.) が1967年に発表した論文，「現代の環境危機の歴史的起源」は，西欧人の自然に対する搾取的態度が，ユダヤ-キリスト教の教義，具体的には創世記における神の人間に対する命令，「地を従え，……地に動くすべての生き物を支配せよ」に由来すると主張し，大きな衝撃を与えたという（桜井徹「環境危機と『隠された宗教』—近代的所有観念の一素地」，加茂直樹・谷本光男編『環境思想を学ぶ人のために』世界思想社，1994)。隠された宗教とは，人々の自然に対する価値観のことであり，これに裏付けられた環境行動が今日の状況をもたらしたとすると，そして近代化とは自然を手段化し，収奪する科学技術文明の推進であったとすると，今や洋の東西を問わず隠然たる力をもつ，先進国共通の生き方の根であることがわかる。

14) 拙稿「『よい死』をめぐって—いかに死ぬかを考える」(前掲注3文献)。

15) 先にI(3)において3つの相互作用を挙げたが，この意味把握の対話性を基に，主体は己の周囲と，他の主体とそれぞれ直接に相互作用を，また自分の主体-周囲連関を，他の主体-周囲連関と距離を置いて共存させる相関関係を結ぶことになる。

16) 主体の周囲との対話的関係という解釈学的相互性は，ギブソン (James J. Gibson) の生態学的知覚論からも裏付けられる。「動物との関係において規定される環境の傾向的特性」(動物にとっての価値と反価値)をアフォーダンス (affordance) といい，動物はこれを直接知覚できるという（河野哲也『エコロジカルな心の哲学—ギブソンの実在論から』勁草書房，2003)。われわれの言葉でいえば，主体は周囲の語りかけを聴くのである。

17)「場」は生態学的には「ニッチ」(niche 生物にとっての適所，生命圏) であろうが，ここでは存在論的に，主体がふさわしい場を得て，そこにおいて本来的な在り方をする意。マルクスにも同じ言い方があるが，むろん労働に関してである。労働が労働者にとって外的であるため，「労働者は労働の外部ではじめて自己の許に在ると感

じ，労働の中では自己の外に在ると感じる」のである（前掲注4文献，S. 23，邦訳 91-92頁）。
18) Heidegger: Bauen Wohnen Denken. In: *Vorträge und Aufsätze.* Neske, 1954.（ハイデガー「建てる，住まう，考える」，『講義論文集』）。なお，「住まう」と「建てる」が同義というのは，ドイツ語の上でのことである。
19) 注15に加え，対話性における内的問答的対応ではなく，直接的にも間接的にも外的行為的対応が挙げられたことになる。これら5つの相互関係を周囲と結びながら，主体は場に生き，やすらうことをめざす。
20) 酋長ツイアビが語る素朴にして峻烈な文明批判は，原始への退行のためではなく，物質文明社会によりよく生きるために傾聴に値する（*Der Papalagi. Die Reden des Südsee-Häuptlings Tuiavii aus Tiavea.* 1979.（岡崎照男訳『パパラギ』立風書房，1981））。また，日本の習俗に伝統的な，使用したもの，食したものに対する「供養」は，尊重すべき，そして世界に推奨すべき「住まい方」であると思う。
21) 逆工場や循環工学，循環社会の提唱は，このことに添うた活動である。
22) 疎外の原因として，遠くから（根本原因から）順に，①自己意識，②知的本性，③人為人工，④排出廃棄となる。この逆順は，日常生活の中から行う環境問題の原因探究が，必然的に自己意識に到達することを告げる。

　このことの例証として，水俣病患者の緒方正人氏の名が挙げられてよい。1996年，東京の品川で開催された「水俣・東京展」において，患者の一人として講演した際，氏は苦難の生活を重ねたのち，問題の根源を狂わんばかりに自ら問いつめ，遂に「私は，チッソというのはもう一人の自分ではなかったかと思っています。……時代の中では私たちも『もう一人のチッソ』なのです。『近代化』とか『豊かさ』を求めたこの社会は，私たち自身ではなかったのか。自らの呪縛を解き，そこからいかに脱して行くのかということが，大きな問いとしてあるように思います。……一人の人間としての『個』に帰るということが今，必要な気がします」と告げる境地に達したのである（栗原彬編『証言　水俣病』岩波新書，2000）。被害者である氏が，加害者でもあり得ることに思いいたり，近代文明を享受してきた者に共有さるべき問題意識を見いだしたのである。一漁民の成し遂げた，すぐれた自己超越の実例である。

　なお，このときの「水俣・東京展」に向け，緒方氏らは病死者の魂を乗せた打瀬舟を操って，水俣から東京へ向かった。そのときの顚末と意義については，慶田勝彦「受取人不在の死—水俣の魂と儀礼・口頭領域」，高橋隆雄・田口宏昭編『よき死の作法』九州大学出版会，2003参照。
23) 西田幾多郎は『善の研究』1911において，幼時の無垢の純粋経験を宗教や芸術の経験において再復しようとした。とはいえ，失楽園の再建は不可能であるから，純粋状態の想定は，系譜学的であれ発達論的であれ，向かうべき理念的目標（あるいは，考え得る理念的出発点）の設定にほかならない。
24) ハンス・ヨナスは，責任の原初的対象として赤ん坊を挙げ，「その存在が，目に見え

る仕方で，他者にとっての当為を内在している」という。赤子の存在は（他人であれ）親子関係の履行という義務に完全に委任されているからである（Hans Jonas: *Das PrinzipVerantwortung. Versuch einer Ethik für die technologische Zivilisation*. 1979. 加藤尚武監訳『責任という原理』東信堂，2000）。一方，ネスは，他者との一体化か疎外かの例として，殺虫スプレーで戯れに虫を殺してしまう子供を挙げる（Arne Naess: *Economy, Community and Lifestyle*. 1989. Extract in: John Benson: *Environmental Ethics. An introduction with readings*. 2000.）。ヨナスの場合，自然に目的が内在し，人間には目的への動向を妨げてはならない当為がある。ネスでは，他なるものすべては一体化と感情移入の対象になる。自然破壊とそのことへの責めは，虫を殺した子供に責めの感情が生まれるか否かにかかる。ここには，おのずからの感情のみではなく，教育の重要さが窺われる。

25) preservation と conservation の対に対して，「保存」と「保全」の訳語の対が当てられている。「保存」は，自然環境に内在的価値を認め，それゆえにこれを保護する立場であり，「保全」は自然環境を人間の利益のために保護する，人間中心的な立場である（たとえば，小田亮『ヒトは環境を壊す動物である』ちくま新書，2004．長崎浩『思想としての地球—地球環境論講義』太田出版，2001 参照）。

26) 村上陽一郎『科学の現在を問う』講談社現代新書，2000．『科学・技術と社会—文・理を越える新しい科学・技術論』ICU 選書，1999.

27) 拙稿「人間と遺伝子の視点」（前掲注 3 文献）。

28) Heidegger: Bauen Wohnen Denken. （前掲注 18 文献）。

29) 日引聡・有村俊秀『入門 環境経済学』中公新書，2002.

30) 「ディープエコロジー」は，ネスが対症療法的で射程の短い環境運動を「浅いエコロジー」と呼び，これと区別して自らの考える根本的な思想と活動の包括的呼び名としたもの（*The shallow and deep, long-range ecology movement: A summary*. 1973.）。この陣営は，ネスの出自や呼称とは別に，アメリカ固有の自然保護思想の系譜（Ralph W. Emerson, Henry D. Thoreau, John Muir, Aldo Leopold）に連なり，ヒンドゥー教や仏教の思想の影響を受け神秘的傾向がみえるが，文明批判の姿勢はその後の運動に大きな影響をおよぼした。のち，エコフェミニズムやガイア仮説なども含み込む流れとなる（たとえば，梅原猛・伊東俊太郎・安田喜憲総編集『講座 文明と環境』朝倉書店，第 14 巻『環境倫理と環境教育』，3．森岡正博執筆「ディープエコロジーの環境哲学—その意義と限界」，岡島成行『アメリカの環境保護運動』岩波新書，1990 参照）。

31) Arne Naess (1912-)，ノルウェイの哲学者，活動家。彼はディープエコロジーを 3 つに分け，—エコロジー（自然科学としての生態学），エコ・フィロソフィー（生態学と哲学にまたがる記述的研究），エコソフィー（各人が自分の世界観・価値観に基づき，現実の状況に立ち向かう行為の哲学）—，最後のものを自分の立場とした（Arne Naess and David Rothenberg: *Ecology, Community and Lifestyle*. 1989.）。

32) ネスと George Sessions が 1984 年にまとめた 8 つの運動綱領。
33) 制度の重要性に着目し，社会の再構築を掲げる社会派エコロジーからの批判。
34) 森岡正博氏の批判。人間の感性的物質的欲望を認め，それを満たすべく展開してきた近代文明の生活から，撤退することは人々の行為規範としては根付かないと。
35) Aldo Leopold (1887-1948) の遺稿, *A Sand County Almanac*. 1949. (『砂の国の暦』，新島義昭訳『野生のうたが聞こえる』講談社学術文庫，1997) の最後が「土地倫理」(land ethic) の章になっており，人間と土地を含む「土地共同体」において，「土地，および土地に依存して生きる動植物にたいする人間の関係を律する倫理」をいう。長崎浩氏は，上掲書において「レオポルド『土地倫理』を読む」に 1 章を割いている。
36)「地球システム」は，たとえば長崎浩氏の上掲書，自然に関する「目的論，有機体論」については藤原保信『自然観の構造と環境倫理学』御茶の水書房，1991 を参照。ガイア仮説 (Gaia hypothesis) はラヴロック (James E. Lovelock, 1919-) が提唱，生物も無生物も含め，地球全体が自己調節する一つの生命体であるとする (*Gaia : A new Look at Life on Earth*. 1979.)。また，Edward Goldsmith : *The Way. An Ecological World-View*. 1996. 大熊昭信訳『エコロジーの道―人間と地球の存続の知恵を求めて』法政大学出版局，1998 参照。
37) マインベルクは，エコロジー的危機を招来した 20 世紀の homo oeconomicus に代わって，21 世紀の人間像は homo oecologicus たるべしという。前者が経済合理性と快楽の最大化を追求するのに対し，後者は欲望に対し自覚的に禁欲すると同時に，他の生命との共生を果たす。後者は，この理念を追求するために，必然的に homo politicus とならざるを得ない (Eckhard Meinberg : *Homo Oecologicus. Das neue Menschenbild im Zeichen der ökologischen Krise*. 1995. 寿福真美・後藤浩子訳『エコロジー人間学 ホモ・エコロギクス―共-生の人間像を描く』新評論，2001)。
38) 合志陽一「水面下の環境問題をどう考えるか」，『学士会会報』No.841 (2003-IV)．
39) サルトルは，想像力が人間を現実の抑圧から解放するゆえに，人間は想像的次元にユートピアを構想するとみる (Sartre : *L'imaginaire*. 1936. 平井啓之訳『想像力の問題』人文書院，1955)。H. ヨナスは，マルクス主義のユートピア思想の幻想，E. ブロッホ『希望の原理』にみる無責任なユートピア思想を厳しく批判する (ヨナス上掲書第 6 章は，「ユートピア批判と責任の倫理」と題する)。
40) カント，上掲書（注 5 参照）。
41) ホルクハイマー (Horkheimer) は，理性が目的に対する手段の適合性を問う形式的，技術的な道具に堕した現代の状況を批判して，『道具的理性批判のために』(*Zur Kritik der zeughaften Vernunft*. 1967) という論文集を公刊。今村仁司氏は，対象を目的-手段の視点で扱う生産主義的理性から，ミメーシスという芸術的生産を介して，異者を受容する理性への転回を主張する (『作ると考える―受容的理性に向けて』講談社現代新書，1990)。本論考では，ミメーシスの前提となる感性を強調した。

第4章

生命と環境の倫理
――ケアによる統合の可能性――

高 橋 隆 雄

はじめに

　日本の哲学や倫理学の研究者の多くは，自分が日本人であることを忘れたかのような思索をしがちである。6世紀以来これまで数多くの思想が日本に輸入されてきた。それを外国から持ち来った人，その人から教えられた人，また経典や書物から学んだ人等々多くの人が外来思想の研究に励んできたが，日本に根づくときには外来思想はいずれも日本的な変容を遂げてきたことは丸山眞男をはじめ多くの研究者の説くところである。自分が欧米の思想を研究していることも，千数百年にわたるこうした歴史のひとこまであると位置づけるとき，自分が何をしているのかが明確になるのではないだろうか。「汝自身を知る」とは，このようなことも含んでいるはずである。

　一つの国や文化には，程度の差はあっても，外来の思想を自国に吸収してしまう力が備わっているといえる。生命倫理はアメリカ由来であるが，たとえばその中の重要な原理とされる「自律」の意味は，ドイツやフランスではアメリカと大きく異なっている。またそうした相違は生命倫理政策を含むさまざまな側面に現れている。ところが，日本の生命倫理研究者の中でもとりわけ倫理学の専門家は，こうした点に無頓着な傾向があった。これは日本の伝統的な思想を軽視する傾向とも連動している。

　以上のような観点から生命倫理をアメリカ由来の考え方から解放してみたとき，私には日本的な生命倫理の可能性とともに，生命倫理と環境倫理との統合の可能性という普遍的な問題圏も視野にはいってきた。それは「ケア」を倫理の中心概念とすることによるが，ケア中心の倫理には道徳感情を中核とする倫理に特有の難点がある。私はその克服に努めてみたが，それがどこまでできたかがこの論文の成否を決めることになるだろう。

I. 生命倫理と環境倫理の統合を考える必要性

(1) 原理レベルでの乖離と対象領域の重複

応用倫理の2つの領域を成している生命倫理と環境倫理を統合すべき理由を述べる前にまず、これまで両者は原理レベルで甚だしく乖離してきたということを指摘しておきたい。

たとえば、英米や日本において生命倫理の標準的なテキストと言われるビーチャム・チルドレスの著書では、生命倫理の四原理［自律（Autonomy），無危害（Nonmaleficence），善行（Beneficence），正義（Justice）］が挙げられるが、そこでは自律の原理がまず初めにある[1]。自律ということがミルにもとづくにせよカントにもとづくにせよ、判断能力のある成人を主たる対象としており、自由な権利主体を中心とするという意味で、生命倫理の原理は近代的な原理であるといえる。それゆえ受精卵や胎児に関わる問題についても「ヒトはいつから人（person）となるか」といった問いが考察されることになる。

それに対して、加藤のまとめた環境倫理の主流派における三原理［動植物や自然の権利・解放，将来世代への責任，地球全体主義］は近代の原理とは異なっている[2]。動植物や自然は、近代的原理が前提する判断能力のある主体とはみなせないし、近代的倫理では同世代の人間の間に権利や義務関係が成立するのであり、いまだ生まれていない将来世代への責任を根拠づけることが困難である。また、近代では個人の自律・自由が中心であり、それを制限するのは他人の権利や公共の福祉であって、地球という環境は無限の許容可能性をもつものとされていた。

このように原理レベルで大きく異なる2つの倫理の扱う領域が、まったく異なるのであれば問題は生じないかもしれないが、実際にはそれらは重複する領域を扱ってもいる。ここに、2つの倫理を統合する重大な理由がある。

たとえば生命倫理の領域には受精卵やヒト胚に関わる問題がある。生殖補

助医療では、人工授精や体外受精での精子・卵子の冷凍保存や余剰胚の問題、着床前診断の是非等が問われてきたし、受精卵からのES細胞の作成をめぐる問題等についても論議されてきた。

胎児に関しても、胎児の人格性をめぐる議論、中絶の是非や許容条件、また死亡胎児の医療への利用等が論じられている。

実験動物については、研究者を対象とした私の調査でも倫理的問題を感じている人が多い。これは近い将来大きな問題になると思われる[3]。

生命倫理では将来世代の問題も論じられている。たとえば、遺伝子組み換えや遺伝子治療での将来世代への影響が議論されているし、そのため生殖細胞への遺伝子治療は禁止されてもいる。また、文部科学省にある部署「生命倫理・安全対策室」の名前は、近いあるいは遠い将来世代への安全が生命倫理の重要問題であることを示している。

これらの中で受精卵やヒト胚、胎児の問題は、これまで生命倫理の重要なテーマとされてきた。それらについてこれまで、「ヒトはいつから人（person）とみなされるか」という点が主として議論されてきた。しかし、多くの人と政治を巻き込んだこの議論は決着を見ることがなかった。

その理由はまず、根拠なしに立てられる公理やドグマ以外は、これに対する確たる答えを出せない点にある。それらに頼らずに出そうとすれば、社会的合意形成のプロセスを経ての決定に依存するしかないだろう。通常その決定においては科学的事実が重視されるが、いかに科学的事実を述べ立ててみても決定という要素は消えない。そこで行っているのは「いつから人とみなすか決定する」ことに他ならない。

その場合、Aという時点、Bという時点あるいはCという時点でヒトは生きる権利をもつ主体となる、といった議論が積み重ねられてきたが、そこでの論争は一貫して、われわれがそれらをどのような存在としてみているかを示している。端的にいえば、受精卵やヒト胚、また少なくとも初期の胎児は人の萌芽、潜在的人として語られる。つまり、人とそうでないものとの中間的存在である。受精卵から誕生にいたるまで、ヒトは次第に権利主体であ

る人に接近するという意味でグレードをもった準人的存在とみなされている。

　ヒトの生命の抹殺の重さは，この準人的存在のグレードに依存するが，このことにかんするわれわれの直感はこれで終わるわけではない。すなわち，ヒトの生命の抹殺を許容する条件は複雑であり，場合によっては，受精卵より胎児の命の方が軽くみなされてしまうこともある[4]。ここで，われわれの道徳的直感が間違っていると考えてはならないだろう。これが道徳的直感の実際であり，こうしたことを切り捨ててはならないだろう。いやむしろ，科学的事実を背景にして，こうした直感や思いが種々の説への賛成と反対の拠点になっていて議論を導いているとみなすこともできる。するとこのような直感そのものを考察しそれを根拠にする立場が考えられる。

　私は「ヒトはいつから人とみなされるか」という問いの立て方自体が誤っていたのではないかと考えている。ここでは発想を転換し，胚や胎児に関する倫理的思考は，近代的な権利主体を中心とするのではなく，胚や胎児へのわれわれの道徳感覚や直感，思いを重視するべきではないだろうか。同様のことは動物に権利を認められるかという議論についてもいえる。その立場は，後述するように，直感や思いの一部をなす「ケア」を基盤に据えることで，生命倫理と環境倫理を統合する方向へ導くものである。

(2) **アメリカからの輸入**

　生命倫理と環境倫理を統合すべき理由を上で述べたが，次には，2つの倫理の現状への不満を記してみたい。こうしたことを述べるのは，2つの倫理の統合によってこうした不満が解消されるかもしれないと考えているからである。まず，両倫理が主としてアメリカからの輸入である点についてである。

　生命倫理も環境倫理もともにアメリカにおいて70年代から注目されるようになる。これらを日本は輸入してきたといえる。外来思想の流入はそれなりの意味をもちうるが，思想風土の異なる国からの輸入は現実との間に

ギャップを生じやすい。

　生命倫理についていえば，それは自律・自己決定中心のアメリカの生命倫理の直輸入である。われわれはしばしば「欧米の生命倫理」と概括して呼んでいるが，欧米の生命倫理は決して一枚岩ではない。

　岩が何枚あるか定かではないが，ここでは「自由」「自律」概念の異なりに応じて，ミル的（米英的）とカント的（独仏的）というように大雑把に括ってみよう。倫理学的立場の分類としてしばしば用いられるものに従えば，J. S. ミルの立場は功利主義であり，行為や法の結果を重視する「帰結主義（consequentialism）」に属している。他方，I. カントは行為の結果を重視しない「義務論（deontology）」に属しており，基本的な立場は対照的であるといえる。

　ミル的な自由概念は「束縛からの解放」として特徴づけることができるのに対して，カント的な立場は「理性による自己支配」としての自由・自律で特徴づけられる。ミル的立場では，大衆や世論そして民主主義的合意形成への不信が背景にあり，世論や道徳，政府からの個人の自由が強調される。またここでは，他人に危害を加えないかぎり愚かなことをする自由が認められている。いわゆる「愚行権」の承認である。しかし，カント的立場では，他人に危害を加えない行為でも非理性的なものは本来の意味で自由な行為とはいえない。それはたんに欲求によって生じる行為にすぎない。それに対して，理性的人間の合意により作られた法や規則に従うことは，理性による自己支配であり自律に他ならない。

　生命倫理における主要概念である自律に関して，その哲学的・倫理学的根拠にかんしてこのように深刻な相違があるにもかかわらず，表面上それは明確に見えてこない。その理由は，医療の現場が「善行」という他律的・パターナリスティックになりがちな要素を含み，それがミル的とカント的という2種類の自律概念に対立しているからである。

　たとえば，自分の健康を顧みずに飲酒にふけることは，他人に危害を加えないかぎりミル的立場では愚行権によって認められるが，カント的立場では

否定されるだろう。しかし，重い肝臓病患者にとっては病院内での飲酒は厳禁であり，それに違反した場合は病院から追いだされることも覚悟しなければならない。ここでは自分の健康を損ねるような行為は慎まなければならない。このように，医療の場における善行中心的・他律的要素が，ミル的とカント的立場における自律に関する相違を目立たないものにしているのである。

しかし，生命倫理政策においては両者の相違は明瞭となる。たとえばかなり強いミル的立場をとるアメリカでは，理性的な合意によって得られた法よりも自己規制を中心としている。ところがドイツやフランスは，憲法や民法といった基本的な法とそれを補完する法から出発して具体的な法や指針を導き出している[5]。

それでは，アメリカから直輸入した生命倫理は現在適切に機能しているだろうか。私は，日本の医療や生命科学研究の現状に変革すべき点があり，その変革にこれまで生命倫理が大きく貢献してきたことは認める。しかし，たとえば，インフォームド・コンセントや病名告知の問題等において，日本の思想風土と生命倫理とのミスマッチが見られるのも事実である[6]。ではドイツやフランス流の生命倫理はどうかというと，理性的人間観になじみの薄い日本では，それが十分に機能するとは思えない。柳父章『日本語成立事情』（岩波新書，1982 年）によれば，日本ではもともと「自由」はわがまま勝手を意味していて，西欧思想の翻訳の際に大変な苦労をしたようであるが，そうしたいきさつからもそれは言える。

次に環境倫理について考えてみよう。これは生命倫理ほどはアメリカ一辺倒ではないが，それでも日本で論じられてきた環境倫理の多くは，アメリカ的な要素を色濃く残している。

それは原生自然（wilderness）へのバイアスに見ることができる。'Wilderness'という言葉は，たとえば J. ロックの『市民政府論』（*Two Treatises of Government,* Book II, §36）では，開拓されるべき「荒野」とか「荒地」

の意味で用いられている。このような土地が開拓や開発から保護されるべき対象へと転換することで,「荒地」は「原生自然」へと意味を変えていく。アメリカは建国以来,荒々しい自然を開拓することでアイデンティティを確保してきたということができる。1890年に連邦政府は「フロンティア(辺境)の消滅」を宣言したが,これに先立つ50年ほど前から,R. W. エマーソン,H. D. ソロー,J. ミューア等によって,人の手の加わっていない自然への肯定が提唱されていた。このような流れの中で,19世紀後半には国立公園が誕生し,原生自然としての自然の保護が政策レベルでも推進されることになる。

ところが,ヨーロッパで保護が主張されている自然とは人為の加えられた里山的自然[7]である。たとえば,イギリスでは1895年にナショナルトラストが発足し,自然環境と歴史的環境の保存の活動が展開されるが,ここで保存されている自然環境はいわゆる原生自然ではない。19世紀末にはイングランドから森はほとんど消滅していたのである。日本はというと,自然はごく一部を除いて里山的でヨーロッパに近い。ヨーロッパや日本では自然と人為を明確に区別することは困難である。

環境倫理における「人間中心主義」と「人間非中心主義」の立てわけ自体には意味があるといえるだろうが,生物や自然それ自体に内在的価値(intrinsic value)があるとする人間非中心主義が主流であった点にアメリカ的な特徴がうかがえる。

最近では環境正義論(低所得階層の健康・安全や途上国の環境破壊を考察)や,人の生活する地域的環境への着目も生じつつある[8]。しかしこれまで,日本の環境倫理ではたとえば水俣病問題等は主題として扱われることがほとんどなかった。そうした問題は主として倫理以外の学である,医学や社会学,法学の対象であった。

(3) 環境倫理の非政策性

環境倫理の現状への不満として,環境倫理が政策形成にほとんど役割を果

たしていないことを挙げてみたい。環境倫理の非政策性は，生命倫理の場合と大きく異なっている。生命倫理については，政府関連の審議会や委員会の活動や，学内や病院内の倫理委員会の重要な役割が政策性を十分に示している。それに対して，たとえば環境省のホームページから各種審議会や委員会の議事録を見るかぎり，いわゆる環境倫理が一定の役割を果たしているとは到底思えない。環境倫理が応用倫理の重要な一部門であるかぎり，こうした事態は見すごしにできないと思われる。

環境倫理の非政策性の理由の一つは，環境問題自体の複雑性にある。きわめて多くの領域がこれと関連しており，とくに科学，経済，政治の役割が大きくならざるをえないという事情がある。また，自然の世界の予測に関しては不確実性がつきまとう。そこから政策決定の困難さが生ずる。それゆえ，できるかぎりの事実認識と現行法，そして市民運動を含む種々の力が政策を導くことになる。ここには倫理的考察の入る余地が多くはないのである。

しかし，環境倫理の非政策性の理由はそれだけにとどまらない。環境倫理内部の問題としては，「原生自然」へのバイアスからの帰結という一面もあると考えられる。これまでの環境倫理では人間中心主義・非中心主義という抽象的な図式が強調されすぎており，主流は人間非中心主義にあった。このような立場では，形而上学そして人の生き方の面が強調されることになる。これまでの人間のあり方を根本から問い直すという意味で，それはそれで重要なことではあるが，そこではどうしても地域における人間と自然の具体的な相互関係が軽視されがちである。いうなれば，「環境倫理」は存在しているが，そこには「環境の倫理」という側面が欠如しているといえる。

環境倫理の主流派の考えでは，形而上学的・抽象的な自然が重視されており，人為の加わった自然を中心にすることは人間中心主義として否定される傾向にある。また，国民・住民の現在の意識や欲求は，環境倫理の提唱する思想によって変革されるべきものとみなされ，それらの現状を把握することは軽視されがちである。原生自然を重視し政策に反映させるアメリカとは異なり，日本やヨーロッパでは人手の加わっていない自然を中心にするかぎ

り，人間非中心主義の立場は非政策性という傾向に陥らざるをえないだろう。

私は国民や関連する住民の欲求や思いを重視すべきであると考えている[9]。この方向は政策形成にとって有効な「環境の倫理」に導くものであるし，既述のように生命倫理において人々の直感や思いを重視する方向とも一致している。そしてこれは生命倫理と環境倫理との統合の道へ通じてもいると思われる。

以下において私は，生命と環境の2つの倫理を統合する図式を示してみるが，これは日本や英米，独仏等のさまざまな思想風土における倫理のあり方を位置づける図式のひとつでもある。それゆえ，その中で日本的あり方を位置づけてみることができる。その意味で，本稿での考察は日本的な生命・環境倫理の可能性を探る試みでもある。

II. キー概念としてのケア

(1) 2つの倫理を統合する「ケア」概念
統合の他の仕方

2つの倫理を統合する視点として私は「ケア」を構想しているが，それを述べる前に，統合の他の仕方について簡単に見ておきたい。

まず功利主義による統合が主張されてきた。功利主義はもともと個人主義にもとづく近代的な倫理であり，生命倫理においても一つの有力な立場とされている。さらに，「最大多数の最大幸福」という功利の原理は理性の有無ではなく幸福を中核としているので，道徳的配慮の対象である「最大多数」の中に，幸福すなわち快苦を感じる能力をもつ動物を含めることも可能であろう。動物に快苦の能力を認めながら「最大多数」に含めないのは，この立場からは，人間という種を正当な理由もなく優先する「種差別主義（speciesism）」として批判されることになる。また，そこに将来世代を含め

ることもできるかもしれない。すると2つの倫理を功利主義で統合することが考えられる。

たしかにこれは原理的には一貫性を保つが、幸福を問題にするためには少なくとも感覚をもつことが必要であり、この立場では、道徳的配慮の対象として、感覚をもたない植物や生態系は除外される。また、将来世代も視野に含むとしても、功利主義の生命線である「最大幸福の計算」がきわめて不確実にならざるをえないという問題点もある。それに加えて、個人・個体を全体の幸福のために犠牲にしかねないという功利主義に特有の問題を抱えていること、さらに能力主義一般につきまとう深刻な問題の存在がある[10]。

権利によって2つの倫理を統合するという立場も提唱されている。いわゆる動物の権利、自然の権利の主張がそれである。この立場の根拠を概括的に述べると、ひとつは「権利」を有するとされる主体の範囲が歴史を通じて拡大してきたことにある。すなわち、その範囲は白人成人男子で一定額以上の納税者から、白人成人男子、成人男子、成人一般へと拡張し、近年では患者、また子どもにまで基本的権利が認められるようになったことから、動物や植物、そして生態系にまで拡張可能であろうというものである。もうひとつは、人間と生物とがともに自己保存をめざしつつ、しかも相互に依存関係にあるという点に着目し、人間と他の生物との間に道徳的に基本的な差別はないとする点にある。

この他にも、たとえばT. レーガンのように、自己意識をもつ動物に権利を認める立場がある。これは単純にいえば、近代的な権利の理論の核に自己意識のある主体という概念を置くことで、権利の理論を拡張する立場であり、P. シンガーが功利主義を動物にまで拡張することと対応している。そして、両者のあいだの論争は、20世紀後半以来さかんに論じられてきた功利主義と権利の理論の論争の動物版でもある。

2つの倫理の統合は、このように権利概念の適用範囲の拡大によってなされる。すると、残された問題は、動植物や自然の権利と人間の権利との優先関係を検討することとなる。これはこれまで環境倫理の主流を占めてきた考

えである。しかし，このような考えには大きな難点が存在することを指摘しておこう。それはまず，もともと権利概念は判断能力のある主体である人間を前提にして主張されてきており，政策の便宜上といった理由からでなく，本格的に動植物や自然物にも権利を認めるためには，その概念の大幅な変更を必要とするという点である。

そしてさらに，人間と他の生物の根本的な平等性から倫理規範を導く立場は失敗せざるをえないだろう。というのは，このような立場では，人間は他の生物と基本的に対等な地位にあり，他の種及び個体の存続にかんして配慮する義務があると主張するが，これは，他の生物ではなく人間だけが他の生物への配慮の義務をもつことができることを前提している。するとここには道徳レベルにおける根本的な不平等が存しており，平等に立脚する立場は自己矛盾に陥るだろうからである。

ケアによる統合

私は「ケア」概念を中心として2つの倫理を統合することを考えている。ヒト胚や胎児にかんして道徳的直感が重要であると述べたが，これは種々の事例についてのわれわれの判断を重視することである。そしてこれは，基本的原理や原則を定めてそれをトップダウン的に問題となっている事柄に適用するのとは異なる方法である。道徳的直感や思いの中には様々なものがあるが，ケアもそこに含まれている。ケアのほかに，善悪や公平や平等，また権利にかんする直感等もある。そうした中でケアとは一体どのようなものであるかについてはすぐ後に述べることにする。

「キュアからケアへ」の標語が示すように，現在ケアは医療において重要な位置を占めてきている。また，キュアも広い意味でのケアの一種と見なすとすれば，医療の領域をケアを中核にして論ずることもできるだろう。ただしその場合，従来の生命倫理における中心原理である自律や自己決定の原理を，どのように位置づけるかが最大の問題となる。後に示すように，私はこの問題は乗り越えることができると考えている。

ケアを生命倫理の中心に据えることが可能だとしても，環境倫理でもそれができるだろうか。これも可能だと私は考える。たとえば動物や植物へのケアが日常的に語られているし，将来世代について気にかけるとかケアするという表現を用いることも可能である。こうした日常的な用法の根底にあるケアの本質とは，「傷つきやすい対象からの要求に対する自然な応答」であると私は考えている。私は道徳的直感や思いを重視しつつケア中心の立場をとるが，それはこうした特徴を倫理の中核に据えることを意味している。つまり，環境倫理でケアを中核にするということは，動植物や自然や将来世代を，尊重すべきでありかつ傷つきやすい存在として捉えることである。

するとこうした立場におけるそれらケアの対象は，環境倫理における権利の立場が捉えたものと類似している。つまり，尊重すべきでありかつ傷つきやすい存在だから権利を承認することで保護するということと，そうした性格をもつ存在からの呼びかけに共感し応答するということ，すなわちケアするということとは対象の捉え方がよく似ているのである。両者の相違は，対象の側にある権利に重点を置くか，それともわれわれの態度であるケアに重点を置くかに存している。こう考えてくると，環境倫理の中心概念にケアを置くというのもそれほど突飛なことではないといえる。

そのことは，たとえば人間非中心主義の立場をとるH. ロルストンが「種や自然へのケア」という表現を用いていることからもいえる。「ケア」という言葉は種々の対象を目的語に取ることができるが，その中に種や自然も含まれるのである[11]。

以上から，2つの倫理をケアで結ぶのはかなり自然なことといえる。そうしてこなかったのは，一つには，生命倫理での自律の重視，環境倫理への権利の適用という立場に固執してきたからである。そしてもう一つの理由は，「ケア」という概念が日常の用法ではほとんどのものを対象にできる曖昧な概念であり，それを理論的概念として倫理の中核とするのに十分な検討がなされてこなかったからであるといえる。

(2) 自然へのケアを視野に含むケア論の必要性

　生命倫理における従来のケア論は人間だけを対象にしてきた。しかし，ケアの本質が傷つきやすい対象からの呼びかけへの自然な応答にあるとすれば，種々のヴァリエーションをともないつつ，その対象は人間以外の存在も含むことになる[12]。

　ただしその場合でも，ケアの対象は通常は動物一般や将来世代，自然等にまでは及ばないとされている。それは，ノディングズも述べるように，ケアとはもともと具体的で個別的な対象に向かうものであることに由来している。ケアの典型例（赤子，子ども，生徒，病人，老人，悩める人，ペット等）においては，ケアはたしかにこのような対象に向かっている。しかし私は，ケアの対象はそうした典型的対象を超えてはるかに広い範囲を覆うことができると考えている。具体性，個別性，直接性という枠を超えて，ケアは死者や神，自然，将来世代までをも含むことができるのである。このように人間を超えて神，死者，動植物，自然，将来世代までも対象にするケアの具体的イメージを描く上で，日本的なケアを考察することが役に立つと思われる。

　私は日本的なケアについて論じたことがある[13]。そこではまず，戦後の著名な日本人論の叙述から，ケア的といえるキーワード（「タテ社会」，「甘え」，「母性原理」）を抽出し，日本の思想風土の根底にケア的なものがあるということを示した。そして，『古事記』や『日本書紀』に見られる神々の振る舞いからその特徴，とくに「祀ることを求める」に着目し，「祀る＝ケアする」という私なりの解釈にもとづいて，ケア的関係は生者の間のみならず，生者と神，死者の間にも基底として存在していることを論じてみた。

　また，その解釈によれば，「祀ることを求める神」は「ケアを求める神」であり，適切にケアしない場合は祟りを示すことになる。さらに，日本における死者への儀礼や，能の一種である「夢幻能」において切々たる訴えを聴いてやることで死者の霊が鎮まっていく様子，生者どうしの同情共感にもとづく基本的関係の考察を通じて，ケアを求めることは日本ではあらゆる魂一

般に妥当することであるということも述べてみた。日本の神話においては，動植物や自然も神に似て魂をもつとされるかぎり，それらもケアを求めているといえる。自然は祟りや猛威をもって人間を脅かす一方で，適切にケアされ保護されることを求めているのであり，人間と自然や動植物の間にはケア的関係が成立しうるのである。「もののあはれ」ということもこの延長上で解釈可能であろう。このような考えを敷衍すれば，ケアの対象に受精卵や胎児，将来世代も含むことも可能だろう。

　祟りを鎮めるために神をケアすることや「情けは人のためならず」の言葉が示すように，日本のケア的関係においては即物的な互恵性の要素が強く現れている。ここから，ケアには見返りがあるということ，多くの場合，ケアするものは見返りを求めない聖人ではないことが，日本的ケアの特徴として導かれてくる。ただし，ケアとは何であるかを考察すれば，日本においてもケアにおける互恵性は即物的な関係にとどまるわけではないことが理解される。

(3) よき関係の形成・維持としてのケア

　ケアの本質とは，傷つきやすい他者からの呼びかけに自然に共感し応答することであると述べてきたが，それによって何がめざされているのだろうか。もちろん，相手の訴えに応じること，その意味で相手にとって善いことを行うことがそれであろう。すると相手への善行でもってケアの意味するところが尽きるのであろうか。しかし，もう少し考えてみよう。ケアは共感・同情をもってなされるが，そのことでいわば他者との一体化が生じる。そして，こうした共感なしの善行は本来のケアとは言いがたい。本来のケアには共感し応答することが本質的な要素として含まれているのである。

　また，ケアする側がされる側に共感して一方的に善行をなすというのでも不十分である。というのは，ケアは互恵性を含んでいるからである。日本的ケアは特にその傾向が強いのだが，それは他者の善のみを追求していない。「情けは人のためならず」であり，そこではケアする側での即物的な善もし

ばしば視野に入っている。ただし，ケアの互恵性はそうした即物的な善にとどまらない。他者とつながる，ある意味で一体化するということそのものが，ケアするものとされるもの両者の，深いレベルでの自己確認，自己実現となっているといえるからである。つまり，ケアすることでケアする側も実際に何らかの援助や利得を得るという側面とともに，他者とつながることそのものが善をもたらすのである。その後者の善は，ケアにおける高揚感や充実感，あるいは静かな感慨や癒しの感情となって現れてくる。これは前者の即物的な善とは異なり，ケアするものがめざしているものではない。ケアすることで与えられる，いわば自然からの褒美（reward）なのである。この意味で，ケアは本来，ケアする側とされる側の双方にとって「よき関係」を形成するといえる。こうした点で，たんなる他者への善行とは異なるのである。

　他者との共感や一体化そのものが善をもたらすことは，実際には感じられない場合も多いが，それが感じられる典型例として赤子へのケアが挙げられる。「人は3歳までに親孝行する」といわれているように，本来赤子へのケアには苦労も多いが喜びも大きいものである。近頃では幼児虐待がしばしば報道されているが，これは本来的なケア関係，つまり親子の間のよき関係の不成立が根本にあるといえる。

　また，自然との一体化による癒しの経験も，共感や一体化が善をともなうことを示している。環境保護や種の保存は自然へのケア的な働きかけであるが，たとえば深山幽谷あるいは野山を探勝するときにもつ癒される感覚においては，ケアにかんしてわれわれからの働きかけは存在しない。むしろ，自然のほうがターミナル・ケアにおけるケアする人のように，われわれの悩みを黙って聴いてくれているといえる。この意味では，ここでの自然は能動的に働きかけはしないが，われわれをケアしているといえる。するとケアには非能動的ケアもあることになる。こう考えると，自然界の多くのものが能動的にあるいは非能動的にケアしているといえる。いわばケアのネットワークであるが，これは日本の神々の間での祀り祀られる関係のネットワークに類

似しているといえるかもしれない[14]。

　以上から，ケアの本質は，傷つきやすい自己と他者の存在を前提にして，相手の要求への自然的応答にもとづくさまざまな種類の善行によって，自分と他者とのよき関係を形成・維持することにあるといえるだろう。ケアを中心とする倫理は，このようなケアの本質を根底にもちつつ，ケアのあり方，すなわち自他の間のよき関係のあり方にかかわるものである。

　これに対して，自律や自己決定を中心とする立場は，自律によって自己実現する自由な独立した自己や他者を前提にしている。これは，他者との関係の中で本来の意味での自己実現がなされるというケアの立場とは大きく異なっている。両者の人間観も大きく相違している。自律中心の立場の根底にあるのは，独立した強い自己であるのに対して，ケア中心の立場では，種々の関係の中にあり，またそれゆえに傷つきやすく弱い自己である。また，パターナリズム（ある人の意思に反しても，その人にとって最善とみなされることを強制することを認める立場）も，幸福や善にかんして優越的立場にある自律した個人が，そうでない人に対して，その人にとって最善と思えることを強制することを認める立場であり，ここでも自律・自己決定中心の立場と同様の人間観が根底に存している。

　本章での考察は，私の日本的ケアの解釈（神の観念の解釈を中心とする）を参照している。その解釈が正しければ，日本におけるケア中心の倫理の具体像がそこから示されるだろう。しかし，それがたとえ誤りであっても十分に理論的意義をもちうる考察であることを本稿はめざしており，その意味での普遍性をもちうるものを構想している。

III. ケアと権利

(1) ケア中心の倫理の欠陥

　このように生命倫理と環境倫理とをケアによって統合する試みは，他の試みよりも可能性があると思われる。しかし，ケアや感情を倫理の中核におく

立場には重大な欠陥がつきまとっており，それを乗り越える必要がある。

　D. ヒュームやアダム・スミスが道徳感情論という立場をとったことはよく知られている。道徳や倫理の基礎を道徳感情に求めるそうした立場では，感情の本性としての主観性や個別性を克服して，いかにして普遍性を確保するかが大きな課題であった。彼らは，そのために「一般的観点（general point of view）」（ヒューム）や「公平な観察者（impartial spectator）」（スミス）といった観念を導入したが，ケア中心の倫理においても「主観性」や「個別性」，「直接性」への偏りが大きな困難を生じさせる。ケアということが，個別的状況において，相手からの呼びかけに自然に共感し応答することである以上，どうしても主観的応答や個別的対応になりがちである[15]。それゆえ，その時々の自分の感情や気分から，ケアすべき相手をケアしないといった場合が生じるし，それほど必要でもないのに手厚いケアをすることもあるだろう。ケアが必要であるにもかかわらず，遠く離れているためにケアがなされない場合もあるだろう。これは，理性より感情を重視し，普遍的判断よりも個別的判断を重視する立場に共通の欠陥といえる。

　これらと関連することであるが，ケア的関係は，たとえば過度のパターナリズムや支配としてのケア，べったりのケア関係，また逆に希薄すぎるケアに陥りがちでもある。これらはそれぞれ「べったりケア」「さらさらケア」とでも呼べるものである。このうちでパターナリズムや支配としてのケアの根底には，個人よりも集団重視の傾向，他者性・自律性の軽視，世間の目による支配といったことが存している。

　このようにケアや道徳感情を中心とする倫理は特有の欠陥を抱えているが，それが致命的なものであり，そもそも倫理として成立しないという議論もある。それは次のような筋道をとる。まず，ケアの中には好ましくないようなケアが不可避的に含まれている。そして，あるケア的関係が望ましいものであるかどうかの判断を，普遍性や平等，また基本的人権といった，ケアや直感の外にある原理や規範によって行うのであれば，そうした原理や規範こそが倫理的原理としてふさわしいことになる。すなわち，倫理はケアや道

徳感情中心ではなくなるというのである。

　道徳感情一般ではなくケアを中心とする場合に限定してみると，種々のケアの核にありまた根底にあるのは，子どもや病人等の助けを必要とする相手からの求めに共感して行う自然的ケアである。この自然的ケアを基底として種々のケアが派生してくるが，その中には「よきケア」も「悪しきケア」と呼びうるものも含まれている。この中の悪しきケアとは，個と共同体，あるいは個体性と関係性という人間の二面性の一方が強調されすぎるときに生ずると考えられる。というのは，悪しきケアは，大雑把には，自分の感情や気分に依存するケアと他者を支配するケアに大別されるが，それらは個人と関係，個人と集団とのバランスの喪失として理解できるからである。

　それではそのバランスのよさが根本的原理ではないかといわれるかもしれない。しかし，そうしたバランスのよさの基準自体も，自然的ケアの経験の中に存すると考えられる。つまり，ケアのよし悪し，善悪を判別する基準は，バランスのとれた自然的ケアの経験の中にあると考えられる。そして，そのようなバランスのとれた形態が「ケアの本性」と呼ばれるものにほかならない。

　このような見解が正しいとすれば，ケア的関係のよし悪しを判断する基準もやはり歴史を通じてなされてきたケアにかかわる経験や諸実践の中にあることになる。また，こうした諸実践自体の正当化が問われる場面では，ケアの本性にかんする考察がその基底をなす。このようにして，ケア中心の倫理に対する根本的批判は回避できると思われる。

(2)　権利による補完

　ケア倫理の存立にかかわる批判をかわすことができたとして，つぎに考察すべきことは，ケア倫理の欠陥をいかにして補うかである。ケア中心の倫理の欠陥を補完するものとして，さきに挙げたように，ヒュームのように「一般的観点」を導入することがまず考えられる。そのような道は倫理における感情やケアのあり方を規制することで欠陥を補うものである。そして，その

補完がケア概念の枠内でなされる場合は，いわば感情やケアの一元論に立つことになる。この方向は，一般的観点のほかに種々の補完物をケアの本性から導きだすことになるが，それに対して，ケアの向かう対象の側にケアや感情を規制するものを設定する立場も可能である。私は，ケア中心の倫理への補完として，この2つの方向を考えている。これらについて，順次考察してみることにしよう。

　まず，ケア一元論に固執しない後者の方向から述べてみる。これは「一般的観点」のようなケア内部の規制枠で保障しようとしたことを，ケアの向かう対象に帰属するものによって確保するものである。現代においては「権利」による補完という道がそれにあたる。すなわち，さまざまな逸脱したケア，好ましからざるケアが生じないために，ケアの対象に権利を認める方向である。そして，いかなる権利が認められるべきか，権利と権利の優先関係はいかにあるべきかといったことについては，当事者間の「よき関係」の形成・維持を前提としつつ，権利を有するものの間の対話による合意形成によって規定されていくことになる。

　権利はもともと自然法に依拠する自然権として導入されたが，自然法への批判とともに「自然権（natural rights）」という言葉も次第に使われなくなり，今日では「人権（human rights）」という語が主として用いられている。それとともに，神や自然法等の支えをなくしたため，権利の根拠があらためて問われることになった。これは，現代の倫理学や法哲学におけるきわめて重要な課題である。本稿では権利をケア中心の倫理の補完として捉えるが，これはケア中心の立場から，その欠陥の補完として権利を位置づけ，また根拠づける試みでもある。このように，権利概念の根拠を示すことができるという点に，「ケア中心の倫理の補完としての権利」という主張の一つの意義が存するといえる。

　それでは権利中心の立場での権利の根拠づけはどうなるだろうか。ここでも，さきほどケア中心の倫理への批判に答えたさいに前提した人間観をもちだすことにしよう。これは人間の基本的なあり方を「個人性」と「世間性」

の二極の統合とする和辻哲郎の考えに依拠している（彼の『倫理学』，『人間の学としての倫理学』を参照）。彼によればそのことは，日本語での「人」と「人間（人と人の間）」の混同や，「ひと」という語が，人であり他人であり世間であり，また自分でもあることに端的に示されている。人間存在はそのような二元性を呈しており，その二極は相互に否定的関係にある。そしてその関係の固定化は倫理的停滞にほかならないと彼は主張する。

　このような，個人性と世間性あるいは共同体性という互いに否定しあう人間存在の二元性から，権利を根拠づけることが可能ではないかと私は思う。すなわち，そうした二元性の一つの極である個人性の近代的な発現形態として権利を捉えるのである。するとここでの権利とは，近代における産物であり，人間本性に根ざしたいわゆる普遍的な自然権ではないことになる。「個人性」という極に対応するものとして，たとえば日本の武士の生き方を考えることもできる[16]。私の立場からは，ケア中心の立場をとるにせよ，権利中心の立場をとるにせよ，いずれにせよ権利は自然権の有していた普遍性を失うことになるといえるだろう。

　このようにケアと権利とを相互補完関係にあるとする点で，私の立場はC.ギリガンがその著作[17]で提唱した「ケアの倫理」の立場と類似する。しかし，ここで日本とアメリカの思想風土の異なりを考慮すべきである。ギリガン流のケアの倫理は，権利や正義中心の倫理を補完するものとして構想されるが，これは個人主義的自由主義の傾向の強いアメリカ的思想風土における話である。日本のようにケア的傾向の強い国ではむしろ，先ほどから述べているように，ケア的倫理の補完として権利概念が要請される。日本でケア論を論ずるさいには，このことに注意を払うべきである。

権利の目録

　ここで大雑把ではあるが，ケアの補完として規定される権利の目録を提示することも可能である。悪しきケアと呼ばれるものの一つの類型は感情や気分に依存してなされるケアにあった。もう一つの類型は，相手の自由を奪う

ような支配的ケアにあった。このような2種類に大別されるケアの弊害を是正するために要請される権利も、それに対応して2種に大別できる。ただし、ここにおいては、ケアということを広義にとらえ、個人間のケア関係だけでなく、「ヘルスケア」や「福祉」のように、国家と個人の間にもケアが成り立つことにする。すると、その権利の目録とは以下のようになる。

A．ケアされる権利：養育される権利　教育を受ける権利　医療を受ける権利　社会保障を受ける権利等。
B．自律のための権利：自由（生命・身体・思想・信条・幸福追求にかんして）である権利　所有権　参政権等。

このA，Bの順は、権利をケアの欠陥の補完として捉える立場からのものである。それゆえ、感情や気まぐれによらず適切にケアされることにかんする権利が一番目にあり、次に、支配的・束縛的ケアから解放され自律することにかんする権利を置いてある。歴史的には、西欧において権利概念はほぼ逆の順序で発生してきた。すなわち、まずBのいわゆる「自由権」が成立し、その後に自由権だけでは貧富の差が開きすぎるというので、貧しい人々の教育や生活を保障するためにAに対応する「社会権」が登場した。その意味で、歴史的には自由・自律の権利からケア的な権利へと展開したといえる。

上の目録では、ケアを広義にとらえてはいるが、現代の権利の目録に一応対応するものとなっている。それゆえ、権利をケアの補完物として規定することも的外れではないといえるだろう。

(3) ケアの補完としての不断の自己評価

ケア中心の倫理の欠陥の補完として権利を位置づけることが認められるとしても、それがふさわしい領域は主として判断能力のある成人の間である。こうした領域では、近代的な倫理原理による補完が可能である。また、判断

能力のある人の間で，ケアのあり方，権利のあり方について合意形成も可能であろう。ところが，そうした権利による補完がふさわしくない領域が存在しており，その中には生命と環境の両者にわたるものがある。すでに述べたような，受精卵やヒト胚，胎児，また，将来世代，動植物，自然にかかわる領域がそれである。ここでは近代的意味での権利を語ることが不適切であると考えられる。

　それでは，こうした領域でケア中心の倫理の欠陥をいかにして補えばよいのだろうか。先述のように，ケア中心の倫理の欠陥を補う仕方には2種類があった。そして，権利概念の適用がふさわしくない領域では，ケア一元論による対処が適切と思われる。権利概念が機能する領域では，ケアするものとされるものの間に対話が可能であり，それにより相互に納得できるケアのあり方が規定されていくだろう。しかし，ケアの対象がヒト胚や胎児，動植物，将来世代では，ふつうの意味での相互の対話は期待できない。環境倫理の難しさの根本はここに存している。私はここでは，対話による相互理解に代わるものとして，ケアに対する不断の自己評価・反省がケアの欠陥を補うと考える。

　ここでの自己評価とは，われわれの姿勢・態度の不断の点検であるが，それはいわば声なき声，沈黙の言葉を聴くこと，対話できない相手と対話することでもある。このときヒト胚や動物，自然，将来世代は，死者がそうであるように，われわれを映しだすいわば鏡としてある。われわれは鏡の前でみずからの居住まいを正すのである[18]。

　こうしたことと道元の『正法眼蔵』中の「無情説法」とは一脈通じるところがあると思われる。「無情」つまり意識や感覚のない対象の説法の声を聴くとは，道元も述べているように，実際に耳で聞くのではない。それは五感を駆使して体全体で聴くことである。そしてそれは，自分を巻き込み，自分がそこで本来のあり方を取り戻すような大きな動きを感ずることであり，われわれの行うべきことを責任として受けとめることであろう。五感をフルに活用しての，不断のそしてあらゆる視点からの探求・検討は，対象のあり方

にみずからを合わせて探求することでありつつ，探求するもの自身をも変えていく。声なき声を聴くというのは，たんにわれわれの姿勢を点検するというだけでなく，実際にその声が聞こえてくるという確信にまで近づくことでもある。不可能なはずの「将来世代との対話」がもし可能であるとすれば，それはこのような過程を通じてでしかないだろう[19]。

　そのようなことは形而上学や神秘の領域に属することかもしれないが，われわれの行動や政策への不断の自己点検は，少なくとも，対話できない相手へのあるべき態度としてケア中心の倫理にとって不可欠であるといえる。

　ただし，自己評価する場合には，それ相応の基準が必要となる。ここでは，ケア一元論の枠内でそれを求めてみよう。その候補としては，まず自然的ケアから抽出されたケアの中核的意味にもとづくものが考えられる。それには，M. メイヤロフがケアの本質的要素として挙げたもの（知ること，種々の観点をとること（alternating rhythms），忍耐，正直，信頼，謙遜，希望，勇気）が参考になるだろう[20]。

　さらに，われわれがこれまで尊重してきた規範や納得できる正当化理由等を挙げることができるだろう。ここにヒュームの「一般的観点」に相当する公平性が含まれる。これらはケア的思いや態度を含む広義の実践に属しているが，このような実践とはわれわれの道徳的感覚や直感によって支えられている。この意味でこのような実践に依存することは，ケアのみならず種々の道徳感情や思いを含む広義のケア一元論の範囲内にあるといえるのである。

　ケアとはよき関係の形成・維持であると述べたが，自己評価の基準を考察することは，その「よき関係」とはいかなる関係であるかを問うことにほかならない。また，いかなる権利を認めるべきであるかという点についても「よき関係」のあり方が基礎にあるべきである。すなわち，ケア中心の立場では，主要な具体的倫理的問題はここに集約されるといえる。そして，それは一般的には上で挙げた基準によって考察すべきことであるが，詳細は個々の問題ごとに異なるものであろう[21]。

IV. 生命・環境倫理の統合へ向けて

(1) ケア中心の倫理の展望——具体的問題への適応

以上では，ケアを中心とする倫理の輪郭を述べてきたが，抽象的叙述が主であった。ここでそのような倫理をいくつかの具体的問題に適用してみよう。

ただし，紙数の制約もあり，ここでは簡単なスケッチにとどめざるをえない。また，ここで言及されている道徳的直感や思いは実証的にも支持されるべきものとしてある。

IC，安楽死

まず，インフォームド・コンセント（IC）についてである。ケア中心の倫理でも，ICにおいては患者の自己決定を重視するが，それ自身が最高の目的なのではない。むしろ，患者にとっての善の促進と，医師と患者そして家族の間のよき関係の形成・維持が究極の目的とされる。それゆえ，その目的のためには，患者の自律をある程度損なうようなことも許容されるだろう。たとえば，患者への説明において医師による指示が度を過ぎない程度で認められるだろうし，「すべてを信頼する医師にまかせる」というのも，状況によっては許容されることになる。

ICにおける補完としての権利は，医師の感情的きまぐれや患者への支配というケアに特有の欠陥に応じるものとして，十分な説明を受ける権利，治療法や被験者となることを決める権利，拒絶する権利，同意を覆す権利等が考えられる。

次に積極的安楽死（患者からの要請にもとづいて致死量以上の薬物を投入することで患者を死に至らしめること）についてであるが，生命は絶対者や社会全体のみが左右できるからとか，あらゆる殺人は否定されるべきであるという立場はここではとらない。また，自己決定権にもとづいて安楽死を肯

定するのでもない。これまでの安楽死論議はそのような土台の上でされてきたが，ケア中心の倫理ではこれらと異なる立場が可能である。それは，医師と患者のよき関係を前提したうえで，安楽死を究極のケアとして捉える立場である[22]。

ここでの補完としての権利は，本人の明確な意思表示なしに安楽死させられない権利，以前の意思を撤回する権利，痛みを緩和する医療を受ける権利等である。また，安楽死に関与したくない医師の側の自律を擁護するために，患者からの要請を拒否する権利も認めるべきだろう。

胎児・ヒト胚

胎児については以下のように述べることができる。たとえば中絶に関して，絶対的原理としての生命の神聖さ（SOL）や，胎児の権利，母親の権利，またヒトはいつから人とみなされるかという議論に訴えることはしない。SOLや権利概念に代わって，妊娠した女性，その相手，家族等の複雑な思いを重視すべきであろう。これは，個別的状況下での個別的判断を重視するということである。ここでは，ルーティン的な一般的判断をすべきでないという原則が重視されるべきであり，一般的観点よりも一人の人間としての私の立場からの十分な検討が必要である。

中絶問題において当事者の思いやケアを中心とすることに伴う欠陥の補完として，個人の態度決定レベルでは，中絶に必要な納得のいく理由の提示が必要となる。その理由はまず，われわれの合意にもとづく法や指針に反しないものであり，かつケアの本質に適合するものであるべきである。つまり，胎児と十分に声なき対話をしたか，一時的な感情によるのではないか，身勝手な理由によるのではないか，といったことが問われる。ここでは，胎児の生命を奪うことは悪いことであるという直感が暗黙の前提としてある。

この意味での生命の神聖さ（SOL）は，絶対的な不可侵の原理ではなく，われわれの基本的な道徳的直感レベルのことがらと見なすことができる。これはドゥオーキン（注12を参照）が示した方向でもある。

政策レベルは科学的事実を踏まえつつ,既存の法や慣習的実践,そしてわれわれの道徳的思いや感情にもとづくべきであるが,権利主体となりえない存在を対象とする場合には,現行の法や指針にかんする不断の見直しが必要である。この見直しに観点を与えるのは,ケア的意味での「よき関係」とは何かへの問いかけにほかならない。

受精卵やヒト胚の研究についていえば,「よき関係」の当事者は,一方では受精卵やヒト胚であり,他方はそれらの提供者,研究者である。そしてこの問題は中絶の場合よりも個別性の程度が低く,人間や生命に対する人々の態度に深くかかわることから,広くは国民もその当事者に含まれうる。

受精卵やヒト胚,そして胎児を含めてであるが,これらについて考察するさいの困難さは,それらへの人々の思いがES細胞研究から生殖補助医療,遺伝子診断,選択的中絶といった広範な問題群にかかわっていることである。それゆえ,生命の神聖さ(SOL)や権利概念のもつ領域横断的な普遍性が有効となってくる。

しかし,私の考察の方向は,補完としてのみ権利概念を用いるものである。また,SOLをドゥオーキンにならって,われわれの基本的な道徳的直感レベルのこととみなすものである。これによってSOLはいわゆるドグマとしての絶対的原理ではなくなるが,われわれが問題を考察する上での基本的思いとしての生命の尊重を示すものとなる。このいわば緩いSOLとともに,ヒト胚を単なる道具とみなさないことも基本的な思いと考えられる。これも人間を対象とする場合のような絶対性を有しないのであり,他のさまざまな原理によって覆されうるものである。そしてこのような生命尊重と非道具化を背景として,提供者の同意取得という前提のもとで,受精卵やヒト胚に関する種々の利用・研究・治療の必要性が考慮されることが,ここでの「よき関係」の考察といえる。

この「よき関係」の規定にあたっては,不断の自己評価・見直しが必要なのはいうまでもない。「よき関係」と不断の見直しとは相互作用の関係にある。そして,ここでの文脈に限定して述べれば,受精卵やヒト胚についての

研究・治療への許認可を与えるとともに，現状調査を実施し状況に応じて指針を変更していくような，受精卵・ヒト胚管理機構のような組織が存在することが望ましい[23]。

将来世代

ここで将来世代のことを話題に挙げてみよう。将来世代への責任を根拠づけることの困難さの一つとして，将来世代のもつ欲求や価値観が予測しがたいことがしばしば主張される。「将来世代」でどれほどのタイムスパンを考えているかが問われる必要があるだろう。たとえば子や孫の代というのならば，それほどギャップはないかもしれない。それでも，さらに遠い将来を考えても，地球の資源や環境にかんして次のことはいえるだろう。

まず，将来世代の選択肢をせばめるようなことは回避すべきということである。200年先には自然よりもヴァーチャルな環境が主として価値をもつようになっているとしても，ヴァーチャルだけでなく自然とヴァーチャルの両方から選択できることはよいことと思われる。また，現在のわれわれから見て明らかに自然的・社会的な環境悪化と思えることは回避すべきであろう。たとえば地球的な環境汚染やエネルギーの枯渇，戦争を常態とする世界，基本的人権の踏みにじられた社会を残すべきではないのである。

われわれと将来世代との間の「よき関係」は，以上のことを必要条件としていると私は考える。そして，環境にかんすることも将来にかんすることも，ともに不確定要素が多いため，ここではとくにわれわれの決定に対する不断の検討が不可欠となってくる。

人間の尊厳について

以上述べてきたことは「人間の尊厳」という概念に深く関与していると思われる。「人間の尊厳」とは，人間が人間であること，その意味での人間としての絶対的価値にかかわる概念である。それはまずは人間と動物との根本的相違と連関している[24]。

「尊厳」概念，あるいは言葉は異なってもそれに類する概念は，人間が人間としての自覚をもったときから今日まで用いられてきたと考えられる。近代以前は，「尊厳ある生き方」，「信仰者の尊厳」や「武士の尊厳」のように，もっぱら個人や集団についていわれてきた。この用法は現代でも「尊厳死」や「寝たきり老人の尊厳」等として続いている。

　現在，「人間の尊厳」といわれていることは，人間が人間であるかぎりもつ絶対的な価値のことで，西欧近代の思想に由来している。ここでもそれ以前と同様に，人間と動物との根本的相違が基礎とされる。「計算ができること」や「言語の使用」等がそうした相違点として挙げられるかもしれないが，そうした能力はいずれコンピュータでも可能になるだろう。それでも，他者に対して道徳的配慮をすることは人間という種に特有であろう。すなわち，人間は道徳的な配慮をする（あるいはその可能性をもつ）存在である点で尊厳を有するということができる。

　すべての人間をそのように捉えるところに，近代的な人間の尊厳概念がある。カントにおける「人間の尊厳」もこのように解釈できる。ここでは個々人は，他の人々を平等にかけがえのない価値をもつ存在として道徳的に配慮するという点で尊厳をもつことになる。ここから，すべての人間に平等な権利があるという思想が生じてくる。それゆえ，基本的人権の侵害は人間の尊厳への侵害である。また，人間が他者を絶対的価値を有するものとして配慮する社会のあり方への否定も，人間の尊厳への侵害ということができる。

　こうした脈絡で考えると[25]，権利をもたない対象にも共感し道徳的配慮をするというのは，人間に配慮し共感するというのと同様に，人間に特有のことであり，近代的な規定よりも広い意味での「人間の尊厳」に関わっている。つまり，胎児や受精卵，ヒト胚，死者，将来世代について道徳的思慮をめぐらすこと自体に広義の人間の尊厳は現れている。そして，その概念の意味の核は狭義の尊厳概念にある。ただし，この場合には，人格と人格の間での場合と異なり，権利をもたない胎児やヒト胚，死者，将来世代と「よき関係」を形成・維持すること，またその関係を不断に点検・見直すことに人間

の尊厳は表現されることになる。

(2) 環境政策への提言

　ケア中心の倫理は、基本的権利や普遍的道徳原理、あるいは理性に依拠する立場と異なって、ケアを含めた人々の道徳的直感や思いを基礎とする。それゆえそこでは、個人的思いだけでなく地域の人々の思いや歴史的民族的な思いも重視される。環境政策にかかわる倫理においては、環境への思いとして、たんに人間の都合を中心とした思いではなく、心配（care about）と配慮（care for）の両方の意味でのケアが重視されることになる。

　そうした思いを把握するには、意識調査や歴史学的・社会学的・人類学的研究等との連携が必要となってくる。従来の環境倫理では抽象的な一般的原理を立てることが主眼であり、地域住民の思いはほとんど考慮されていなかった。環境倫理が環境政策にも関与するようになるには、人々の意識を環境思想によって変革することよりも、まずは意識の現状の把握が必要であろう。とくに、原生自然と違って里山的自然が考察対象である場合には、地域住民の思いや感情を考慮することを必要とする。「抽象的人間」と「抽象的自然」の関係ではなく、「具体的人間」と「具体的地域的自然」の関係を論ずる考察枠組みがそのとき有効となるだろう。ケアのもつ個別性・具体性の長所がここに発揮しうると考えられる。

　また、これまでの環境倫理では、環境政策の不断の評価・反省の「不可避性」も導出されていない。上述の私の主張では、環境にかかわる倫理規範や法、指針をケア中心の立場から導くさいに、ケア中心の倫理の欠陥を補完するものとして、我々の態度への不断の自己評価・反省が不可欠であった。環境政策についていえば、たとえばここから、政策への住民の意見の反映方法や住民の自己決定の範囲の考察を含めた、国や自治体と住民の関係の再検討、また政策を企画・立案する組織のあり方への反省、不断の自己評価の実践としての「時のアセス」の重要性等が示されることになる[26]。

　さらに、そうした環境政策の不断の自己評価にも相応の基準が必要であろ

う。それはこれまでの諸実践の中で析出される「よし悪し」の概念を踏まえつつ，試行錯誤を繰り返して見つけていくべきものであり，ここでも，生命倫理の場面で主張された「よき関係」の構築に対応するものが求められる。

自然や動物はケアによってわれわれと結びつく他者的存在である。「よき関係」は『古事記』や『日本書紀』での人間と神々との関係のように，ひとつは神々の猛威を回避するような関係である。そしてもうひとつの側面は，自然へのケアによってわれわれの生自体が充実し高揚するということである。これらは究極的には人間の生のあり方を根本においており，いわゆる人間中心主義的思考である。しかし，これはわれわれと他者なる自然との不可分離的結びつきを重視しており，人間が自然を離れては本来の仕方で自己実現できないことを示しているともいえるだろう。

恐怖に裏うちされた安心感，そして高揚感によって人間が取り戻すのは，自然という他者とのそうした深いつながりに他ならない。他者との接触により種々の仕方で畏怖や安心，充実・高揚を感じつつ私性を超越するのは，われわれにとって基本的・根源的な経験といえるだろう。

(3) ケアと権利の停滞について――徳の意義

ここまで，ケア中心の倫理を権利やそれに代わるものによって補完する道を示してきた。もちろん，ギリガンが「ケアの倫理」で示したように，権利中心の倫理の欠陥をケアで補うという逆の方向もありうる。このような補完によって，理論上は望ましい倫理的枠組みを得ることができたように思えるかもしれない。しかし，これでもまだ倫理的停滞の懸念を拭い去ることはできないと思われる。

ケアの場合，停滞や逸脱形態として，一方に，べったりすぎるケア，強いパターナリズムのケア，また支配的ケアが，他方には，さらさらすぎるケア，いやいやながらの義務的なケアやケアの怠慢がある。これらは一般化すれば「よき関係」の破綻である。また，権利はもともと個人の「自由」を基盤にしているため，自己中心主義，また社会性や公共性の喪失という危険を

常にはらんでいる。

　権利とケアは相互に補完される関係にあるといっても，その補完関係が首尾よくいかない場合がありうる。それはまずは，補完すべき権利やケア自体が逸脱し停滞している場合である。さらに，一般に権利はミニマムな道徳規範でありそれに対応する義務をともなうが，貧しい人に寄付することが通常は義務でないように，善行とともにケアも通常の義務を超える要素をもっている[27]。それゆえ，たとえば支配的ケアという欠陥に対して権利への訴えが有効であっても，心のこもらないケアに対しては権利や義務は無力にとどまってしまう。また，権利中心の社会で生じがちな人間の孤立や自己中心という弊害をケアで補えたとしても，民主制の基本にある国政の主体者としての自覚の欠如は，ケアによって補完できるとはいえないだろう。

　私はこのような停滞を破るものとして「徳」が不可欠であると考える。たとえば先述のように，メイヤロフのケア論でも，「徳」とは呼ばれていないが，ケアを支える徳の目録といえるものが示されている。私の考えでは，この徳論の意義は，ひとつには「よき関係」の本質を示すことにあるが，もうひとつの意義は，「よき関係」の破綻，倫理的停滞を打開する鍵がここにあるという点にある。ケアにかんしては彼の挙げた「知ること」，「種々の観点をとること」，「忍耐」，「正直」，「信頼」，「謙遜」，「希望」，「勇気」という徳目が考えられる。これらに，公共性の観点から権利を支える徳として，社会活動への参加や現在そして将来の社会への構想をもつこと等が挙げられる。これらはもちろん教育の問題へとつながっていくことになる。

＊この論文は次の研究助成による成果の一部である。
　住友財団 2001 年度環境研究助成「日本の環境政策評価――「反省的均衡」の方法による環境関連審議会議事録の分析」
　平成 15 年度日本学術振興会科学研究費補助金基盤研究(C)「理論的・実証的探究に基づく応用倫理学諸部門の統合可能性の研究」

注

1) T. L. Beauchamp, J. F. Childress, *Principles of Biomedical Ethics*, 5th ed., Oxford University Press, 2001. 私の手元には第4版もあるが、やはり四原理が中心であり第1の原理が自律（Autonomy）であることには変わりがない。この最新版でもクローン人間作成，代理母，ヒト胚等に関する議論が欠如している。そのことは，これらが四つの原理だけでは扱いにくいということを示している。
2) 加藤尚武『環境倫理学のすすめ』丸善ライブラリー，1991年を参照。
3) 私が2003年2月に実施した調査「研究者における生命倫理観に関する調査」（平成14年度科学技術振興調整費 科学技術政策提言「生命科学技術推進にあたっての生命倫理と法」プロジェクトに基づく）では，全国の研究者700名（生物系430名，理工系94名，人文系154名，その他22名）から回答を得た。その問いの中に「研究上の葛藤経験」を尋ねるものがあった。葛藤経験は生物系が最も高く「たびたびある」と「何度かある」を合わせると44％にのぼる。その中で圧倒的に多いのが「動物実験」にかんするものである。「プライバシー侵害」等が多いことを予想していたので意外な結果であったが，この結果からも実験動物の問題は近いうちに大きな問題となることが予想される。また，実験動物の扱いについては櫛島次郎『先端医療のルール』講談社現代新書，2001年を参照。
4) 上の注3で言及した調査によれば，「ヒトは受精の瞬間から絶対に侵してはならない存在である」と回答した人（いわゆる生命の神聖さSOLの立場）は，研究者全体の35％であるが，そのうちで受精卵への実験を認めないという回答は55％，中絶を全く認めないというのが8％にすぎない。ここには①受精の瞬間から不可侵と答えながら受精卵破壊をともなう実験を認めたり，中絶を認めるという一見した矛盾が見られること，また，②受精卵より胎児のほうが誕生に近くそれだけ人として価値が重いと思われるにもかかわらず，中絶のほうが賛成が多い，という興味深い2点の結果が示されている。これらの結果はこの調査に限定されてはいず，他の調査でも同様の結果が見られる。私は，こうした結果には倫理学的に見てもきわめて重要な意味があると考えている。そのうちの第1点については次の拙論を参照。「ヒト胚問題への「反省的均衡」の適用──「調査倫理学」試論」『ヒトの生命と人間の尊厳』（高橋隆雄編，熊本大学生命倫理研究会論集3）九州大学出版会，2002年所収。
5) ここで憲法や民法を補完する法として念頭にあるのは，ドイツの「胚保護法（1990年）」やフランスの「生命倫理法（1994年）」などである。なおこれについては注3に挙げた文献を参照。また，ドナーカードと臓器移植に関しても生命倫理問題への対処は一枚岩ではない。大きくは2つの陣営に分かれており，アメリカを代表とする立場は生前にドナーとなることを意思表示していれば臓器提供できる（いわゆるcontracting in, opting inの立場）。それに対してフランスを代表とする立場は，生前にドナーとなることを拒否する意思表示がないかぎり臓器提供を容認したこととみな

第4章 生命と環境の倫理 *143*

している (contracting out, opting out の立場)。イギリスやアイルランド，デンマーク等は前者を，ベルギー，ギリシア，イタリア，スペイン等は後者を採用しているが，その中でも種々のバリエーションがある。日本はアメリカ型であるが家族の同意を重要視するタイプである。本稿では触れなかったが，欧米以外の地域についても考慮すべきであろう。発展途上国では，たとえばバングラデシュの現状について次の論文が語るように，生命倫理にかんして全く悲惨な地域もある。H. Begum, "Poverty and Health Ethics in Developing Countries", *Bioethics*, vol. 15, 2001, pp. 50-56.

6) ホスピス医師である井田栄一氏が勤務する熊本のホスピスでは，患者として登録時に病名を認識していた割合が年々増加しているとはいえ，2001年度でも約70％である。末期の患者へのケアが行われるホスピスでも病名を知らない（知りたくない）患者がまだかなりいることがわかる。井田栄一「日本のホスピス・緩和ケアの現状」『よき死の作法』（高橋隆雄・田口宏昭編，熊本大学生命倫理研究会論集4）九州大学出版会，2003年所収。

7)「土地倫理 (land ethic)」を提唱しアメリカの環境倫理の草分け的存在であるA. レオポルドは，1935年に3ヵ月間のドイツ旅行をした。ドイツにアメリカのような原生自然 (wilderness) をもとより期待してはいなかったが，そこで得た強い印象はドイツの自然における「野性味 (wildness)」の欠如だった。その理由として彼は，自然に対する不必要な幾何学的秩序の押しつけと，狩猟家や牧畜業者の意向に沿った熊や鷲等の肉食動物の駆除を挙げている。ドイツの自然は里山化しているのみならず，人間の欲求を優先することで不自然な自然を形成しているというのである。これはドイツ以外のヨーロッパ諸国にも当てはまるだろう。 A. Leopold, "Wilderness" in S.L.Flader, J. B. Callicott (eds.), *The River of the Mother of God and Other Essays by Aldo Leopold*, The University of Wisconsin Press, 1991. ただし，レオポルドがWildernessを全く人手の加わっていない自然と考えていたのかについては環境倫理学者の間でも意見が分かれる。H. ロルストンとJ. B. キャリコットとの間の論争が有名であるが，それについては私の次の論文を参照。「自然保護について」『国際統合の進展のなかの「地域」に関する学際的研究』（熊本大学共同研究報告書）544-554頁，1996年。

8) たとえば，鬼頭秀一『自然保護を問いなおす——環境倫理とネットワーク』ちくま新書，1996年。さらに，同氏による「環境倫理と公私問題」（佐々木毅・金泰昌編『公共哲学9　地球環境と公共性』東京大学出版会，2002年所収）などはそれを示している。また，水俣病問題を環境倫理の重要テーマとして扱ったものに次の論文がある。丸山徳治「われわれの応用倫理学の源泉としての〈水俣病事件〉」（川本隆志・高橋久一郎編『応用倫理学の転換——二正面作戦のためのガイドライン』ナカニシヤ出版，2000年所収）。なお，生命倫理，環境倫理，技術倫理等を人類の生息圏規模で考察する試みに，今道友信『エコエティカ——生圏倫理学入門』（講談社学術文庫，1990年）がある。私は『エコエティカ』をはじめとする氏の諸論考から大きな影響

を受けている。
9) 倫理学に調査という方法を用いるのは少し前までは及びもつかないことであった。倫理学は価値や規範を扱うもので，調査の扱うデータという事実とは相容れず，「調査倫理学」という言葉は矛盾を含むとみなされていたのである。私は価値観や倫理観をある観点から調査することが可能であること，また，それにもとづいて規範を提示することが可能だと考えている。最近ではこうした考えに賛同する論文も現れてきている。たとえば，奈良由美子・伊勢哲治「インターネット上の倫理行動の構造——性格特性との相関を中心に」（水谷雅彦・越智貢・土屋俊編『情報倫理の構築』新世社，2003年所収）。このような私の主張については次を参照。高橋隆雄『自己決定の時代の倫理学——意識調査にもとづく倫理的思考』九州大学出版会，2001年。また，注5で言及した拙論では，「反省的均衡」の方法の現実化のために調査を用いる試論を展開してみた。
10) 能力主義はある一定の能力の存在をもって道徳的配慮の主体や対象である基準とするため，たとえば重度の精神的障害のある乳児や植物状態の人よりも類人猿の方が道徳的に優先されるという帰結をともなう場合がある。とくにP. シンガーのように，人という種を特別視することを「種差別主義（speciesism）」と批判する立場では，そのような問題に直面することになる。
11) H. Rolston III, "Biodiversity", in *A Companion to Environmental Philosophy*, Blackwell, 2001. なお，種の多様性にかんするロルストンの簡潔な主張は次の論文を参照。H. Rolston III, "Duties to Endangered Species" *BioScience*, 35, 1985. ケアが人間も自然も対象にできるという主張を支持する一つの論拠は，人間に対するわれわれの態度と自然に対するわれわれの態度とが相関するという点に存する。これは人間中心主義からの動物や自然保護の理由として有力なものの一つである。このことについて私は以前に書いたことがある。「環境をめぐっての道徳的考察」（清正寛・丸山定巳・中村直美編『現代の地域と政策』九州大学出版会，1997年）。また，こうした説を前掲『自己決定の時代の倫理学』第6章第1節で，調査にもとづいて検討してみた。
12) メイヤロフやハイデガーにおいても「ケア」は人間以外も対象とすることができる。ハイデガーのケア概念については次の論文を参照。中山將「ケアの本質構造——ハイデガーの寄与」『ケア論の射程』（中山將・高橋隆雄編，熊本大学生命倫理研究会論集2，九州大学出版会，2001年所収）。また，胎児への我々の態度を述べる際にR. ドゥオーキンが主張する「投資（investment）」という概念は，広い意味でのケアと読み替えることができる。その意味でのケアは多くの関係者（患者，親，家族，医療関係者等）の思いを意味している。R. Dworkin, *Life's Dominion*, A Division of Random House, INC., New York, 1994（邦訳，水谷英夫・小島妙子『ライフズ・ドミニオン』信山社，1998年）。また，そのような広い意味でのケアは歴史的民族的思いという次元にまで拡大することができるだろう。

13) 高橋隆雄「日本思想に見るケアの概念——神の観念を中心として」前掲『ケア論の射程』所収。なお、この本の序章「ケア論の素描と本書の構成」ではケア概念の歴史と意味についても簡潔に述べておいた。私は日本神話から多くのことを学んだが、このように現代において環境や自然について論ずる際に神話を援用するのは、一つの有効な方法であると思われる。たとえば、環境倫理にかんして B. ウィリアムズはプロメテウス神話に言及し、現代の自然保護のベースにあるのは単に自然それ自体の力への恐れではなく、われわれと自然との関係を軽視しすぎることへの恐れ、いわばプロメテウス的な恐れであることを主張し、その感情が示すところの、環境を考察するさいにわれわれが守り従うべき価値が重要であると述べる。これは人間を基礎にしつつ単なる人間中心主義を超えるひとつの試みであり、私の立場と類似している。しかし私はウィリアムズと異なり、自然の「傷つきやすさ」に着目する。B. Williams, "Must a Concern for the Environment be Centred on Human Beings?", in C. C. W. Taylor (ed.), *Ethics and the Environment*, Corpus Christ College, Oxford, 1992.

14) これはケアの主体を自然にまで拡大するものであるが、日本における自然と神の密接な関係を見れば、決して不思議なことではない。こうしたことを広井良典『生命の政治学——福祉国家・エコロジー・生命倫理』（岩波書店、2003年）では「自然のスピリチュアリティ」と呼び、神道的・汎神論的世界観と結びつけて論じている。

15) ノディングズのケア倫理に対するクースよりの批判については次を参照。H. Kuhse, *Caring : Nurses, Women and Ethics*, Blackwell, 1997. ただし、個別性が本領を発揮する場面がある。たとえば遺伝子診断によって胎児に重度の異常が認められたときに、選択的中絶をするかどうかは、個別的状況下での個別的判断、いわば実存的選択であるべきである。そうでない一般的判断は、同種の病気をもって現存している人々を論理的に巻き込むことになるからである。

16) 相良亨『日本人の心』（東京大学出版会、1984年）第2章では、武士の精神として「自敬」、「独立」、「自尊」、「自立」等が挙げられ、同書62頁ではこう述べられる。「このように見てくると、日本の思想で西欧近代の個我の思想に最も近いものは、武士の独立の思想であったということになる。」

17) *In a Different Voice : Psychological Theory and Women's Development*, Harvard University Press, 1982（邦訳、岩男寿美子訳『もう一つの声——男女の道徳観の違いと女性のアイデンティティ』川島書店、1986年）。アメリカほど独仏はケアの倫理を重視しない。そのことは、ケアの倫理がアメリカのように個人主義的自由主義がかなり徹底している特異な思想風土で大きな反響を呼ぶことを示している。

18) 神や死者、自然等は鏡として存在しうる。そのような鏡が存在するとは、われわれがその声を聴く責任を担い、それに応じてわれわれの姿勢を正すべき対象が存在するということである。そこからたとえば、「死んだ父の生き方を手本にする」、「神の命令を求めそれに従う」、「後世の人に恥じない生き方をする」、「自然と共生すべきと感じる」といった姿勢が生ずる。われわれはこの鏡でみずからを映し出しているだけで

はない。鏡を通して対象の声を聴こうとしている。これがたんなる比喩でないのは，「将来世代への責任」論への有力な批判として，われわれは将来世代の幸福や欲求について知ることができないと論じられることからも明らかである。

19) 私は以前，道元『正法眼蔵』の「山水経」の巻について本章に述べたような解釈をし，それと環境倫理との関係について論じたことがある。「『正法眼蔵』山水経について——環境倫理学への一視点」(『熊本大学文学部論叢』第38号，1993年)。「五感をフルに活用しての，不断のそしてあらゆる視点からの探求・検討」には当然のことながら科学的探究も含まれている。たとえば，ヒト胚が人間の形を形成し始める時期や，胎児が体外で生存可能となる時期の探求は，ヒト胚や胎児の道徳的地位の決定に当たって大きな意義をもちうる。また，私の「声なき声」の説に対して，声なき声があるとどうしても感じられること，否定しがたい感覚を持つだけでは，たんに主観の思いに過ぎないのではないかと批判されるかもしれない。しかし，その批判における論法は「行為における自由」にも当てはまるし，「外界の存在」についてさえ妥当するのではないだろうか。そうした批判に完全に答えるためには，いわゆる客観主義の立場をとらなければならない。H. ヨナスは客観主義の観点から，「責任」は特定の対象の存在とともに客観的に存立するとし，それと行為をひきおこす主観的感情としての「責任感情」とを峻別した。これによって，感情中心の倫理の欠陥を免れることが可能となる。ただし，客観主義はその客観性の根拠を厳しく問われることになる。H. Jonas, *Das Prinzip Verantwortung*, Insel Verlag, 1979 (H. ヨナス『責任という原理』加藤尚武監訳，東信堂，2000年)。

20) M. Mayeroff, *On Caring*, Harper Perennial, 1971 (邦訳，田村真・向野宣之『ケアの本質』ゆみる出版，1998年)。ここで「種々の観点をとること」とは，私が述べてきたように，ケアの対象に対してみずからの視点を固定化せず，ケアの姿勢を不断に点検することにあたる。

21) 「よき関係」の規定には，誰が「当事者」であるか，決定にさいしては誰がいかなるしかたでするのがよいか，といったことが個別の事例に即して検討される必要がある。これについては次の著作が参考になる。石井トク「看護の倫理学」(加藤尚武・立花隆監修『現代社会の倫理を考える』1) 丸善，2002年。第2章。

22) 安楽死における「よき関係」について考えるさいの事例としての，オランダのホームドクターと患者との関係については，「安楽死について——日本的死生観から問い直す」(前掲『よき死の作法』所収) を参照。この論文では，現時点での安楽死法制化への疑問も述べておいた。

23) このような組織で私がイメージしているのは，たとえば次の報告書で言及されている「ヒト胚の取扱いに係る管理機関」のような組織である。牧山康志「ヒト胚の取扱いの在り方に関する検討」(文部科学省科学技術政策研究所，2004年1月)。また，このようにヒト胚を破壊する場合には「よき関係」は成立し，ケアが核として存在しうる。それはこれまで述べてきたことから明らかなように，種々の道徳的直感や思い

という，倫理的判断の基礎をなす事がらの中で，ケア的本質が中核的位置を占めているからである。

24) 前掲『ヒトの生命と人間の尊厳』所収の私の論文と中山論文を参照。私の考えでは，尊厳概念のわかりにくさは，ひとつには個人的な尊厳概念と人間の尊厳概念の相違，また人間の尊厳概念と密接に関連する権利概念の多義性にある。また，尊厳とは生命よりも尊いという側面をもっているが，これは人間の間で戦争が絶えない理由の一つでもある。

25) 実は別の脈絡もありうる。それはもう一段下の生命と機械の相違というレベルまで降りた尊厳論である。ここでは，人間の人間たるゆえんを生命と機械との根本的相違として捉え，それを踏まえたうえで人間の尊厳を論ずることになる。ここで生命の生命たるゆえんは，「劣化」や「傷つきやすさ」にあると私は考えている。私が本稿で権利中心でなくケア中心の倫理を主張する背景には，普遍性や法則性ではなく，傷つきやすさや劣化しやすさに生命の本性を，また，そうした傷つきやすい自他へのケアに人間の本性，さらには尊厳を見ているということがある。この尊厳論は，バイオの世界へのデジタル化が進み，ますます生命と機械の差が見えにくくなってきている現代に大きな意義をもつと思われる。

26) このいくつかの例が本書第6章の滝川論文に示されている。

27) R. C. Manning, "A Care Approach", in H. Kuhse, P. Singer (eds.), *A Companion to Bioethics*, Blackwell, 1998.

第5章

人類史に及ぼした水俣病の教訓

──水俣学序説──

原田正純

はじめに

　水俣病はしばしば「公害の原点」と言われ，世界中の人々から注目された事件である。公害を人為的環境汚染によってその環境に広汎性の負の（好ましからざる）影響をもたらすものをいうと考えるが，そのなかでも，わが国では歴史的に生物の生存とくに人に対する悪影響（その生存に危機をもたらすような）に限定して言ってきたようである。それは四大公害をはじめ各地の公害裁判が極限の健康被害に対する損害賠償請求訴訟という形で争われてきた経緯でわかる。

　その中で水俣病が「公害の原点」と言われる理由は主に2つある。一つはその発生のメカニズムにある。すなわち，水俣病は有機水銀中毒ではあるが，環境汚染によって食物連鎖を通じて起こった有機水銀中毒であった[42]。このような起こり方をした中毒を人類は初めて経験したのである。それ以前は，有機水銀を扱う労働者，農民の中毒であったり，誤って摂食したり，医薬品として使用したりいずれも直接的な中毒であった[9]。1968年ころから水俣市民の中から水俣病病名変更運動がしばしば起こった。水俣病という病名は風土病的誤解を招き，さまざまな差別を生んでいるので水俣病という病名を使わないようにしようというものである[12]。しかし，有機水銀中毒としてしまうとその発生のメカニズムの特徴が消されてしまうことになる。

　もう一つは胎児性水俣病の発見である。胎盤を経由しての中毒が明らかになったのもまた人類が初めて経験したことであった[15,16,42]。長い生物の進化の過程で母親の胎盤は胎児を護ってきた。しかし，もはや母親の胎盤は胎児を護りきれないことを示したのである。

　この他にも広範囲の汚染であったことや膨大な数の犠牲者がでたこと，症状が不治で深刻であったことなどが「公害の原点」として挙げることができる。しかし，何と言ってもこの人類初の経験が原点といわれる大きな理由である。

このような意味の水俣病が医学的な側面だけでなく，広く自然科学的な側面はもちろん，社会的，政治的，法律的，政策的，倫理的など多様な影響を与えた。それは21世紀の人類の生存に示唆を与える可能性をもつ。それらの具体的事象を述べ，総括し，人類史的視点から考察しようとするものとして水俣学を提唱している[31,46]。その模索の入口の一つとして本稿はある。

I. 環境汚染の被害は弱者に始まる

(1) 1956年5月1日

1956年4月23日，5歳11ヵ月の女の子が歩行障害，言語障害さらにもうろう状態などの脳症状でチッソ付属病院（細川一院長）小児科に入院してきた。この子が入院したその日に2歳11ヵ月の妹が同じ症状を発症させて，4月29日に入院した。その1日前にこの姉妹の隣の5歳4ヵ月の女の子が同じ症状で発病した。驚いた医師たちが調べてみると近所に8人の同様患者を発見した。さらに，その後隣家の5歳4ヵ月の女児の家では8歳7ヵ月と11歳8ヵ月の兄弟が相次いで発病する。

そこで，医師たちは5月1日「原因不明の中枢神経疾患が水俣市の漁村地区に多発している」と水俣保健所に届けたのである[5]。この日が水俣病正式発見の日とされて，後に市主催の「水俣病合同慰霊祭」の日となるのである。

この患者が正式発見された家は水俣湾の中の，さらに入江のような小さな湾になっていてその奥まったところにあった。お互いに狭い土地に寄り添うように5～6軒の家があった。満潮の時はそれらの家の窓から糸を垂れると魚が釣れそうなまでに海にぴたっと引っ付いて建っていた。自然の中に自然とともに生きてきた人びとであった。

当然，これらの家の大人たちも汚染魚を食べたのであるから，徐々に症状が悪化してきて，1970年に入ると全員水俣病となる。ただ，子どもたちのような重症，急性の発病ではなかった。重症な小児水俣病はすでに死亡して

しまったが，この家の2歳11ヵ月で発病した女の子は現在も生きている。しかし，言葉はなく，どのような簡単なことでもすべて介助が必要な状態である。大脳が広範に傷害された状態で医学的な専門用語で言えば失外套症候群（Apallic syndrome）である。すでに両親は亡くなり，姉夫婦が替わって面倒を見ている[5,44]。

　きわめて当然のことであるが，環境汚染によって健康被害が起こるときその環境に住む生理的弱者，すなわち，幼児，老人，病人が最も早く，重大に被害を受ける。同時に自然の中に自然とともに生きている人びと，すなわち，自然の依拠度の高い人々が真っ先に重大な被害を受けることを示している。自然の依存度の高い人々は自らの権利や意見を表象できない，どちらかと言えば社会的には弱い立場の人々が多いのである[20,30]。

(2) 原因は魚貝類

　最初，家族内発病や近隣発病であったために伝染病が疑われた。しかし，その疑いはすぐ否定された。疫学的な調査の結果，水俣湾内の魚貝類が原因であることが疑われた。

　1957年2月には熊本市から持っていったネコを水俣病の多発地区で飼うと32日から65日で全部のネコが発病したことによって確定的となった[3]。しかし，チッソも熊本県，厚生省も「原因不明」という理由で何の対策もとらなかった。チッソの廃水が疑われたのであるが，確かに最初はその証拠はなかった。しかし，行政としては魚が原因であることは明らかであったから魚貝類の摂食禁止や漁獲禁止の措置はとれたはずであった。あるいは，行政はチッソに対しても原因がはっきりするまで廃水の一時停止などの措置もとれたはずであった。この不知火海沿岸では大規模な化学工場はチッソ以外他に全くなかったのである。しかも，これは人命にかかわる緊急な異常事態の発生であった[4,18,36]。

　たとえば，仕出弁当で食中毒が起こったとする。仕出弁当が原因と判った時点で販売停止，営業停止の措置が食品衛生法によってとられる。この場

合，仕出弁当の中の刺身か唐揚げかどっちが原因か判らないからといって売り続けるようなことはありえない。しかし，水俣病の場合は魚貝類が原因と判ったのに，魚貝類の中の何が原因物質かわからないという理由で対策がとられなかったのである。この差は何であろうか。規模の大きさだけの問題ではなさそうである。その背景には国家戦略があったと考えられる。当時，日本は戦後の荒廃からやっと立ち直り経済成長がやっと軌道に乗り始めた時期であった。しかも，電気化学から石油化学への大転換期に代表的な化学産業をここで止めるわけにはいかなかったのである[18,20,46]。

　熊本大学医学部に水俣病研究班が発足したのは1956年8月であった。患者の掘り起こしや疫学的調査は進んだが原因物質の解明は困難をきわめた。それは，もともと医学部の研究陣はチッソの内部についてはまったく無知であったからである。何を生産し，どのような過程でどのような物質が使われているのか知らなかった。それはある意味では当然のことでもあった。この時，チッソの技術陣はもちろん，熊本大学の工学部有機化学部門でさえも協力した痕跡はない。チッソは廃水の分析結果の公表を遅らせ，その採取さえ拒否した。その間，マンガン，タリウム，セレンなどが原因物質として挙がったが，いずれも決定的な証拠にならなかった。これらの物質をネコに与えてもネコは水俣病を発病しなかった。水俣湾産の魚貝類を与えた時のみネコを発病させることが出来た[3,5,9]。

　1958年の終わりごろになると症例の蓄積によって，水俣病の臨床症状や病理所見の特徴が明らかになってくる。すなわち，感覚障害，視野狭窄，運動失調，言語障害，聴力障害，振戦など中枢神経の障害が特徴であること，病理学的にも大脳皮質の感覚領，視覚領，聴覚領，小脳の顆粒細胞層などが特徴的に強く傷害されることが明らかになった[3,5,25]。

　これらの特徴をもつ症例が発見された。それは1940年と1954年に発表されたイギリスの論文の中に臨床症状と病理所見が水俣病と全く同じ例があった。それはロンドン近郊の有機水銀農薬製造工場で起こった職業性の有機水銀中毒事件であった。それによって，有機水銀が有力な原因物質として浮か

び上がってきたのである[9]。

その特徴ある臨床症状の組み合わせを発表者の名をとってハンター・ラッセル症候群と呼んだ[1,2]。ハンター・ラッセル症候群は水俣病の原因物質の解明に重要な役割を果たした。しかし，それがそのまま水俣病の診断条件とされたことによって，後に水俣病を狭く捉えてしまうことになってしまった[20,25]。

一方，熊本大学医学部研究班は水俣湾の底泥の中から高濃度の水銀を検出したのを手始めに，魚貝類，水俣病ネコからも患者の頭髪，遺体の臓器からも高濃度の水銀を検出した。さらに，有機水銀をネコに投与すると水俣湾内の魚貝類と同じ症状を起こすことも確かめられた。さらに，決め手は水俣病を起こす魚貝類からメチル水銀を抽出することに成功したことであった[3]。

(3) 原因企業と行政の対応

漁業が壊滅し，人が死に傷つく非常事態であったが，原因不明を理由にチッソはもちろん，行政も対策を立てようとしなかった。熊本県は厚生省に対して食品衛生法の適用による漁獲禁止の措置についてお伺いを立てた。時の山口正義公衆衛生局長は「水俣湾内の魚介類のすべてが有毒化しているという明らかな根拠が認められないので当該特定地域にて漁獲された魚介類のすべてに対して食品衛生法第4条第2項を適用することは出来ないと考える」と回答した[5]。

実は原因不明ではなかった。原因はネコに水俣湾産の魚貝類を与えて水俣病が発病した時点ですでに明らかになっていた。たとえ原因物質が明らかでなかったとしても，政策・対策を立てるには十分可能であった。それでも，チッソ，行政は何の対策もとらなかった。そこで，熊本大学研究班にとって原因物質を明らかにすることが至上命令となった。疫学，臨床，病理，動物実験，元素分析などあらゆる努力が払われ，ついに原因物質の割り出しができた[3,5]。

熊本大学医学部水俣病研究班は1959年11月12日，厚生省に対して「水

俣病は，水俣湾およびその周辺に生息する魚介類を大量に摂取することによって起こる。主として中枢神経系統の障害される中毒性疾患であり，その主因をなすものはある種の有機水銀化合物である」と報告した。しかし，厚生省がとった措置は翌日 13 日に熊本大学の研究班を解散させたことであった。理由はことが重大であるから 1 大学には任されないというのである。そして，1960 年 1 月 9 日に「水俣病綜合調査連絡協議会」を発足させる。従来の厚生省管轄から経済企画庁が主管となり通産省，厚生省，農林水産省によって構成された。同時に東京大学教授勝沼晴雄らを中心に在京の学者を綺羅星のごとく並べた。

一方，日本化学協会は日本医学会会長田宮猛雄や東大教授らを中心に「水俣病研究懇話会（通称田宮委員会）」を発足させた。しかし，熊本大学の有機水銀説に反論しただけで自らの成果はないまま自然消滅する。唯一発表されたのは戸木田菊次（東邦大学）の有毒アミン説は原因物質が不確定であるという世論の形成に役立ったばかりか，患者たちに不安と動揺を与えた。学者は誰のためにあるのかという問題を投げかけた[5,27]。

もちろん，チッソも有機水銀説に対して激しく反論してくる。すなわち，無機水銀しか使っていないのになぜ有機水銀中毒かということ，同じ工場は世界中に多数あるのになぜ水俣工場にだけ出たのかということ，1932 年から同じ工程があったのになぜ今なのかということなどが反論の主なものであった。その反論を「水俣病原因物質としての"有機水銀説"に対する見解」として 1959 年 11 月 2 日に衆議院調査団に提出した。しかし，後で明らかになるのであるがこの時，チッソは工場内のネコ実験（ネコ 400 号実験）で工場内においてメチル水銀が副生されていて，原因物質を確定していたのである[5,20]。これは予見可能性や不確実性とは関係のない犯罪行為である[4]。

同じ日，不知火沿岸漁民総決起大会が開かれ 2,000 人が市内デモの後，チッソに対して操業中止を要求したがチッソが拒否したために工場内に乱入した。行政に対しては水質 2 法の適用による工場廃水の停止を求めたが，それには警察を動員して 141 人を検挙，55 人を起訴することで応えた。結果

は漁協幹部3人は懲役1年から8ヵ月（執行猶予付），52人に罰金刑の判決が下された[47]。

本来，どちらを逮捕すべきであったか。公害は権力の中枢部や経済的に豊かな上級の人間から起こることはない。

II. 胎児性水俣病の発見

(1) 魚を食べない水俣病はない

水俣病多発地区で調査をしていた私はある患者の家の縁側で兄弟の患者を発見した。症状が全く同じであったので，2人とも水俣病と思った。しかし，母親は「9歳の兄は3歳6ヵ月発病の小児水俣病だが5歳の弟は脳性小児麻痺だ」と言う。「なぜ」と聞く私に母親は「弟は魚を食べていない，生まれつきだから水俣病ではない」と言う。私はある意味では納得した。当時，胎盤は毒物を通過させないと信じられていたからである。

しかし，母親は「医者先生たちがそう言っている。夫もこの子（兄）も水俣病になったでしょう。夫は1954年に死にました。私も同じ魚を食べました。その時，この子（弟）は私のお腹の中に入っていました。私にほとんど症状がないのはお腹の中でこの子が私の食べた水銀を吸い取ってしまったと思う」と言う。その時は医学に無知な「素人」の発想と考えたが，結果的にはこの時の母親の言葉が正しかった。そして，それは胎児の受難の予言的な意味さえ持っていたのである[5,29]。

母親の言葉にこだわった私は調べてみて意外なことに気付いた。それは水俣病の多発地区に脳性小児まひ患者が多発していることであった。たとえば，10人の小児水俣病が発生しているU集落では6人（後に大阪で1人発見）の脳性小児まひが発生していた（図1）[28,29]。これはもし，事実なら大発見である。本格的に調査を始めてみると私だけではなく，すでに小児科，内科，公衆衛生など多くの人が気付いて調査を始めていた。ただ，結論が出ていなかった。

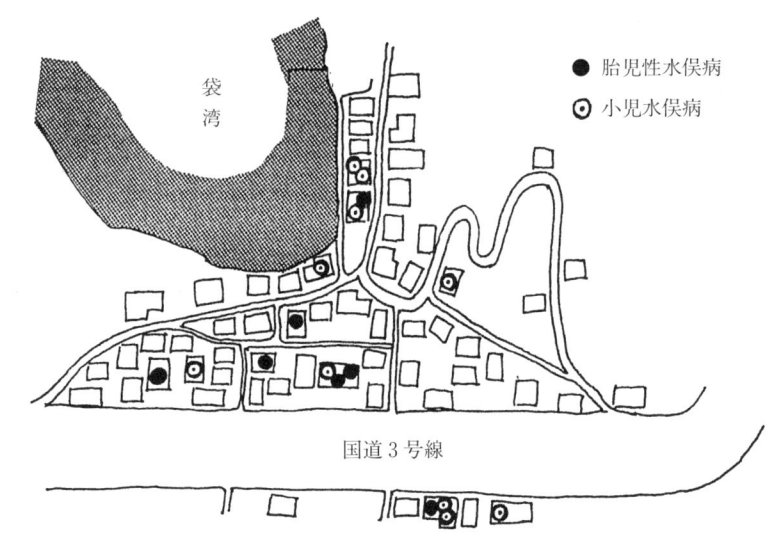

図1　U地区の胎児性・小児水俣病の発生状況

　一般の脳性小児まひとの相違点を見ようとしたが失敗した。それは、胎児期に障害を受ければ原因が異なっても同じ症状を示すことがあるからであった。小児水俣病との共通点をさぐってみたがそれも成功しなかった。それはやはり有機水銀中毒でも小児期と胎生期ではその症状が異なるからであった。

　そこで、この子どもたちは共通した症状を示しているから同一原因であるということを証明した。その時私が確認していた患者は17人いた。そのいずれも重症で知的障害、言語障害、共同運動障害、四肢変形、原始反射、発育・栄養障害などが100％にみられた。さらに、多動（ヒョレア、アテトーゼ）と流涎が95％、発作症状82％、斜視77％など極めて共通の症状がみられた。

　その原因としては発生率が異常に高いこと（6.91％）。発生場所と発生時期が水俣病と完全に一致すること。家族に水俣病患者がいること。母親が妊娠中に水俣湾産の魚貝類を多食したこと。軽症だが母親にも水俣病の症状が

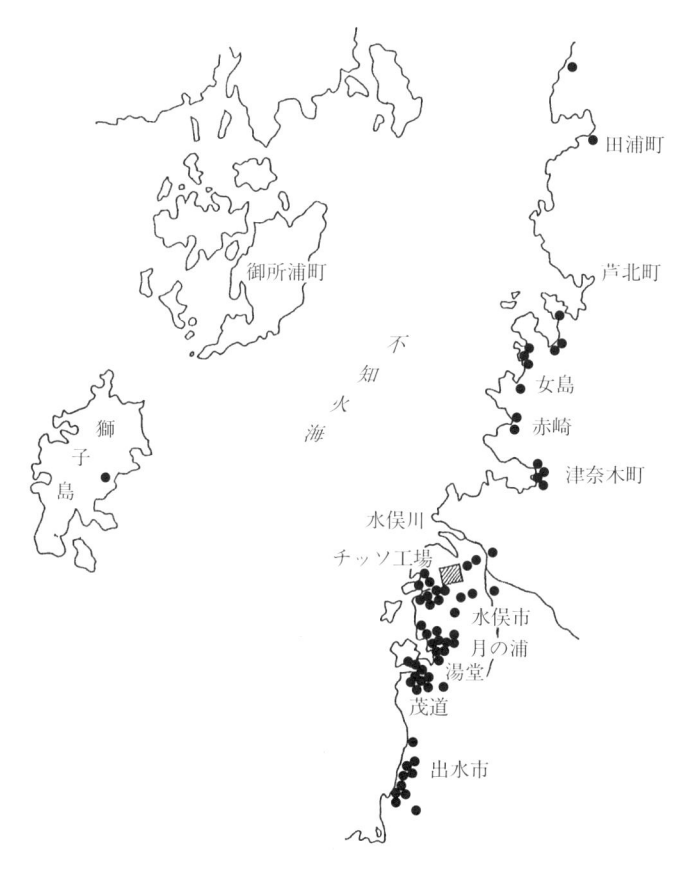

第 5 章 人類史に及ぼした水俣病の教訓 159

図 2 胎児性水俣病患者の発生場所

みられることなどの疫学的条件から"胎盤を経由した胎児の水俣病"と結論した[5,15,29]。しかし，それは認められなかった。ところが1962年9月，私の1人の患者が死亡した。その子の解剖所見から胎生期に発病した有機水銀中毒であることが証明された（武内忠男熊本大学教授）。武内によるとその根拠は脳の胎生期（未発達段階）の障害であることとメチル水銀中毒の特徴を示していたことであるという[3]。実はこの時，武内にとっては2例めであった

のだが，その結果，1962年11月に正式に胎児性水俣病であると確認された。これは世界でも初めての胎盤経由の中毒の発見であった。

その後，患者は次々と発見されて1990年までに私が確認した胎児性患者は64人，うち13人が死亡している（図2）[28,29]。

(2) 子宮は環境である

胎児性水俣病の確認が生まれてから5年から8年もかかった理由は，一つは人類が初めて経験した胎盤経由の胎児の中毒であったからであるが，もう一つは証拠がないと言われたことであった。確かに，水俣病発見当時，原因物質は不明であった。そのために出産時の頭髪や血液の水銀値は測定されていない。これらの測定値があったなら診断も容易であったかもしれない。

1968年に娘が生まれて気がついたことだが，日本には古くから臍帯を保存する習慣があった。水俣にもそれはあるはずであった。早速，集めて保存臍帯のメチル水銀値を分析した。それによるとチッソ水俣工場から放出されたメチル水銀量（推定）と臍帯中のメチル水銀値，胎児性水俣病患者数とが一致した（図3）[24,33]。

また，臨床症状との関係では胎児性患者が臍帯メチル水銀が最も高いが，後天性小児水俣病患者でも臍帯のメチル水銀値が高いものが見られた。これは，当然のことながら環境汚染は継続しており，厳密に胎児性と小児性と区別できるものではなく相対的なものであることを示している。さらに，神経症状（高度運動障害）を伴わない知的障害が主症状である者，従来，精神遅滞児と呼ばれて胎児性水俣病とは考えられていなかった者にも臍帯メチル水銀値が高い者がいたことから，これらの患者の一部も脳の発達段階でメチル水銀の影響を受けた可能性がある（図4）[33]。

この結果は，子宮は環境であることを物語っている。環境を汚すということは子宮を汚す，未来のいのちを汚すことになるという恐ろしいデータである。

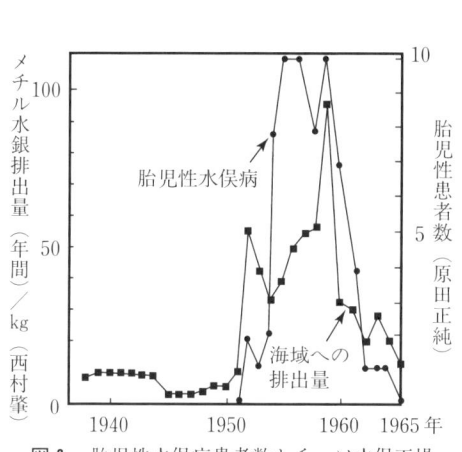

図3 胎児性水俣病患者数とチッソ水俣工場からのメチル水銀排出量

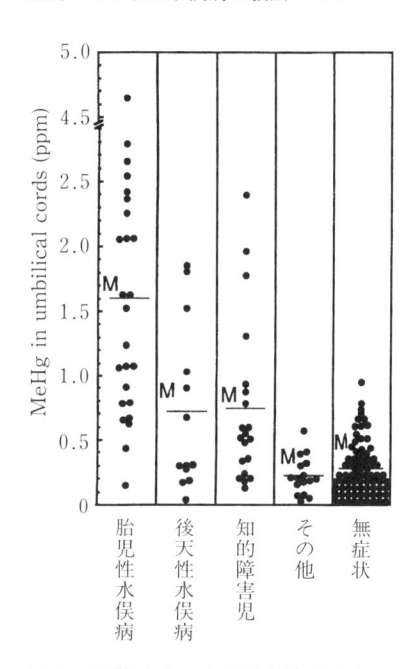

図4 臍帯メチル水銀値と臨床症状　Mは平均値（1950〜1969年）

　臍帯保存の習慣は朝鮮半島から中国全般に見当たらなくて，現在はミンダナオ島，インドネシア，マレーシアなどで見られる。1980年にジャカルタ湾の漁師の子どもの保存臍帯のメチル水銀の分析を試みたことがあったが，0.01 ppmのレベルで当時の水俣の健常者の10分の1，胎児性水俣病患者の100分の1であった[29]。

　白木博次らはその後，アイソトープを使った動物実験で無機水銀は肝臓，心臓，骨髄など限られた臓器に特異的に蓄積され，かつ胎盤は通過しない。しかし，有機水銀は胎盤を通過して胎児の脳に蓄積されるばかりでなく，全身いたるところに蓄積されることを確かめた（図5）[8]。

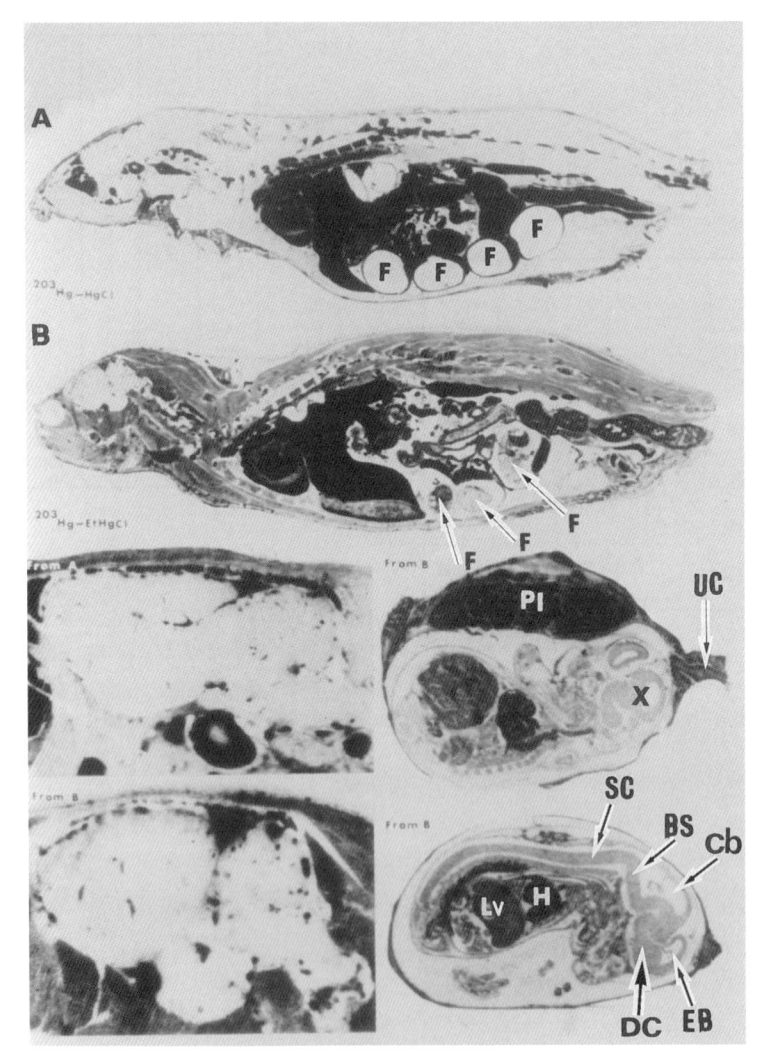

図5 胎児性水俣病の動物実験
A：無機水銀を投与。肝，心臓，骨髄に水銀は入っているが胎児（F）には入っていない。
B：有機水銀投与。ほぼ全身に入っている。とくに胎児（F）に入っているところが特徴。

また，私たちは胎児性患者の調査をしているうちに，重大なことに気付いた。水俣病としている患者は女性が圧倒的に多い。一見，女性がメチル水銀に感受性が高いかのように見えたが，精査してみるとこの頃の年には男性の出生率が少ないことが分かった。すなわち，男性の方が感受性が高い可能性があった。その証拠には汚染が濃厚でなくなると逆に男性の胎児性水俣病患者がみられている。この時，出生による性差はみられない。メチル水銀の性差による感受性の差異に関する問題は将来いろいろな化学物質の挙動を知るうえで重要である[24]。

(3) 胎児の障害は人類に何をもたらすか

広範な環境汚染による食物連鎖を介しての水俣病の発生は従来の中毒学，公衆衛生学，環境医学に大きな影響をもたらした。さらに胎児性水俣病の発生は発生学，胎生医学や毒性の安全基準の考え方はもちろん優生学などにまで大きな影響を与えた。

アメリカでは1969年12月にニューメキシコ州アラマゴードで起こった事件が有名である。この事件は大きな倉庫から出荷する際にこぼれた有機水銀で汚染された種麦を拾い集めて袋に入れて安く売っていたものをこの家の主人が買ってきたことから始まった。その時「食べるなよ」と言われた一家が，それを豚の餌にした。豚は見かけ上は変わらなかったので1ヵ月後，解体して一家で食べた。その結果，8歳，11歳，18歳の子どもたちが発症した。いずれも重症であった。同じ豚肉を母親も食べた。しかし，母親は妊娠中であった。その時生まれた子どもは重症の脳障害をもち胎児性水俣病と考えられた。そして母親の症状はごく軽いものであった。この事件はアメリカでは衝撃を与え，有機水銀農薬の製造・販売禁止への契機となった。その豚肉に含まれたメチル水銀は 27.5 ppm であった[29]。

その他に，新潟水俣病で正式には1例（後述），1952年スウェーデンで1例，1972年にイラクで5例報告されている[29]。

胎児性水俣病が人類初の胎児障害であると考えたが，意外にも日本におい

てすでに経験済みであった。それは広島，長崎の原子爆弾による胎児障害でこれもまた人類最初の経験であった。

1945年8月6日に広島市に，同9日に長崎市に原爆が落とされた。そのために広島では約20万人，長崎では約12万2千人の住民が死亡したと言われている。

7年後の1952年にアメリカの医師が広島の爆心地から1,200m以内で被爆妊婦から生まれた11人中7人が小頭症であることを報告した。長崎でも被爆妊婦30人のうち死産7人，周産期死亡6人，生存者16人中4人が小頭症であることが報告された。

1967年の厚生省の調査では被爆時妊娠3ヵ月以内152例中26例，4ヵ月から7ヵ月では211例中15例に同様症状を見いだしている。その後，頭部の大きさだけが障害されるのではないということから原爆小頭症ではなく正式の名称を近距離早期胎内被爆症候群とした。放射能汚染による胎児への影響は1983年4月，日本系の希土類金属精錬所がマレーシア・ブキメラで起こしたトリウム232汚染事件（その企業で働いていた婦人から小頭症と先天白内障の子どもが生まれた事件），1986年4月のチェルノブイリ原発事故などが知られている[20,29]。

1968年の夏から西日本一帯に黒い痤瘡（にきび）やさまざまな皮膚症状，全身症状をもつ患者が多発した。その原因は食用にした米ぬか油（カネミ油）に混入したPCBであるということになった。後に，PCBだけではなくPCDF，コプラ—PCBなどの複合汚染ということが明らかになった。この時，これら有機塩素系物質は胎盤を通過して胎児性油症（黒い赤ちゃん）を起こした。各地の母親は黒い赤ちゃんが生まれると聞いて中絶をした者もいたが，長崎県，五島列島の玉之浦の母親たちは子どもを生んだ。そのためにここに多発したようにみえた。玉之浦のお母さんたちはみんなクリスチャンであったから，彼女たちは中絶をしなかったのである[29]。

1961年から1971年の間に膨大な枯葉剤が撒かれた南ベトナムでは死産，流産，先天異常，がんが多発した。1976年7月10日にセベソ（イタリア）

で 2-4-5-T（枯葉剤）製造中に爆発が起こり大気中に大量に放出して，周辺住民にさまざまな被害を及ぼした[20,29,39,41]。

薬物によってもサリドマイド児（1961 年）のように胎盤を通過して胎児に障害を与えることが明らかになっている。

化学物質が胎盤を通じて胎児に障害を与えるという事実を胎児性水俣病はいち早く人類に示したのであった。しかし，当時多くの人々が水俣地方に起こった特殊な事件としてしか受け止めなかったのではなかろうか。胎盤がもはや胎児を護れなくなったのは科学・技術の発展がもたらした負の部分である。すなわち，生物の数億年の歴史は毒物を胎盤が通さないことで進化してきた。逆に言えば毒物から胎児を護る機能を獲得したもののみが生きのびてきたと言える。しかし，この場合の毒物とは自然界にもともと存在していた物質であった。

自然界に全く存在しない物質や存在していてもきわめて微少な物質などにその法則は当てはまらなかった。前者は人間が作り出した人工の合成化学物質であり，代表的なものに有機塩素系化学物質がある。後者は極く少量存在するものを大量に掘り出し，濃縮，加工するもので放射線や有機水銀，有機鉛などがある。

これらの物質が環境を汚染するようになったのはわずかこの 100 年である。それは生物の進化の歴史からすれば，ほんの一瞬に過ぎないのである。その一瞬でわれわれは長い人類の歴史を変えようとしているのではないか。

(4) 胎児はヒトか

胎児性水俣病の発見は政治的，社会的にもさまざまな影響を与えた。

熊本の水俣病では確認された胎児性水俣病は 64 人（死亡者 13 人）である。しかし，新潟水俣病では公式には胎児性水俣病は 1 人である。熊本では認定患者は 2,263 人であるのに対して新潟は 690 人である。汚染の程度の差や診断基準の差を考慮に入れても胎児性患者の差は大きすぎた。その理由は，新潟県水銀中毒対策本部が 1965（昭和 40）年 8 月 23 日，頭髪水銀値が

50 ppm 以上の妊娠可能な女性（16～50歳）を対象に受胎調節などの指導を行ったことによる。頭髪水銀値が 200 ppm 以上の婦人が 11 人，100～199 ppm が 11 人，50～99 ppm が 18 人，50 以下が 38 人いたと当時発表されている（枝並祐二メモ）。

1965 年 7 月 22 日の新潟日報は「健康人の毛髪に多量の水銀。胎児に障害の怖れ。妊娠しないように指導」と報じている。規制期間は昭和 40 年 8 月から 42 年 6 月までであった。

妊娠規制をした 7 人の婦人が第 1 次新潟水俣病裁判で損害賠償請求をおこしている。そのうち 2 人は 1966（昭和 41）年に中絶した。1 人は 1965 年 9 月に不妊手術を受けている。判決では不妊手術を受けた 1 人に 50 万円を，5 人に 30 万円を支払うように命じた（新潟水俣病裁判判決）。その他の人についての状況は不明である。後の加害企業との協定書にも和解書にも妊娠規制の件は盛り込まれていない。それは頭髪水銀値が 50 ppm 以上の婦人はほとんどが水俣病認定患者となっているためにとくにこの件に関して問題にしなかったという。これは出生前診断や遺伝子診断とその後の措置に関して優生学的な問題を提起している。

1975 年 1 月，チッソ本社交渉で自主交渉派患者のリーダー川本輝夫が暴行傷害罪で有罪判決がおりたことで怒った患者たちがチッソの元社長，元工場長を殺人・傷害罪で告訴した[13,21,27]。それまでに何回も機会があったにもかかわらず検察側は起訴することをしなかった。それどころか，1959 年には廃水停止を要求して工場内になだれ込んだ漁民を捕え裁判にかけた[47]。また，患者と支援の若者 4 人が熊本県庁に県議の「ニセ患者」発言に抗議に行ったさいに暴行傷害で逮捕，起訴され有罪判決をうけている[21,27]。

検察がいよいよ起訴しようと決意した時，水俣病の発生からすでに 20 年が経過しており大部分が時効になっていた。これはまさに検察側の怠慢を物語るものであった。この時，関西地方に移住していた 1960 年 8 月 28 日生まれの上村君という胎児性患者が 13 年めにして新たに発見された。そして，この胎児性患者は 1973 年 6 月に死亡したために剖検され，それによって水

俣病と確認されたのであった。時効は被害を知ってから3年であるからこの患者だけは時効になっていなかった。

検察は過失によるチッソの行為をアセトアルデヒドの廃水を百間港から八幡プール，水俣川口に変更した1958年9月から通産省の指示で中止した1960年6月までとした。それによって汚染は不知火海一帯に拡散し，患者の発生を拡大したとした。その期間は上村君は母の胎内にあった。検察はこの患者の傷害致死罪ということで1976年5月，チッソ元幹部を起訴した。しかし，皮肉なことに多数の死傷者がいたにもかかわらず，検察は胎児に対する傷害致死罪という本邦初の前例のない困難な問題に直面することになった。それは同時に水俣病は法律上も新しい問題提起をしたことになる。

「私権の享有は出生に始まる」という民法（一条の三）からすると胎児は民法上権利義務の主体とは認められていないことになる。また，刑法でも傷害や致死の対象（客体）はあくまで人であって，人と認められていない胎児は通常，傷害罪や致死罪は適用されないことになる（二〇四条，二〇九条）。さらに，どの時点で胎児が人になるかというと，民法では「母体から完全に分離し，あるいは呼吸作用を始めた時」であり（全部露出説），刑法では「胎児が一部露出した以上，母体とは独立して侵害を加えることができるから殺人罪の客体となり得べき人である」としている（一部露出説）。伝統的には胎児の生命・身体に対する傷害行為は母体に対する傷害と考えれば足りるとされてきたのであろう。さらには堕胎罪との関係や優生学上の見解，倫理的見解などが複雑に絡み合っている。

胎児性水俣病の場合のように母親を経由しているものの，母体とは別に重篤な傷害を受ける場合は法的，制度的にも対応できない場合があるのである。水俣病以外にもサリドマイド児や胎児性油症など同様な例の発生が今後，増加する可能性が大きい。すなわち，これも新しい事態の発生であったから法律もそれにどう対応するか問われたのである。

1979年3月，熊本地方裁判所は「胎児性水俣病は母体の胎盤から移行したメチル水銀化合物が形成中の胎児の脳等に蓄積して病変を生じさせ，これ

による障害が出生後にも及ぶものであるが，胎児には"人"の機能の萌芽があって，通常"人"になるのであるから，これに対して障害を負わせることは"人"に対する致死の結果を招来する危険性が十分にある。"人"に対して致死の結果を生じさせた場合に，その原因となる行為が胎児である間に実行されたものであっても"人"となった後に実行されたものであっても，これを価値的にみると，その間に格別の径庭はない。……結果に至る因果の過程を若干異にするだけであって，その間に刑法上の評価を格別異にしなければならないような本質的差異はない。よって，胎児性水俣病によるものであっても業務上過失致死罪は成立する」として業務上過失致死罪で禁固2年（執行猶予3年）の判決を下した。

被告側はもちろん控訴，上告したのであったが最高裁は1988年3月1日上告を棄却して有罪が確定した[20]。

中絶や出生前診断との関係でさらに議論しなければならない問題である。

III. 差別とグローバルな視点

(1) 貧困と差別

最初に私が水俣病患者を自宅に訪ねた1961年夏のことは忘れられない。病気のひどさもさることながら貧困と差別にショックを受けた。ぼろぼろの傾いた家に閉じこもり雨戸をしめて「来ないでくれ」と哀願する姿であった。彼らは水俣病のことがマスメディアに取り上げられることを極度に恐れた。それは世間の話題になることは彼らに対する水俣市民の反感や怒りを強めると考えていたからである。

「先生たちが来るとまた，新聞やテレビが取り上げる。すると，折角忘れようとしている世間が，また思い出して魚が売れなくなる」，「水俣の人が迷惑する」と言う。

一方，市民たち（彼らの中にも水俣病患者はいたし，被害者でもあったのである）の「マンガン」，「奇病」，「よいよい病」，「はやりの病気」，「ハイカ

ラ病」,「ネコ踊り病」,「貧しくて腐った魚を食ったから」,「栄養失調たい」,「患者のおかげで魚が売れんごとなった」,「水俣出身と言うと結婚や就職に障る」などの差別発言を集めるのに苦労はしなかった[30]。

「(息子は)朝の掃除や朝礼に遅れた事がたびたびありました。その時,運動場の真ん中に立たされました。(母と妹が隔離病棟に入院していたために)弟や妹の世話をして,急いでも遅れることが多かったのです。どうして遅れたかも理由も聞かず立たされ,毎度運動場の真ん中で泣いたものでした。生徒会の先生は一生忘れません。こんな時,先生は何で遅れたか,意味も聞いてくれず,残念でたまりませんでした」。

「妹(水俣病)にも親切にしてくれた(男)友達と2〜3年つきあっていましたが,男の親が,水俣病の妹がいるのを知り,反対され別れてしまいました。こんな時まで,水俣病がじゃまします。泣いても泣けないことです」[44]。

「チッソがあっての水俣」,「会社のお蔭でめしを食っている」,「患者が騒ぐとボーナスが減る」などとチッソ擁護が間接的に患者差別につながっていた。

日吉フミ子市会議員に市長は「水俣病のことはもう言うな。水俣が栄えん」と言い,他の市会議員は「水俣病のことは言うな。解決して見舞金をもらっている」。わずかばかりの補償金(見舞金)に対する妬みもあった。「涎御殿」というのは涎を流せば(水俣病になれば)御殿が建つというものであった。「もとは,米も買えんじゃったつが分限者にならしたばい」,「患者はよかなあ,寝とって蔵が建つばい」,「わざとウンウン言って金もろた」,「もともとが片輪(ママ)じゃったが,水俣病に便乗して金ばもろうた」などの悲しい言葉が浴びせられた[20,30]。病を得たうえにこのような差別が加えられることがショックだった。そして,この時,水俣病が起こったから差別が起こったのだと考えた。

水俣病の発生は市全体に当然パニックを起こした。患者たちが避病舎(伝染病隔離病棟)に入院するに至ってパニックは極限に達した。恐怖から患者

の家族たちは村八分同様の状況に置かれた。しかも,魚貝類が原因だということになると水俣産の魚貝類は一切売れなくなってしまった。これに怒った漁民たちはチッソに廃水停止を要求するのだが,暴走したために警察の弾圧を自ら呼び込んだ。漁民たちのもって行き場のない怒りは理不尽にも患者たちへ向けられていった[5]。

「私の家は網元して30人も使いよったですから,その病気がうつるてなってから人も来なくなって,漁もできなくなって。死ぬのならば早くきてほしいちゅうな苦しみの中で,もだえておりました。(略) 死ぬのは怖くなかったです。もう死ぬのは早く死にたいて思うとりましたばってんが,その死ねないで残る今日がつらくて,今日をどげんして人に迷惑せんごつ死ぬためにって一生懸命考えとったことがあります。その漁民が漁に行くその漁具(網)を切ったくられた。自分が病気におびえ,恐れ,恐怖があるうえに(網を切ったのが)網子であったときのショック,今日網を切る,そげんことばするよりも,今日打ち殺してくれらすれば幸せじゃったのにて,何百回思うたことか」[14]。

「親戚も兄弟も声をかけてくれる人はありません。家にいる子どもはなおさらかわいそうなもんでした。家は役所から消毒に来るし,井戸水は検査に来るし,村八分にされる,店に買い物にやってくれるなと,お金も手渡しにとってくれないし,いよいよ家のもんは生きた気持ちはしていなかったのです。(略) 避病舎に移るのに誰一人恐ろしがって,静子を抱いて行ってくれる看護婦もいませんでした」。

「綾子が買い物に行けば"義光げん娘が来た,伝染病じゃが……"それまでに声高に話していた人たちも,急にひそひそ声になって,ささやき合う声が聞こえてくる。お金は汚いものでもとるように指先でつまんでとる。道で会えばよけて通るというふうであった。学校でも"わら(お前は)奇病じゃがね"とか"伝染病じゃがね"とか"生活保護じゃがね"といって遊んでくれるものもいなくなった」[44]。

1956年夏には,水俣病の原因は魚貝類だと分かったのである。しかし,

チッソも行政も「原因不明」ということで何の対策も立てようとしなかった。原因は魚貝類であって，原因物質が不明ということであった。原因と原因物質を混同することによって責任回避したのである（第Ⅰ節参照）。

それを受けた熊本大学研究班にも問題があった。原因の究明と原因物質の究明の混同に気付いて，何らかの対策が急務であったことを提案すべきであった。

これは明らかに食品衛生法に違反していたと考えられるのだが，しかし，研究班は原因物質の究明こそが解決の唯一の道と考え涙ぐましい努力をするのであった。そのために長い時間がかかり，被害は拡大してしまうのであった。

また，当時の熊大研究班は工場内部については全くの無知であった。何をどのように生産しているのか，何が原料か，何をどう使っているのか全く知らなかった。それはある意味では当然のことであった。この時，工場内の技術者，研究者，同じ大学の工学部関係者，そして社会科学者からも一切協力をえられなかったのである。また，差別の原因の一つとなった伝染病説も否定された時点で明快にアナウンスすべきであった。

1975年，私たちはカナダ，オンタリオ州ケノラ地区の先住民（インディアン）居留地の水銀汚染調査に出かけた。そこで見たものは少数民族にみられるすさまじい差別であった。自然の中に，自然とともに生きている人たちにとって，川や湖の魚と森の獣以外に食べるものはない。このような地区が開発の対象にされる[7,20,26,45]。

「インディアンという言葉は差別語ではないか。使ってよいのか」と聞いたら，チーフから「使って構いません。ただし，この名がどのようにして出来，現在，私たちがどのような状況にあるか（差別を受けているか）を知った上で使ってください」と言われた。この時の調査で水俣病を発見したが，州政府は否定した。しかし，その10年後の1985年に水銀障害委員会を設置して140人を認定救済している[45]。

ここで学んだことは「公害が起こって差別が起こるのではなく，差別のあ

るところに公害が起こる」という現実であった。それはその後，アマゾンやアジアの各地の公害現場で確認された[26,37,41]。

(2) 何が水俣病か

長い水俣病裁判の争点はいくつかあったが重要なものは企業の責任，行政の責任，誰が被害者か（水俣病かどうかという病像論）ということであった。企業の責任は第一次訴訟判決（1973年3月20日）で確定した[4,18]。行政責任は第三次訴訟提訴（1980年5月21日）以来争われてきて熊本地裁，京都地裁，大阪高裁では認められ，大阪地裁，東京地裁，新潟地裁は行政責任を認めなかった。第二次訴訟提訴（1973年1月30日）以来争われてきた「原告が水俣病かどうか」については，水俣病認定審査会が「水俣病ではない」とした原告の65.5％から100％，平均86％を裁判所は被害者（水俣病）と認めた。その上で，認定基準の誤り，認定制度が患者の救済に有効でないことを指摘した[25,34]。

1996年の和解案の評価は行政責任と病像論がどう判決されるかによって決まることになる。結果，私たちが不満だったのはその2点ともに曖昧のまま決着されたことである。水俣病かどうか曖昧のまま10,353人に一時金を支給し，9,656人に医療手帳を発行して問題の決着をつけた。この多数の患者たちは水俣病でないとすれば何であろうか。かつて不知火海の汚染魚を多食し，家族に水俣病患者がいて，現在，四肢の感覚障害をはじめとするさまざまな症状を持っているこの患者はいったい何の病気であろうか。裁判所が状況判断から水俣病とせざるを得なかった患者たちである。しかし，チッソと行政は控訴を繰り返して裁判の引き延ばしをおこなった。そのために，この論争に30年も費やして，患者は高齢化してしまった[39,42]。

この問題は国内の問題として取り組んできたのであったが実は国際的なグローバルな問題であった。

水銀による環境汚染から水俣病の発生までには5段階が考えられる。

水銀を使用すれば，①最初にそれを取り扱う労働者に直接暴露による水

銀中毒が起こる。これは主に職業性の無機水銀中毒である。チッソも昭和電工（第二水俣病の原因工場）も最初に工場労働者の無機水銀中毒があった。②環境中で有機化する。③有機化した水銀は魚貝類に蓄積される。したがって，魚貝類の水銀値が上昇する。④その魚貝類を食べた人に蓄積する。頭髪，血液，尿，臍帯などの水銀値が上昇する。⑤最終的に水俣病が発症する。この最終段階で「何が水俣病か」ということが問題になる。それによって水俣病が出たかどうか事態は大きく異なっていく。これこそ，長いこと病像論として論争してきた問題であった[45]。すなわち，「頭髪水銀が高いか，また，それに相当する汚染された状況証拠があれば（初期には水銀が測定されていないことがあるため）四肢の手袋足袋状（Globe and stocking type）の感覚障害が証明できれば水俣病（有機水銀の影響）と診断してよい」と主張してきた[25]。これに対して行政とそれに連なる神経内科医は「感覚障害だけで水俣病とする蓋然性は低い。したがって，視野狭窄か運動失調の組み合わせが必要」として対立した。感覚障害すべてといっているわけではなく，特徴のある感覚障害（手袋足袋状）と言っているわけで，しかも，感覚障害だけといっても視野狭窄，運動失調の3症状だけを問題にするから感覚障害だけとなるのであって，実際はそのほかにさまざまな症状がみられているのである[25,34]。

　カナダの先住民の居留地で1975年，2回の調査でネコは発病しているし，頭髪水銀値はすでに安全基準を超えていることが確認された。しかも，住民89人の中に15人の四肢末端に強い（手袋足袋状）感覚障害，9人に視野狭窄などを認め，すでに水俣病（軽症だが）が発生していると考えた。しかし，カナダ政府はかつての（1960年代）ような重症・典型水俣病が出ていないということで水俣病の発生を否定した[7,20,26]。

　ブラジル，アマゾン川上流で多数の小規模の金採掘が行われている。そこでは，労働者の無機水銀中毒が確認されている。同時に下流の魚の水銀値が上昇し，漁民の頭髪水銀値が上昇している。非常に危険な状況にある。頭髪水銀値が安全基準50 ppm以下で20 ppm以上の漁民を50人追跡してみた

ら，6人には水俣病に見られるような感覚障害を確認し，3人は軽症であるが水俣病と診断してよい患者を発見した[26,37,45]。日本の環境省は研究者を派遣してこれを否定した。重症・典型例しか水俣病としない基準がここでも使われた。

　国内問題と考えてきたものが，実はグローバルな問題であった好例である。したがって，国内で問題を決着できなかったことが国際的な問題としても残ったのである[46]。これは過ちを2度も繰り返したわが国の行政，研究者が責任を果たしていないということである。

(3) 微量汚染の胎児への影響

　1988年8月，IPCS (International Programme on Chemical Safety) は素案を示した。その中の重要な一つは胎児の安全性に関するものであった。すなわち，世界保健機構（WHO）による頭髪水銀の安全基準は1976年に暫定的に50 ppmとされている。その際，「子どもの発育，発達への影響と母親の摂取量との関係を明らかにする研究の必要がある」として，胎児や幼児に関しては問題が残っていることを指摘していた。その後，新しい研究が発表されたので検討を呼びかけたのであった[22,27]。

　問題提起の契機になった論文は3つであった。

　1つはマーシュ（アメリカ）らが発表したイラクの事例である。イラクの事件は有機水銀で消毒された種子用の穀物を多くの人が食べて起こったものであった。入院患者数6,500人以上，死者450人以上という大惨事であった。マーシュらは妊娠中の母子84組を追跡した。妊娠中母親の頭髪水銀値が165 ppmから320 ppmを示した5例の子どもはすべて重症の胎児性水俣病であった。それ以外にもさまざまな精神運動遅滞がみられ，男児に多かったとも報告された。影響が見られた母親の最低頭髪水銀値は14〜18 ppmであったというものであった。母親は軽症で10〜70 ppmで感覚障害が見られたという[17]。

　2つめはマックケウイン・エイセンらのカナダ・先住民のクリー族の水銀

汚染地区の報告である。パルプ工場の苛性ソーダ工場の汚染と考えられるが，この地区の母親の6％に頭髪水銀値が20 ppm以上のものがいた。この母親の子ども（男児）に筋緊張異常，反射亢進が見られた。最低は13.0 ppmで最高は23.9 ppmであったという[11]。

3つめはニュージーランドのシェレストレムらの報告である。母親の頭髪水銀値が6 ppm以上を示した38人の子どもに4年，6年めと精神発達に関するテストと面接調査を行った。その結果，母親の頭髪水銀値が13〜15 ppmでテストの成績間に有意差を見いだしている。発達遅滞がみられた子どもの母親の頭髪水銀値は最高でも25 ppmであった[16,19]。

すなわち，これらの論文はいずれも母親の頭髪水銀値が50 ppm以下でも胎児に一定の影響を与える可能性を示唆している。成人と胎児がその感受性において違うということは当然と言えば当然のことであった。現在の魚の安全基準は頭髪水銀50 ppmを基準に計算されたものであるから，妊婦の場合の魚貝類の摂取量も基準値も半分以下に下げなくてはならなくなる。微量汚染の影響を否定し続けてきた日本政府はあわてて，8人の学者を集めてこの素案に反対させた[22,27,35]。

「このままではわが国のメチル水銀の環境保健基準や水俣湾のヘドロ除去基準の見直し，さらには子どもの精神運動遅滞をタテにとった新たな補償問題の発生，現行訴訟への影響など行政への甚大な影響が懸念される」と内部文書は書いている[27]。本来ならば日本がこの種の研究では世界をリードしなければならないのであるから，多くの研究者の顰蹙をかった。

その後，デンマークのグランジャンらはフェロー島で長期にわたる母と子の疫学調査を行った。この島ではクジラを多食するから頭髪水銀値が中央値12.1 ppm（2.6〜50.1 ppm）と高かったからである。7年目の結果ではいわゆる水俣で見られたような胎児性水俣病は見られなかったが，運動機能の一部（Finger tapping test），注意，記憶，視覚空間，言語などの機能に母親の頭髪水銀値の10 ppm前後で有意差が見られた。その後，さらに14年後の調査では聴性脳幹誘発電位潜時延長などが見られたと報告した[32,40]。

これを受けて EU, EPA（アメリカ）は妊婦に対する魚の摂取を制限し，メチル水銀の摂取量を1日体重1キロ当たり 0.1μg, 頭髪水銀値1 ppm と設定し，妊婦の魚の摂取量を1日 25〜35 g とした。

日本の厚生労働省は 2003 年 6 月にバンドウイルカ，クジラ，メカジキ，キンメダイなど大型魚の妊婦の摂取量制限を勧告した。

厚労省の勧告は 2 ヵ月に 1 回のバンドウクジラの水銀値（総）は 21.0 ppm, 週に 1 回のコビレゴンドウは 7.1 ppm, ツチクジラは 1.2 ppm, マッコウクジラは 2.1 ppm。週に 2 回以下のメカジキは 1.0 ppm, キンメダイは 0.47 ppm（魚の安全基準は 0.4 ppm, メチル水銀で 0.3 ppm）であった。外されたクロマグロは 1.3 ppm, ミナミマグロは 1.26 ppm, メバチマグロは 1.23 ppm, アジは 0.04 ppm, サバは 0.08 ppm, イワシは 0.02 ppm などと厚労省の資料にはある。

ここでも日本の研究の立ち遅れと行政の姿勢が見られる。

(4) 宝 子

ユージン・スミス（故人）が 1975 年に出版した写真集「水俣」に有名な母と胎児性水俣病の娘（智子）の入浴の写真がある。そこにはスミスが次のような言葉を加えた。

「患者たちが裁判に勝った日だれかが"智子ちゃんが笑った日"という見出しを書いた。智子ちゃんにはそれもかなわず，おそらく知ることもなかった。1956 年生まれの上村智子は外見は健康な母親の子宮のなかで水銀に冒された。彼女が外界を知覚するのかどうかはだれもわからない。智子はかわいがられ，無視されることはない。家族のものは，生きとし生けるものは生きつづけねばならないのを知っている」と[10]。

判決の後，母と智子は東京本社にみんなと一緒に交渉に行くと言い出した。みんなが私に思いとどまるように医師として説得してくれと言う。私は東京交渉は激しいものになる可能性があることや智子さんにもしものことがあったら大変だということを伝え，思いとどまるように話した。

母は話を聞いたあと静かに「みなさんがそんなに智子のことを心配されていることは有難いことです。ばってん（しかし），やっぱり行きます。私もこの子も水俣の病院と熊本の裁判所しか行ったことがありまっせん。それに先生，この子が今度は行きたがっておるとですよ」。私は耳を疑った。「本当？」と聞くと智子は確かに笑って，明らかに返事をした。外界を知覚するどころか事態を理解しているのだ。生まれてこの方一言も言葉は話さなかったが，母親の愛情によって社会を認知していた。

裁判中の法廷で智子は「あーあー」と呻き声を上げた。裁判長は注意するために声のほうをきっと振り向いた。そこに智子の姿を見て裁判長は顔色が変った。一番法廷で何か言いたかったのは智子だったのかもしれない。しかし，裁判官は智子を法廷に連れて来ないように命じた。予断が入るからだと言う。

私は，当時，時代の要請があったにしろ，この子たちがいかに何も出来ないか，言葉の一つも言えないこと，排泄の処理はもちろん何一つ自分で出来ないことを裁判の証言でも述べたし，ものにも書いた。それも紛れもなく一つの事実であっても，それは余りにも表面的な一面しか見ていなかったということを思い知った。私たちが専門用語や知能指数などを弄ぶことの愚かさを知った。

あの洞察力のあふれるユージンさえもまた間違っていたのである。

母は続けて「この子が私の食べた魚の水銀ば私のおなかのなかで全部吸い取ってくれたので，私はこうして元気ですし，この子の後から生まれた兄弟姉妹たちもみんな元気です。この子は一家の恩人です。それに，この子を24時間抱きっぱなしでしょう。後の子どもたちは産みっぱなしで何一つ面倒みてやれなかった。しかし，この姉を見て育ったので，みんな仲良く，自分のことは自分でする，お互いに助け合う優しい子どもに育ってくれました。これもこん子のお陰ですたい」と話してくれた。

ある時，何かの理由で智子が泣き止まなかった。それを見ていた妹が「姉さんがぐらしか（可哀想）」と言って一緒に泣き出した。それを見た智子は

歯をくいしばって泣くのを止めた。

　水俣高校で社会科の先生がユージンの智子の写真を見せて「環境に注意しないとこのような子どもが生まれる」と説明した。もうひとりの妹は手を挙げて「それは姉です。姉をそんな風に言わないでください」と涙ながらに抗議した。この先生はその後，教育について深く考えさせられ，反省し真剣に差別や人権と取り組むようになったと述べた。

　また，母親は東京から帰ってきてから「この子を見た多くの日本の人たちが，ああ，やっぱり，環境を汚してはいかん，おそろしかことの起こると，思うてくれたのではなかでしょうか。日本の環境が少しでもよくなって，会社や工場や政府が，今から気をつけてくれるようになるとなら，こげん風な子ですばってん，世間さまのお役にたったことになりますけん，よかったと思いますたい。そうじゃけん，やっぱり，こん子は宝子ですたい」と東京の取材の過熱振りを気にせずさらりと言ってのけたのであった。

　教育の原点，いのちの価値を考えさせられるものでこれこそ，水俣からのメッセージである。

IV. 水俣学への模索

(1) 環境と「いのち」の循環

　水俣病は公害の原点といわれるのは環境汚染による食物連鎖を通じて起こった有機水銀中毒という特異な発生のメカニズムが人類初の経験であったためである[20,42]。それは人間もまた自然の循環の中に組み込まれた存在であって，自然と人間が支配・従属するという対立する存在ではないことを示した。自然界においては最もちっぽけな生物であっても，魚貝類であってもこれらの生存基盤は人類の生存基盤と同じであることを示した。

　人間も自然も同一体，同一圏にあって，いずれも傷つき易いものであることも示した。しかも環境汚染による被害は生理的弱者（乳幼児，老人，病者など）に始まり，社会的弱者にひろがった[20,41,46]。

また，胎児性水俣病の確認も人類初の事件であった。胎児性水俣病の確認は「いのち」の同一性と同時に親から子への「いのち」の連続性を示した。それはもはや，母親の胎盤は胎児を護ってくれませんよという人類の未来に対する警告であった。また，なぜ現代はそのような事態になったか考えようという問題提起であった[20,29]。

さらに水俣病の事実とその後の歴史的展開は「いのち」が個としての生物学的・医学的現象としてのものでなく，社会的・伝統的・文化的なものであることを示した。

すなわち，水俣病は人間中心の自然観をはじめ医学，司法，政治，社会，文化などさまざまな領域にさまざまな影響を与えた。たとえば胎児の傷害事件という新たな法的問題を提起したことは新しい時代と事態に対する対応を考えざるをえなくなったことを示した。

また，胎児性水俣病にみられる宝子の話とそれに対比する新潟やカネミ油症の話は「いのち」の価値を考えさせて，自然淘汰による優生思想につながる危険性を提起した。かつて，胎児性水俣病は環境を護ることの重要性を強調するあまり，「子宮は環境」であるからこのような生まれつきの子どもを産まないようにとキャンペーンが張られた。そのことは，このような障害をもつ「いのち」の存在を否定することにならなかったか深刻な問題となった。水俣病，とくに宝子のメッセージは「いのち」の選別でも否定でもなかったはずである。「いのち」の大切さ，尊さではなかったか[36]。

(2) 枠組み（社会装置）を超える

水俣病は高度技術化がもたらした「負の遺産」の典型である。技術・科学の進歩は20世紀人類の生活に驚くべき利便性を獲得したが，一方で人類がかつて経験したことのないマイナスの負荷をも得た。これは高度技術化，専門化，細分化が従来（既存）の枠組み（社会的な装置がはりめぐらされていること）の調和・統合化の崩壊をもたらしたことを意味すると考える。したがって，既存の枠組みでの対応力や解決能力がもはや十分でないことを意味

する。それは従来の枠組みである分野別，専門別，国際間の壁を取り払う重要性を示している。水俣病の悲劇はこれほど政治的・社会的・福祉的な広範囲の問題を医学に，それも狭い枠組みに閉じ込めたことにある[30,34,35]。

医学における学閥（大学の差），領域別の壁，さらに生態学，生物学，衛生工学，化学，法学，社会学，政治学などの多くの分野別の壁がある。これらの多数の壁を超える必要性があった。さらに超えなくてはならない壁（枠組み）に「専門家」と「非専門家（素人）」がある。水俣病の場合「非専門家」といわれた人々は当事者であって，実は現場に生きる「専門家」であった。彼らの示すデータ（語り，表象，言説）は数字化・数量化できないものであって，いわゆる客観化できないものかもしれないが，それでは数量化，客観化したといわれるものが真に真実で，未来にわたっても科学的であり得るかどうか疑問である。しかし，専門性は否定されるべきものとは考えていない。従来の枠組み，社会的な装置，それは官僚機構であったり，学会，大学という既存の装置に依存した専門性に問題がある。「非専門家」といわれる現場に生きる人々（当事者）の語りの中から専門性を再構築する必要があるという主張が水俣病事件の中から導き出される。「専門家」は風通しをよくして，開放しておかないと影響力があるだけに危険な存在になる可能性があるということである[35]。

水俣病に関する長年の論争であった「何が水俣病か」というのは疾患概念の問題であったが，実は当事者（非専門家である患者）の語り（訴え）が客観的でない，証拠がない，主観的として無視されてきたことである[23]。

病気はもともと体験的なものであるから水俣病も同様である，それを制度的なものにすり替えたのが認定制度による水俣病である。客観的といわれる機器による所見を基に，一定の基準を満たしたものを水俣病と呼び，患者の体験的な水俣病を否定したのが認定制度という装置である。それに対して異議申し立てをしたのが専門家ではなく患者たち自身であり水俣病裁判であった[6,34]。その結果，従来では考えられないことであったが，専門家という権威がそれによって崩壊した。それが，具体的には行政不服審査請求における

処分取り消しであり,水俣病裁判における原告勝訴であった[5,18,36,39]。これらは広く疾病概念に対する医学的な問題提起でもあった。

波平恵美子は不健康を,Disease（疾病）は現代の医学的なレベルで認知された身体上の異常,科学的に証明されたもの,Evidence based medicine（EBM）といわれるもの,Sickness（病気）は現代医療制度や認定制度などの制度的な社会制度に重点がおかれたもの,Illness（病：やまい）は体験としての病気,苦痛や不快など個人的体験のなかにあるものに分けている[43]。水俣病はまさに Illness と Sickness の意図的な混同である。また,EBM といわれるものも,ある時期までに明らかになった事実と考えられるものであって,EBM もまた不確実なものである。生活障害として多面的に病を捉えて,それに対すケアや福祉,生活の質（QOL）を考慮する場合は Illness が重要である。水俣病は生活実態や体験に基いた生活障害を中心にした疾患概念の確立（変革）を要請している[23]。あるいは,疾病とは何かを問いかけている。

(3) 水 俣 学

水俣学は水俣病の知識を普及させるためのものではない。水俣学は「いのち」の学問であり,弱者のための学問である。それは不公平から公平（正義）,差別から平等を追求する学問である。そもそも学問は何のためにするのか,「いかに生きるか」,「いかに行為するか」という根源的な問いかけでもあった[41,46]。

そのためには開かれた,参加する,学際的な学問でなければならない。従来の枠組み（装置・機構）を取り払い再構築するエネルギーを蓄えなくてはならない。そのことは当然,変革を目指す（革新）,専門性を問い直す学問になろう。また,ローカルな問題（水俣の問題）として取り組まれてきたものが終局的にはグローバルな問題（国際問題）に昇華していた経験から,環境問題ではローカルを無視したグローバルな問題の解決はない。したがって,現場が尊重される学問である[41,46]。

182

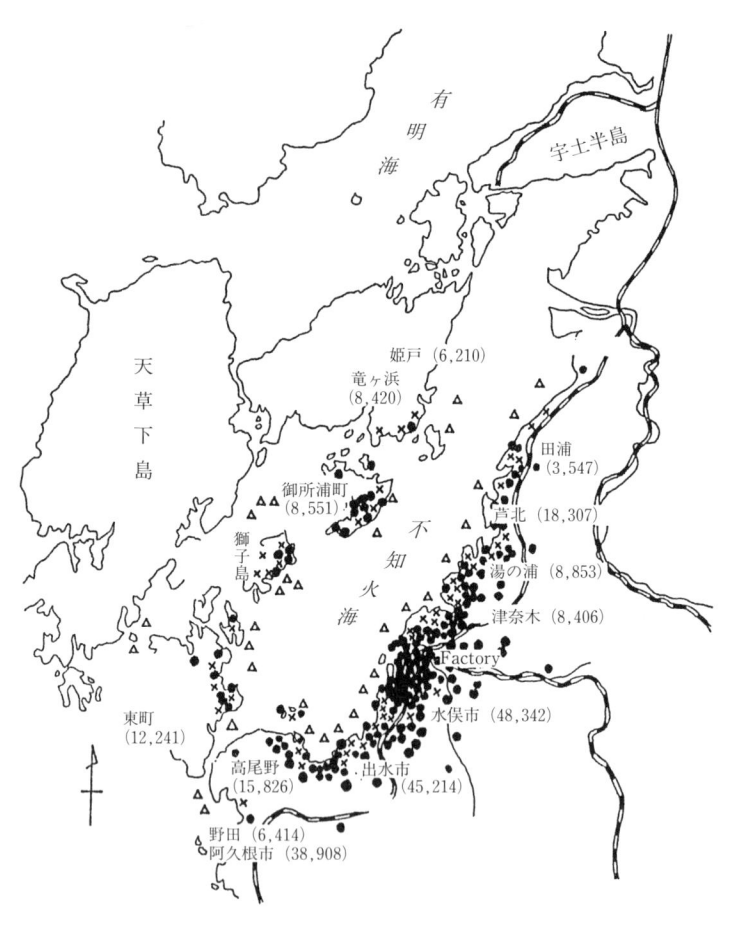

図6　不知火海沿岸地図

● 水俣病患者
× ネコの狂死が確認されたところ
△ 魚の浮上が確認されたところ
（　）人口は1960年の国勢調査による

水俣学などと言い出したヒントの一つは足尾鉱毒事件にあった。田中正造は強制破壊された谷中村に被害民とともに住み，被害民から学んだことを「谷中学」と呼んだ。また，田中正造の直訴から百年のときが経っているのに，さまざまな形態の研究が専門家の枠組みを超え，市民を巻き込んで今なお研究が続けられている。その結果，日本の近代化が鮮明に炙りだされつつある[38]。それからすれば水俣病事件は百年も二百年も研究してもし尽くされることはないほど膨大な問題がある。被害民がわずかに癒されるのはその教訓が後世に活かされるときである。その意味において水俣病事件は人類にとって宝の山（負の遺産）である。にもかかわらず，過去のものとして忘却されそうな危機感がある。

水俣病では被害者の苦悩と痛みが余りにも大きかった。その苦痛と体験を後世に残すために，身の程もわきまえず，水俣病事件の経験の中から模索しながらも，敢えて水俣学などと提唱した[41,46]。

参考文献

1) Hunter, D. et al : Poisoning by Methylmercury Compounds, *Quart. J. Med.*, Vol. 9, 193p, 1940.
2) Hunter, D. and Russell, D. S. : Focal Cerebral and Cerebellar Atrophy in a Human Subjects, Due to Organic Mercury Compounds, *Neurol. Neurosurg & Psychiat.*, Vol. 17, 259p, 1954.
3) Study Group of Minamata Disease : *Minamata Disease*, Kumamoto University, Japan, 1968.
4) 水俣病研究会：『水俣病に対する企業の責任』水俣病研究会，1970年。
5) 原田正純：『水俣病』岩波新書，1972年。
6) 水俣病研究会：『認定制度への挑戦，水俣病に対するチッソ・行政・医学の責任』ミネオ社，1972年。
7) Harada, M. et al : Epidemiological and Clinical Study and Historical background of Mercury Pollution on Indian-reservation in Northwestern Ontario, Canada, *Bull. Institut. Constit. Med. Kumamoto Univ.*, Vol. 26, 169p, 1976.
8) 白木博次：水俣病をはじめとする有機水銀中毒症の神経病理学，『水俣病，20年の研究と今日の課題』（有馬澄雄編），605頁，青林舎，1979年。

9）原田正純：水俣病医学研究の歩みと今日の課題，『水俣病，20年の研究と今日の課題』（有馬澄雄編），3頁，青林舎，1979年。
10）ユージン・スミス，アイリン・スミス：『写真集水俣病』三一書房，1982年。
11) McKeown-Eyssen, G. E. et al : Methylmercury Exposure in Northern Quebec, II. Neurological Findings in Children, *American J. Epidemiol.*, Vol. 118, 470p, 1983.
12）原田正純：『水俣病にまなぶ旅，水俣病の前に水俣病はなかった』日本評論社，1985年。
13）原田正純：『水俣病は終っていない』岩波新書，1985年。
14）羽賀しげ子：『不知火記，海辺の聞き書き』新曜社，1985年。
15) Harada, M. : Congenital Minamata Disease, Intrauterine Methylmercury Poisoning, In *Teratogen Update, Environmentally Induced Birth Defect Risks* (ed. by John L. Sever), 259p, Aran, R., Liss, INC, New York, 1986.
16) Kjellström, T., et al : Physical and Mental Development of Children with Prenatal Exposure to Mercury from Fish, Stage 1 : Preliminary Test at Age 4, National Swedish Environmental Protection Board Report 3080, 1986.
17) Marsh, D. O. et al : Fetal Methylmercury Poisoning, *Arch. Neurol.*, Vol. 44 ; 1017p, 1987.
18）川名英之：『ドキュメント日本の公害，第1巻，公害の激化』緑風出版，1987年。
19) Kjellström, T. : Stage 2, Interviews and Psychological Tests at Age 6, SEPB Report, 1988.
20）原田正純：『水俣が映す世界』日本評論社，1989年。
21）原田正純：『水俣・もう一つのカルテ』新曜社，1989年。
22）原田正純：有機水銀研究の最近の動向，IPCSの報告書をめぐって，『公害研究』19巻2号，12頁，1989年。
23）原田正純：地域社会と生活福祉，水俣病における救済問題より，『生活福祉論』（一番ヶ瀬康子ら編），49-83頁，光生館，1994年。
24) Harada, M. : Congenital Minamata Disease, Intrauterine Methylmercury Poisoning, *Brain Damege Associated with Prenatally Environmental Factors* (ed. by T. Sakai), 181p, Tokyo, Keio University Press, 1994.
25）原田正純：『慢性水俣病，何が病像論なのか』実教出版，1994年。
26）原田正純：『水俣病と世界の水銀汚染』実教出版，1995年。
27）原田正純：『裁かれるのは誰か』新曜社，1995年。
28) Harada, M. : Minamata Disease, Methylmercury Poisoning in Japan Caused by Environmental Pollution, *Critical in Toxicology*, Vol. 25 (1), 1p, 1995.
29）原田正純：『胎児からのメッセージ』実教出版，1996年。
30）原田正純：公害，労災の中の差別の構造，『日本社会の差別の構造　2』（栗原彬編），100頁，弘文堂，1996年。

31) 原田正純：水俣病事件研究史のはじまり,『環境と公害』26巻3号, 56頁, 1997年。
32) Grandjean, P. et al : Cognitive Deficit in 7-Year-Old Children with Prenatal Exposure to Methylmercury, *Neurotoxicology and Teratology*, Vol. 19 (6), 412p, 1997.
33) Harada, M. et al : Methylmercury Lebel in Umbilical Cords from Patients with Congenital Minamata Disease, *The Science of Total Environment*, Vol. 234, 59p, 1999.
34) 原田正純：医学における認定制度の政治学, 水俣病の場合を中心に,『思想』908号, 103頁, 2000年。
35) 原田正純：専門家による"負の装置",『越境する知 4, 装置：壊し築く』(栗原彬ら編), 165頁, 東京大学出版会, 2000年。
36) 木野茂：『新版環境と人間, 公害に学ぶ』東京教学社, 2001年。
37) Harada, M. et al : Mercury Pollution in the Tapajos River Basin, Amazon Mercury Lebel of Head Hair and Health Effects, *Environ. International*, Vol. 27, 285p, 2001.
38) 小松裕：『田中正造の近代』635頁, 現代企画室, 2001年。
39) 原田正純：『環境と人体, 公害論』世界書院, 2002年。
40) 村田勝敬ら：胎児性メチル水銀曝露による小児神経発達影響, Faroe 研究を中心に,『日衛誌』57巻, 564頁, 2002年。
41) 原田正純：『金と水銀, 私の水俣学ノート』219頁, 講談社, 2002年。
42) 原田正純：公害の原点としての水俣病,『新訂環境社会学』(舩橋晴俊・宮内泰介編), 放送大学教育振興会, 2003年。
43) 波平恵美子：病と癒し；今と昔,『日農医誌』51巻6号, 872頁, 2003年。
44) 松本勉編著：『水銀（みずがね）』第2集, 碧楽出版, 2003年。
45) 原田正純：水俣病と世界の水銀汚染,『応用倫理学講義 2, 環境』(丸山徳次編), 5頁, 岩波書店, 2004年。
46) 原田正純編：『水俣学講義』日本評論社, 2004年。
47) 川本裁判資料集編集委員会：『水俣病自主交渉川本裁判資料集』578頁, 現代ジャーナリズム出版会, 1981年。

第6章

環境対策の技術とシステムづくり

―― 複雑系への取り組み ――

滝川　清

はじめに

　空の碧さと雲の白さが希望を与え，陽の光が心を温ため，風が憩いを，そして，せせらぎが安らぎを……

　人は自然からめぐみを受け，命を維持し，その存在は自然の一員であり，自然の内にある。人のみが自然の中の賢者ではなく，ましてや自然の支配者ではない。幸か不幸か，この地球上では人類が，ひときわ恐るべき大きな頭脳を持ち，最も優れたものとして君臨しているつもりでいる。それ故，自己の意に沿わなくなった物（者）は，たとえ今まで味方であっても，一夜にして敵になり悪にもなり得る。

　環境の悪化が顕著となり，地球そのものの存続さえも危ぶまれる中にあって，今の自己はさておき，時には，人類発展の礎である科学技術，社会・組織そして歴史・文化までも否定してしまう。

　すべてには善も悪もなく，いや，すべてが善であるはずであり，人は自然の中の一角に過ぎない"もの"であるべきである。それほど，人は自然に対し影響力を持ち，破壊力を有する生き物である。

　自然環境は大気，土，そして水の物理的環境とこれに人を含む生態系の環境より構成される複雑系であり，そして環境問題には，これらの物理・化学・生態系の要因に，人の私情・感情，私利・私欲が加わり，混沌極まりないのが実態である。従って，環境問題への対策は，人が神の領域まで進化しない限り，常に発展途上であり，環境対策への科学技術も常に未熟のままである。人は神の領域に到達していないという，この未熟さを常に十分認知し，未熟さを少しでも克服する進化を目指すとともに，現時点で持ちうる叡智を結集して環境問題への対策に応じねばならない。

　この章では，自然科学の立場から，私が直接に関わってきた，有明海ノリ等不作対策関係調査検討委員会委員（第三者委員会；農林水産省，国土交通省，環境省，経済産業省：2001.3～2003.3），同有明海海域環境モデル専

門部会委員長,有明海・八代海総合調査評価委員会委員(環境省:2003.4～),諫早湾短期および中長期開門調査検討会議専門委員会委員(農林水産省;2003.5～),有明・八代海環境整備船運航計画検討会委員長(国土交通省:2003.3～),松名漁港高潮対策検討会委員長(熊本県:1999.12～2000.3),高潮防災情報等あり方研究会委員(国7省庁会議:2000.2～2001.3),熊本県高潮対策検討委員会委員長(熊本県:2000.7～)等々,30数余の国および県の委員や委員長としての実務実績から,有明・八代海域を中心とした沿岸域自然環境の悪化及び自然災害問題等をクローズアップし,これを通じて(ケーススタディ)環境問題への対策や政策への方向性を探り,提言する。

I. 環境構成要素と環境創造

環境という言葉の意味は,人によって様々に解釈され非常に異なっているが,本来,環境とは,自分を取り囲む周りじゅうのものすべてを指すので

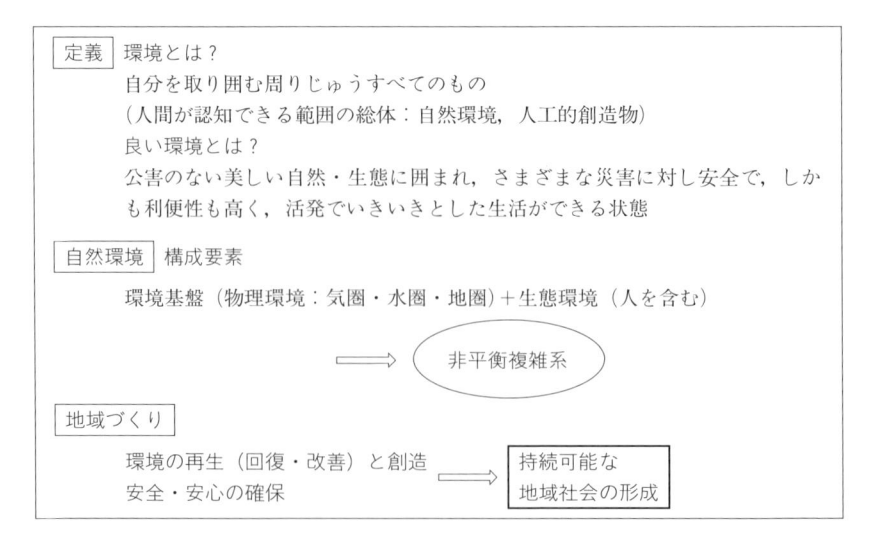

定義 環境とは?
自分を取り囲む周りじゅうすべてのもの
(人間が認知できる範囲の総体:自然環境,人工的創造物)
良い環境とは?
公害のない美しい自然・生態に囲まれ,さまざまな災害に対し安全で,しかも利便性も高く,活発でいきいきとした生活ができる状態

自然環境 構成要素
環境基盤(物理環境:気圏・水圏・地圏)+生態環境(人を含む)
⟹ 非平衡複雑系

地域づくり
環境の再生(回復・改善)と創造 ⟹ 持続可能な
安全・安心の確保 地域社会の形成

あって，自然環境だけでなく人工的な構造物やシステムをも含み，人間が認知できる範囲の総体を意味する[1]。本章においては，環境を，①安全・防災，②自然・生態，③開発・利用の3つのカテゴリーに分類し環境問題への対策とその方向性について考える。

(1) 環境構成要素と環境創造

人間とのすべての関わりを環境と考えて，環境について3つに大別し，その要素を分類する。これまで自然・生態系の保護か開発かという二元対立の観点から，環境について論じられることが多かったが，私は，それにもう1つ重要な要素「安全・防災」を加える必要があると考える。よって，その1つは安全・防災であり，地震・津波，高潮・高波，洪水，土砂災害，台風などの自然災害に対する安全性に関わる環境である。その第2は，自然・生態であり，狭義に環境（自然環境）と呼ばれるものである。環境の場を構成する地圏（土）と水圏（水・海水）と気圏（大気）を背景として，そこに形成される生態系が含まれる。ここでは，人間自身も生態系の一部であるという視点が取り込まれることになろう。第3は，開発・利用という人間が快適な活動をするための利便性に関わる環境で，資源・エネルギー，交通，水産業，工業・商業，都市，レクリエーションなどを要素としている。周辺のさまざまな環境は，これら3つの環境の側面からそれぞれの役割を果たしているが，これらは，往々にして相反する側面をも同時に有している。今後の環境を保全・整備していく上で，これら3つのすべての側面が向上するように，知恵を集めなければならない（図1）。

人にとってよい環境とは，公害のない美しい自然・生態に囲まれ，さまざまな災害に対し安全で，しかも利便性も高く，活発でいきいきとした生活ができる状態といえる[1]。従って，環境創造とは，良い環境を創造することであって，このためには，3つに大別した環境の各カテゴリー間の調和を図ることが重要となる。

しかしながら，自然・生態（狭義の自然環境）の構成要素そのものが多

```
         ①安全・防災
      ┌─危機管理─┐
              ②自然・生態

      ③開発・利用
```

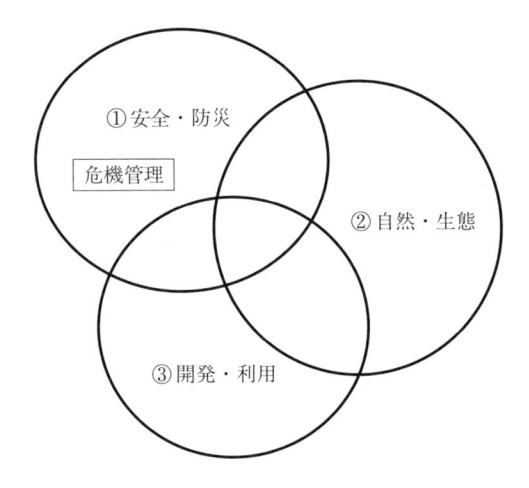

図1 環境構成要素

種・多岐にわたり，自然災害のメカニズムにも，これらの影響因子が複雑に関係しあっており，さらに開発・利用では，人の歴史・文化，社会・経済，利害等が加わり，環境の総体そのものが時空間的に複雑系であり，"よい環境づくり"とか，"環境との調和"とかいっても，一意的には決定できない。環境は，ある一定のインパクトに対して常に一定の応答（現象・答）をする平衡閉鎖系ではなくて，ある一定のインパクトに対して一定でない応答をする非平衡複雑系なのである。したがって，よい環境づくりにあたっては環境そのものが非平衡複雑系であることを十分認知し，環境対策にあたっては非平衡複雑系に対応できるシステム（組織）づくりとともに，環境に対して，何が出来るか，何をなすべきかをみきわめつつ，環境評価にもとづく合意形成をいかに行うかが重要な課題となる。

(2) 海岸の環境創造

海岸環境を例にして，環境創造について考察してみよう。

周りを海に囲まれ，白砂青松に代表される，風光明媚な数々の景勝地に恵

まれたわが国において，その海岸線は，約34,500 kmにも及ぶ世界でも有数の長い海岸であり，また様々な役割を有する貴重な空間である。

古くから，海岸は豊饒な海の幸（魚介類など）と命をもたらす場所，また信仰や祭事を行う場所として，日本人の生活，精神文化形成に重要な役割をはたしてきた。また海岸の空間的な広がりは，漁業，工業，農業，交通等のさまざまな経済・文化活動に利用され，今日の社会・経済の飛躍的発展の舞台でもある。人間の海岸利用や開発は，時代とともに変遷し多様化してきたが，それと同時に人口が海岸域に集中することによって，その経済的・社会的価値が著しく増大したことは当然である。したがって，津波，高潮，波浪および海岸侵食などの沿岸災害からわれわれの国土，尊い生命及び財産を守る第一線となっているのも海岸である。さらに，海岸や海岸近くの浅海域では，さまざまな生物が生息しており，生物の多様性を確保すべき貴重な自然空間でもある。このように海岸は複雑に人間と関わっている。

ことに最近では，異常気象に伴う豪雨・洪水，旱魃・冷夏等の災害の多発及び巨大化傾向が著しく，また日本海溝を震源とする地震発生の確率が高まり，巨大津波による被害が危惧されている。一方，海域の環境，特に閉鎖性海域での環境悪化が顕在化し大きな社会問題となっており，沿岸海域における自然災害への対策（防災）と環境保全に関する総合的対策が重要な課題となっている。

このような海岸環境における環境構成要素は，海岸域における安全・防災，海岸域の自然・生態，そして海岸域での開発・利用ということになる（表1）。このうち海岸域の自然・生態では，これを支える空間としての気圏・水圏・地圏があり，これらが相互に影響しあっており，さらに，これらに植物・動物の生態系が加わった複雑な環境構成となっている（図2）。気圏では，気象，大気質，音，臭い等が問題となる。水圏では，津波，高潮，波浪や潮流などの海象（水象）や水質などが問題であり，地圏では，地象，地形，地質などが問題となる。自然環境を構成する気圏・水圏・地圏の環境基盤においては，人が影響を与えて制御可能なものとそうでないものがあり，

表1 海岸環境の構成要素

安全・防災	自 然 ・ 生 態	開 発 ・ 利 用
台風 高潮・高波 地震・津波 洪水 土砂災害 海岸浸食	気圏（気象，大気質，音，臭い） 水圏（海象（波浪，潮流），水質） 地圏 　（地象，地形，地質，海岸線， 　干潟） 生態系 　（藻場，塩生植物，ベントス， 　ネクトン，プランクトン）	資源・エネルギー 　（石油・鉱物資源，波浪・潮位差，温 　度差） 交通（漁港，港湾，空港） 水産業（漁場，養殖場） 工業・商業・都市 　（工場，エネルギー備蓄，倉庫，事 　務所，住宅） レクリエーション 　（海水浴，釣り，潮干狩，憩いの場， 　観光，キャンプ，サーフィン，ヨット） その他 　（干拓，廃棄物埋立，浚渫土砂処理）

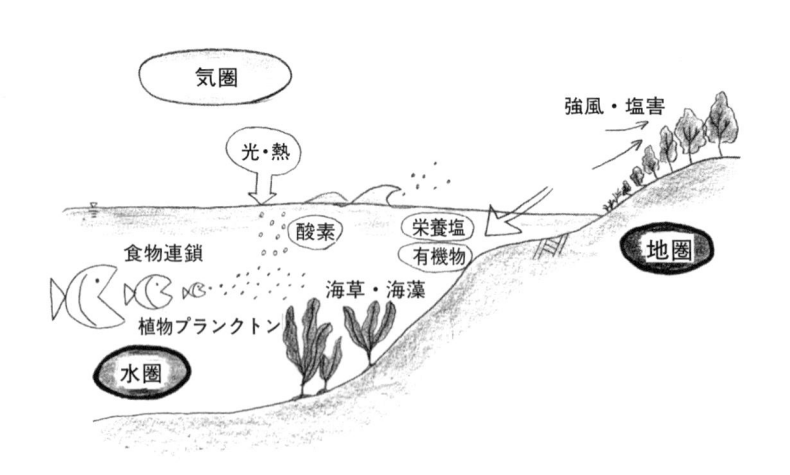

図2 海岸域の環境構成

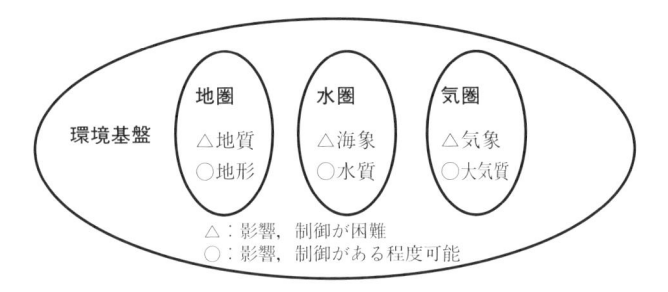

第 6 章　環境対策の技術とシステムづくり　*195*

```
         ┌─────────────────────────────────────┐
         │        地圏      水圏      気圏      │
         │       △地質    △海象    △気象     │
         │ 環境基盤                             │
         │       ○地形    ○水質    ○大気質   │
         │                                      │
         └─────────────────────────────────────┘
              △：影響，制御が困難
              ○：影響，制御がある程度可能
```

図 3　環境基盤

気圏では大気質，水圏では水質，地圏では地質などがある程度，制御可能な事項となる（図 3）。従って，海岸環境の創造にあたっては，まず，人が制御出来ることと出来ないことを認識し，可能な対策を講じることが必要である。

　海岸環境は多くの環境要素から構成され，様々な側面を有する複雑系である。従って，より良く，望ましい海岸環境を創造していくためには，上述の様々な環境構成要素の向上を目指した要素個々に対する技術開発とともに，各要素技術間の均衡（バランス）を図り，総合的な視点からの取り組み（システム）が重要である。さらに海岸環境の 3 大構成要素である，安全・防災，自然・生態，開発・利用の調和とバランスを図ることが重要で，対象とする海域全体としてのゾーニングを含めた将来計画が必要である。現状での問題点を把握し，将来にむけてどのような沿岸海域を求めていくのか，きちんとした将来像を描くことが大切である。

　有明・八代海沿岸域における環境創造を事例として，その問題点の掲示とともに図示してみると図 4 のようになる。沿岸域における環境創造とは，沿岸地域の社会づくりそのものなのである。

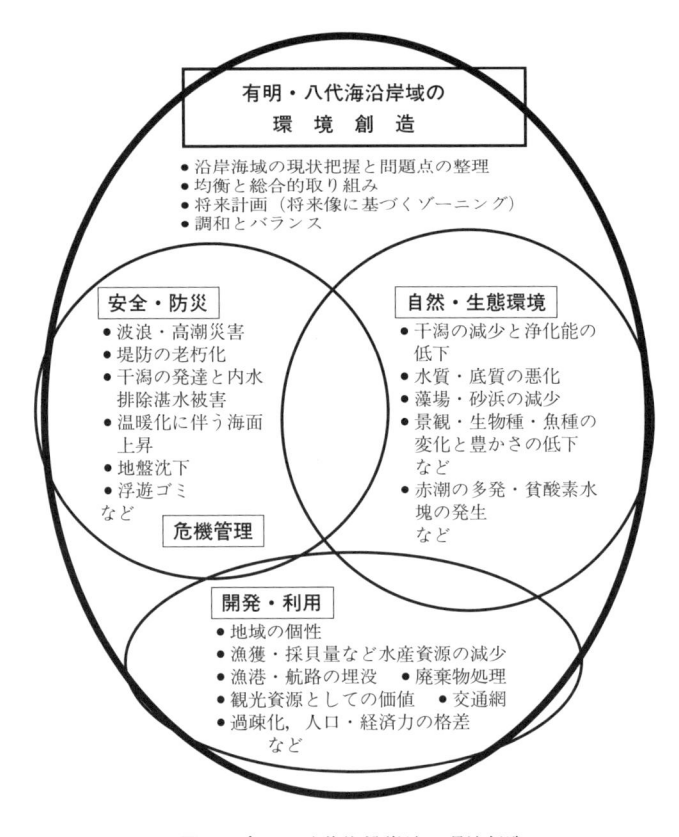

図4　有明・八代海沿岸域の環境創造

II. 環境問題の原因・要因分析と技術

(1) 環境問題の種類とその要因（過大な負荷）[2]

　環境問題は，その種類，規模，要因等により様々な問題がクローズアップされるが，人口の急激な増大と文明社会の発展にともなって，大規模な環境の変化が顕著になってきている。環境変化による影響が複数の国を越えた

り，また地球規模にまで広がっているような大規模な地球環境問題には，地球温暖化，オゾン層破壊，森林破壊，砂漠化，海洋汚染，酸性雨，野生生物種の減少，有害廃棄物の移動・拡散などがあげられる。地域環境における小規模な環境問題には，湖沼・河川や海域での水質悪化，地下水汚染などの水環境問題，土壌汚染や湖沼・海域の底質悪化などの土環境問題，悪臭，煙害，排気ガスなどの大気環境問題，また，家庭ゴミ，騒音，光害などの生活環境問題など，深刻な様々の問題が起きている。

これらの背景には，人の生活水準の持続あるいは向上をするため，地球上の資源・エネルギー利用を行うことによって生じる，人為的な環境への負荷の蓄積や増大がある。先進国での大量生産・大量消費の社会経済構造は，資源・エネルギーの大量集中を招き，その結果，大量廃棄の必要が生じ，これが環境に多大の負荷を与えている。新興国では，かつて先進国がそうであったように急速な近代的工業化にともなう産業振興型の深刻な様々の公害問題が生じており，開発途上国では，人口増加にともなう食料や燃料不足が深刻であり，熱帯雨林をはじめとする森林資源の確保は地球規模の課題の一つである。

様々な環境の悪化が認識され，問題化してきたのは，最近のことであるが，環境への様々な負荷は過去から継続され，蓄積され，これらの結果が今，様々な悪化の現象として出現している。自然には環境負荷に対する浄化機能があり，負荷量が環境容量（環境ポテンシャル）の枠内であれば，自然の循環システムの中で浄化されてしまう。環境負荷の急激な増大と質の変化は，明らかに人による人為的負荷によるものであって，今日の環境悪化の主たる要因は人である。人の生活維持と生活向上を追求しつづけた結果，生じる人的負荷と環境容量とのバランスが崩れ環境悪化が急激に進行しつつある。また，これらの環境問題は，それぞれの問題が相互に関連し合い，様々な影響の要因が複雑に絡み合っている。環境の基本構成要素である，水圏（水象）・地圏（地象）・気圏（気圏）と生態系との相互の影響度合い（メカニズム）が，定量的に科学的知見として十分に解明されていないところに問題

の難しさがある。

(2) 有明海環境悪化の要因分析

　代表的な閉鎖性水域である有明・八代海域は，本来陸水によって輸送される種々の物質が，物理的，化学的，生物的作用を受け，さらに潮汐などの影響の下で生態系を含む物質循環の微妙なバランスによって形作られた世界的にも希有な自然環境である。この有明海には，筑後川・菊池川・白川・緑川等の大小の河川が流入し，阿蘇の火山灰土等に起因する微細な土砂が全域に堆積し，独特の干潟性の海岸が形成され，周辺海域からの栄養塩類の供給により豊かな生態環境を有している。ここでは，広い浅海域に強い潮流が発生することによって底泥が移動し堆積が少なく，水質の汚濁物質を凝集・沈着させる浮遊粘土の効果もあって閉鎖性水域にもかかわらず，これまでは赤潮発生等の重大な環境問題は生じなかった。この干潟及び浅海部は古くからノリ養殖やアサリ等の採貝漁業の漁場として大きな経済的価値を持ち，また同時にムツゴロウ，エツ，アリアケシラウオ等の有明海特有の生物種が分布するなど貴重な地域である。

　このように，有明・八代の海は，豊富な魚介類の宝庫として，また干潟は，魚介類の生産基盤としての役割はもとより，懸濁物質の吸着・分解など浄化機能，更には高潮災害の干渉の役割を果たすなど，かけがえのない存在である。ところが，1980年代後半頃から，有明・八代の海で，"濁りがひどくなった"，"海藻が減った"，"魚種が変わった"，"水温が上がった"等の環境悪化が顕著になり始め，2000年の夏，7月には大量の赤潮が発生し，同年の冬期には，プランクトンの異常発生に伴う「ノリ被害」など深刻な事態に陥っている。この急激な環境悪化の要因には，干潟域の減少，沿岸域の開発，流域の都市化や農薬使用に伴う汚水物質の流入，河川形態の変化，大洪水に伴う土砂・汚濁物質の大量流入，台風や海流の変動による高温海水の浸入や潮流の変化など様々な原因が考えられるが，詳細な因果関係は不明のままである。しかし，長年月の間に"掃き溜め"となり"疲弊している"こと

に違いはない。

　有明海は，約1万1千年前にその内湾が形成され，7～6千年前に海侵が最大で，現在の久留米市近くまで海であったとされる。その後，緩やかに海退が続いている。河川からの大量の流入土砂と，4～5mにも達する大潮位差およびこれに伴う強い潮流との相互作用によって全国の約4割にも達する広大な干潟が形成され，その結果，他の海域と違って微細粒子の潟泥が岸側に堆積する。有明海の歴史は干拓の歴史とも言われ，この干潟は約700年前の鎌倉時代からの干拓により陸地化が推し進められてきている。

　有明海では1潮汐間で海水交換が完全に行われず（年平均約50日），さらに基本的に潮汐残差流が反時計回りであるため，東岸沿いから湾奥にかけて物質が堆積する傾向にある。

　干潟の地形は，日常の潮汐変動に伴う浮泥の流動によっても変化するが，高潮や高波浪の異常海象時や，洪水時の河川からの大出水による土砂流入に伴う地形変化が顕著であるとともに，大出水期には，内陸からの栄養塩等の負荷が大量に流入する。

　干潟域を中心にノリ養殖が盛んに行われてきたが，その作付け面積は，昭和38年を境に急激に増加した。このことは，この時期を境にノリ成長のための栄養塩類の十分な供給が持続していることを意味する。この背景には，この時期の内陸域において，農業生産性向上をめざした多量の農薬の使用，工業生産の高度成長をめざしての多量の廃液排水，都市化に伴う排水の質と量の変化等，海域への人為的負荷の急激な増加がある。また同時に，広大な面積へのノリ網の設置は，潮流への影響を無視できないものと考えられる。諌早湾堤防や熊本新港等が潮流変化の要因として挙げられているが，このノリ網設置等の影響を含めて，推論でなく科学的根拠により定量的評価を行う必要がある（図5）。

　また，有明海の海岸線は，諌早湾口の北側の一部を除くと，その殆どが干拓堤防や道路護岸の人工海岸である。熊本県の海岸における人工海岸の占める比率は59％で福岡県とほぼ同じである。福岡県は沿岸域への人口の集中

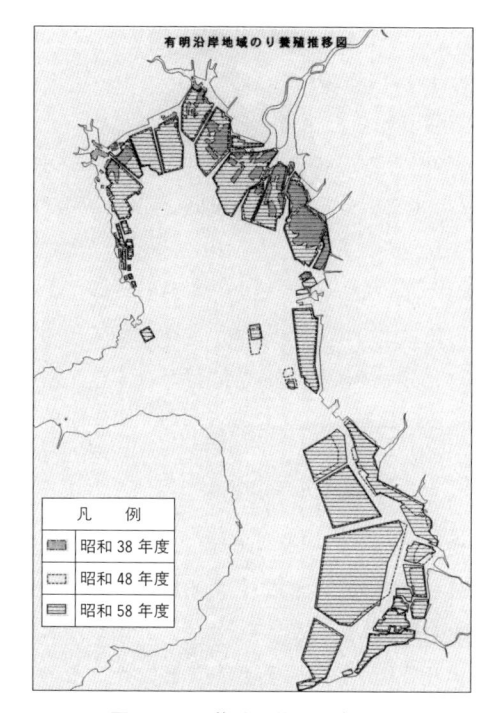

図5　ノリ養殖面積の年度推移

が大きく，また，北九州市や福岡市などで大規模な埋立てが行われて埋立護岸の延長が伸びているのに対し，熊本県では離島が多い。このことを考えると，熊本県の人工海岸の占める比率は異常に大きいといえる。熊本県の人工海岸には，道路護岸と干拓堤防の多いことが特徴で，これらの前面の地盤高さも低く，植生のある半自然海岸は少ない（図6）。塩生植物の分布や自生地の状況から，砂泥海岸が減少していることが推定される。

　また，砂浜と海辺の生物は水質浄化に寄与していることが分かっているが，この機能が低下し，海域全体に悪影響を与えることも考えられる。このような砂浜や砂の減少の原因としては，開発による直接的喪失の他に，構造

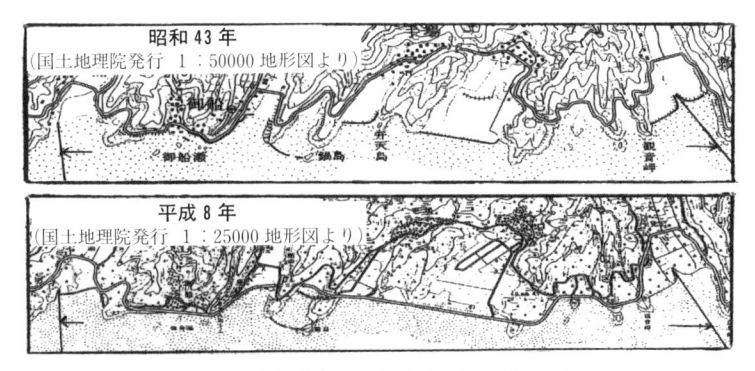

図6 海岸道路整備に伴う海岸線の経時変化

物による海象の変化や海砂採取・浚渫などの人為的要因，砂防や後浜砂丘の減少など人為的・地形的要因による供給源の減少，高波の来襲や平均海面の上昇などの海象，などが考えられる。

(3) 有明海異変の捉え方[3]

2000年冬の「有明海ノリ不作」を契機に，様々な機関，研究者によって有明海の環境悪化の原因解明が試みられているが，国の委員会（農林水産省：有明海ノリ不作等対策関係調査検討委員会（第三者委員会））においても，有明海環境悪化の要因分析と改善方策について総合的な調査・検討が行われており，ここではその概要を紹介する。

有明海は周辺に多くの都市部や農村地域を抱える半閉鎖的な海域であり，本来陸域からの負荷により富栄養化や汚染が進行しやすい海域である。一方，水深の割に干満の差が大きく海水の混合が活発なこと，泥質および砂泥質干潟の発達や二枚貝類をはじめとする大型底棲生物が豊富に分布することにより海域自体の浄化能力は高い。これが，ノリをはじめとする漁業・養殖業生産による栄養分（C, N, P）の系外への移出と相まって，有明海の物質の収支をバランスさせ，海域の生態系と漁業・養殖業生産を持続させてき

たと考えられる。

今回の珪藻赤潮の早期かつ持続的な発生にともなうノリの不作に象徴される有明海の生態系および漁業・養殖業生産の異変は，こうした物質収支のバランスが崩れ，生態系において，夏季の鞭毛藻による有毒赤潮や冬季の珪藻赤潮の頻発にみられる，有用魚介類や藻類生産にとって不適当な過程が増大しつつあることを強く示すものである。有明海の海洋環境の回復と持続を図るためには，海域全体の物理化学的環境と生物生産過程を視野に入れた総合的な取り組みが必要である。

(4) 有明海異変にいたる原因仮説[3]

底質悪化や干潟消失による底棲生物の減少

有明海の物質収支のバランスが崩れた直接的な原因の一つは，底質の悪化（泥質化，汚泥化）や，干潟の消失による二枚貝類をはじめとする底棲生物の減少であると考えられる。すなわち，底棲生物は珪藻や海底に沈降した有機物の捕食者や分解者として重要であるが，この減少は，珪藻赤潮の頻発と持続，海底への有機物の蓄積による一層の海底環境の悪化をもたらすと考えられる。

① 底質の悪化：底質悪化の原因としては，都市化の進行等にともなう陸域からの栄養物質の負荷の増加，ダム等による河川からの砂等の比較的大型の粒子の流入の減少，潮流の変化などが想定される。

② 干潟の消失：沿岸各地での干拓等により干潟の喪失が進んできた。しかしながら，最近では干拓事業による諫早湾内の干潟の喪失が最も大規模なものであり，それによる環境浄化能力の直接的低下，周辺環境への悪化や夏季の有毒赤潮の誘発との関係が懸念されており，具体的な因果関係を明らかにするための調査・研究が必要である。一方，諫早湾のみでなく，近年の有明海全体での自然の海岸線の減少が，本来，自然の感潮域が持つ，環境浄化や生物生産などの生態系維持における多面的機能を大きく減退させたとの指摘もあり，あわせて定量的な評価が必要であろう。

③　貧酸素水塊と有毒赤潮の発生：水産庁や関係県の調査により，近年，夏季にシャトネラ等の有毒赤潮の発生が増加していることから，有明海においても，夏季の貧酸素水塊発生，有毒赤潮発生，底棲生物死滅・減少，冬季の珪藻赤潮発生・持続，海底への有機物の蓄積の促進のループが形成され，環境変化と漁業・養殖業生産の低下を促進している可能性に注目する必要がある。また，炭坑の旧坑道による海底の陥没や，諌早湾干拓事業における堤防建設のための土砂の採取跡の窪地が，貧酸素水塊発生の一つの引き金になっているとの指摘もあり，今後，検討し解明していく必要がある。

その他の人為的及び自然的インパクト

その他，有明海の海洋環境や生物生産過程に影響を及ぼす可能性がある人為的な要因として指摘されている問題に，①環境ホルモン等の環境汚染物質の問題や，ノリ養殖の過程で使用される②酸処理剤の問題がある。また自然的インパクトには，地球自転や太陽活動の周期的変化を背景とした③周期的な気候・海洋変動や，傾向的変化としての地球温暖化がある。

①　自然的インパクト：地球温暖化，外海水の流入，台風にともなう高潮・高波，大雨に伴う河川水・土砂の流入，海底陥没等による干潟の減少，地形（干潟地形）の変化等。
②　人為的インパクト：公共施設の建設，漁業・養殖業を含む各種の産業活動，内陸の都市化等にともなう負荷の量と質の変化など（特に，海岸における「なぎさ線」の喪失，干潟の消失，環境汚染物質の流入と蓄積，陸域からの栄養物質の負荷，ノリ養殖における酸処理剤の使用や施肥，砂利採取による海底地形変化など）。

(5)　複雑系への科学的アプローチ

地球上の資源・エネルギーを消費し，物質の利用・生産の向上を図ってきたこれまでの科学技術は人類発展の基盤を支えてきたが，その反面，多くの環境問題を引き起こす原因となっていることも事実である。環境を構成する

3つの要素のうち，開発・利用，安全・防災等のいずれかが優先され，自然・生態とのバランスが崩れたためである。これからの科学技術は，この3つの環境構成要素のバランスをいかに図っていくかを基本的なスタンスとせねばならない。環境は多種多様な諸要素（因子）によって構成され，しかもそれぞれの諸要素が互いに関係し合う複雑系である。環境問題に対処する科学的アプローチは段階的に，複雑な環境変化の分析・解析を中心とした個々の研究（Analysis），環境因子間の相互作用とモデル化等に関する研究（Interaction），これらの統合としての環境問題への応用と深化（Integrate），およびその持続性の管理・運用に関するもの（Management）への方向性の中にあることを認識しておく必要がある。

科学的アプローチの方法には，現地調査，過去の調査・研究データの整理・分析，実験，数値シミュレーション，モニタリング調査などがあり，上述の科学的アプローチの段階や目的に応じて適切な方法の組み合わせを選別することが望まれる。

現地調査では，環境を構成する水象，気象，地象および生態系に関する環境調査や，住民等へのアンケート調査などが含まれるであろう。環境調査においては，各事象ごとに数多くの調査項目があり，環境変動のメカニズム解明や総合的な環境対策にあたっては出来るだけ多くの調査項目の実施が望まれるが，調査の時期（季節変動）・調査期間・調査方法等によって得られるデータがどのような意味をもつのか，また，観測機器の計測・分析精度がどの程度なのか，等の認識をしておくことが重要で，不必要な調査を数多く行っても無意味である。このためには，過去の調査・研究資料の整理・分析が大いに有用となる。過去の有用な知見に加えて，過去のデータの統計的分析等によって客観的な環境変動の特性を把握することも可能であり，環境調査項目の抽出や調査時期・期間・方法の決定に大いに役立つ。すなわち，環境調査を行うにあたっては，何を調査するか？ではなくて，何のために調査するか？の調査目的を明確にしておくことが肝要である。

実験によるアプローチは，現地の様々な環境因子による環境変動の特性

を，環境因子を抽出して，これによる影響について模型等を用いて調べる方法である。生態系に関するミクロなものから，水象・気象・地象などの物理環境に関する大型の実験まで種々のものが行われる。環境変化のメカニズム解明や数値モデルの構築等を目的に実施されるが，実験精度や現地への再現性の問題に注意が必要である。

　環境問題に関する数値シミュレーションは，現地での観測や実験等を通じて構築された個々の基本現象の数値モデルを基本として，環境問題をシミュレートする計算手法である。数値シミュレーションが現象をうまく表現し，シミュレーション装置として機能するためには，数値モデルが時間的・空間的にも十分に現実の現象を表現できているかどうかの妥当性が検証されていることが大前提である。しかしながら，環境の複雑なメカニズムについての研究も積極的に試みられているものの，多種多様な環境要素についての数値モデルの構築および妥当性が十分に検証されているとは言い難い。このことから直ちに，環境問題への数値シミュレーションが全く当てにならないということではなく，その適用限界を十分認識しておくことで，環境評価，環境予測手法として非常に有効に活用できる。数値計算の特徴として，実際の観測等では計測し得ない量を容易に算定でき，これを解析することで新たな現象の存在を確認することができたり，また，様々な計算のパラメータを自由に変化して，その影響を調べること（感度評価）が容易にできるなど，多くの利点を有しており，数値モデルの開発とともに，今後の進展が大いに期待される。

　モニタリング調査は，種々の環境情報を追跡調査して，環境の現状と変遷を把握しようとするもので，環境問題の管理と運用を目的に実施される。調査目的に応じて，調査項目，期間，時期，方法等を十分に検討しておくことが肝要である。

　その他，科学的アプローチの手法として，環境構成要素のメカニズムを対象に数値モデルを構築して数値シミュレーションにより評価しようとするのではなく，現象そのものを直接に統計学的手法により関係付けたり，数理的

に情報を処理する方法(ニューラル・ネットワーク)などが研究・開発されつつある。いずれにしても,複雑系への科学的アプローチは,調査分析の技術,高度な数値モデルの開発を前提として環境変動の評価・予測システムを構築し,これらの統合としての環境の回復・改善技術および維持・管理技術の方向性の中に進展されねばならない。

環境問題における一般解と特解

環境問題は非常に地域特性が強い問題である。これは,水象・気象・地象を構成する水・大気・土の物理特性は基本的に地球上では大差がないが,これらが相互に関係し合うことで,そこにしかない自然環境が形成されることになり,ここに棲息する生態系もまた独特のものが形成されることになる。

数値モデル的に言えば,水・大気・土の性状を表現する示性方程式や,物質保存式や力学的な釣り合い式などは,地域によらず世界共通であり,これらの微分方程式から得られる解は,一般解であって多くの未定係数を含んでいる。この未定係数を決定するのが境界条件であり,境界条件が地域に固有の地形形状,気象特性であり水の流動特性である。これらの境界条件が特解を定めることになり,はじめて有意な解となる。すなわち,環境問題の解決は,この特解を求めることから始まるものであり,地域の特性を解明することである。一般解の定性的な特性を知ることは必要ではあるが,真の解決にはならないのであって,他の地域で役立った環境対策が必ずしも対象としている地域には適用できないのである。

環境問題を総合的に捉えて一般解を知り (Think Global),地域特性を調べて特解を求めることは (Act Locally),環境問題の解決に直結するものであり,そして,その成果は,他の地域にも通用する (Glocal) 普遍性を有することとなる。

III. 環境対策へのシステムづくり

(1) 環境対策へのマスタープラン

　地域には，水・地形・地質・気候などの自然環境と，歴史的・文化的な側面を含む人間社会・経済の環境によってそれぞれ固有の環境特性が形成されている。従って，自然環境と調和し，将来にわたって好ましい潤いのある，個性豊かな地域社会創りにおいては，地域環境に関する広範な分野からの多面的かつ総合的検討が重要である。

　環境問題に関して，これまでいろいろな分野から，多くの研究が行われてきているが，現象が余りにも複雑で，詳しい観測記録も乏しく，その環境回復能力（環境ポテンシャル）がどの程度のものか未だに不明のままである。地球規模あるいは地域レベルでの環境が今，どのような状態にあるのか診断し，これからどのように修復したらよいか「再生への道」を早急に作る必要がある。

　このたびわが国では，議員立法として「自然再生推進法」が制定され，平成15年1月1日から施行されて，環境省，農林水産省，国土交通省を中心に事業化へ向けた取り組みが開始された。その概要は，「過去に損なわれた生態系や自然環境を取り戻すことを目的に，行政機関，住民，学識者等が一体となり，将来にわたる豊かな自然環境を持続し，自然と共生する社会の実現に向けて取り組むこと，また，地域の自然環境特性，環境容量，生態系等の微妙な均衡を踏まえ，科学的知見に基づいた自然再生の実施がなされるべき」との基本理念である。

　これまで"開発・利用"，"防災・安全"，"自然・生態の保全"の3つのカテゴリーがそれぞれ単独に注目されがちであり，全体としてのバランス（均衡）への配慮が不足していたことは否めない。今，まさにこの環境の再生に向かっては，地域環境特性の理解とともに，このバランス（均衡）の理念が最も重要であり，再生への基本方針として重要な理念である。

環境への取り組みは，環境そのものが多様性を持つ複雑系であるため，個々の機関や学識のみでは不十分であって，国や県等の行政機関，住民，学識者等はもとより民間の研究機関，NPO や NGO 等の地域の多様な主体が参画して対処する必要がある。

しかしながら，どのようにしてバランスの取れた対策をとるのか？　バランスの取れた対策とはどのようなものか？　対応する多様な主体を，どのように組織し機能していくのか？　等々，まだ何も分かっていない手探り状態である。再生のためのシナリオ，すなわちマスタープランを早急に，しっかりと作成しておくことが最も重要である。この意味で，この「自然再生推進法」に沿った早急な実施体制の確立と再生事業の積極的推進が行われねばならない。

有明・八代海域の場合

昨今，有明海域の環境悪化が顕在化し，諫早干拓堤防との関連においても社会的問題となっているが，有明・八代海のような閉鎖性が極めて高い海域における環境は，周辺に多くの都市部や農村地域を抱えており，本来陸域から輸送される種々の物質負荷により富栄養化や汚染が進行しやすい海域である。このような海域の環境は，気象や海象など自然の物理・化学的作用の影響の下で，生態系及び人為的行為などの複雑な要素が互いに関連し，その微妙なバランスにより形成された独特の自然環境にある。従って，今日の環境悪化の原因分析と再生方策については，海域全体の物理・化学的環境と生物生産過程を視野に入れた総合的取り組みが必要であり，諫早湾干拓事業の影響もこの枠組みの中で進められるべきである。

この有明・八代海の環境再生を目的に，「有明海および八代海を再生するための特別措置に関する法律（特別措置法）」が与党 3 党により国会に提出され，臨時国会において成立，平成 14 年 11 月 29 日に公布・施行された。これを受けて，環境省において「有明海・八代海総合調査評価委員会」が，「国家行政組織法」第 8 条に規定される「審議会等」として平成 15 年 2 月に

設置され,「総合的な調査の結果に基づいて有明海および八代海の再生に関わる評価を行い,意見を述べること」を目的に,検討が開始されている.

これに先立ち,2000年冬の「有明海ノリ不作」を契機に,農林水産省に「有明海ノリ不作等対策関係調査検討委員会(第三者委員会)」が設置され,過去の調査データ整理・分析とともに,関係省庁(農林水産省,国土交通省,環境省,経済産業省,水産庁)による環境調査・研究が環境悪化の要因分析と環境変化の把握に関する課題が浮き彫りにされたものの,海域環境の複雑・多様性のため調査・分析の範囲を超えるに至らず,再生へ向けての対策等の提言はなされていない.環境省に設置されている「有明海・八代海総合調査評価委員会」での検討は,再生策に関する各省庁(総務省,文部科学省,農林水産省,経済産業省,国土交通省,環境省)および関係各県(福岡,佐賀,長崎,熊本,大分,鹿児島の各県)から集められた再生案が単に羅列されているだけの現状にある.

これらを整理し,バランスの取れた再生方針とともに,海域全体の将来にわたる望ましい姿を描くマスタープラン作りに早急に取り掛からねばならない.この海域の再生に向けての総合的視点から調査・検討を進めることが重要である.

一方,この有明・八代の海域では,1999年9月の台風18号による高潮・高波によって甚大な被害を被ったが,特に,熊本県下では八代海沿岸域を中心に死者16名を含む過去最大級の被害を受けた.これは熊本県内では1959年9月の台風14号で天草地方を中心に発生した高潮災害以来,また全国的には同じく1959年9月の伊勢湾台風以来,40年にも及ぶ高潮による犠牲者であり,社会的にも大きな衝撃を与えた.地域における自然災害への防災・安全対策の重要性を再認識させるものであった.この台風18号の高潮災害を教訓として,国では初めて各省庁の枠を超えて,「高潮防災情報等あり方研究会」(2000年2月~2001年3月.国土庁,農林水産省,水産庁,運輸省,気象庁,建設省,自治省)が設置され,防災施設整備とソフト対策の強化についての検討が行われた.

これによって，わが国の「高潮防災マニュアル」が初めて刊行され，また，「高潮ハザードマップ」が作成されつつあり，防災面での整備が進められている。高潮被害の大きかった八代海湾奥部一帯でも，高潮防災のためのソフトを含めた整備が進められているところであるが，しかし，高潮防護の海岸堤防が，従来の堤防より約1.3mも高く建設され，景観の阻害はもとより，海岸の干潟が埋め立てられ，なぎさ線の喪失とともに貴重な動植物の棲息域が消失する事態となっている。

　すなわち，この海域では，「環境」と「防災」という相反する課題に直面している事実があり，環境あるいは防災のどちらかを選択するというような単純な課題ではなく，いかにして，この相反する，環境と防災に対処していくかという新たな課題があることを見据えなければならない。災害に強く安全でかつ環境と調和した，個性ある地域創りに関する早急な学術的，技術的対応へのマスタープラン作りを今始めねばならない。

(2) 複雑系へのシステムづくり

　環境問題は複雑系であり，これに対処するためには，従来型の平衡閉鎖的な縦構造のシステムでは解決できない。地球，あるいは自然，人の歴史がそうであったように，混沌の中から，ある秩序が生まれ，それが階層を形成していく。封建的な階層制度は，指令系統が縦構造であるため，それが支配する社会に対して非常に効率的に機能し，その社会の繁栄に寄与してきた。現代の環境問題に対する人社会の縦構造を，行政（官：国・県・市町村），学識経験者（学），企業（産），住民（民）の階層として捉えるとき，環境問題が基本的に複雑系であるために，組織としての問題点がクローズアップされる。

　行政機関においては，問題が発生すると，通常，発生地点の所管あるいは問題に最も関連する部署が担当となり，対策検討が開始される。1部署で対応できるような小規模な問題であれば特別な不都合は生じないであろうが，問題が広域にわたり，多様な課題を含むような規模になると，途端に不都合

が生じる。すなわち，多部局間（あるいは多省庁）に及ぶ問題になると，各部署の縦構造が依然として強く，横断的方向への対応がとりにくい組織構造にある。また，行政の流れとして基本的には，国レベルでは対策の基本方針を提示し，県や市町村のレベルでは，国の基本方針に従い地域に応じた対策をたて，これが実施されていく。国レベルでは，ある程度の対策全体のマスタープランの下に基本方針が作成されるが，県や市町村のレベルになると，対策全体のマスタープランはもはや，その存在が薄れ基本方針のみが遵守すべきプランとして一人歩きを始めるのである。このことは，場合によっては地域レベルでの対応が効果のない無意味なものとなり，時としては，逆効果を及ぼすことさえ起こり得るのである。行政のシステムとしては，横方向への繋がりと，国と地方行政（県・市町村）間の双方向の繋がりを強化するよう組織改革がなされるべきである。

　学識経験者はその専門分野において優れた学識と豊富な経験を有し，問題解決にあたっての検討，提言を行う立場にある。従って，自らの学識・経験を高めることは当然のことであるが，行政と同じく，問題が多様性を帯びてくると，自らの専門分野のみではカバーしきれなくなる。複雑系である環境問題は，1個人の研究レベルをはるかに超えたところにあることを認識すべきであって，このためには，異分野間のすなわち学際的な研究の繋がりを組織する必要がある。個々の研究者の情報・学識を連携し総合して，新たな知見を生み出すことが，次世代につながる新たな学術研究の方向性であって，これに答え得る学術研究組織のシステムを構築することが大切である。学術研究者は自らの専門性を高めるのみでなく，広く学際性を持ち，そして地域・社会に貢献することを使命とすべきである。

　企業における縦構造は，社会・経済の発展に効率よく対応すべく形成され，巨大化とともに専門性に特化・細分化してきたが，社会・経済におけるニーズの多様性が，巨大化した企業組織の空洞化を生み，専門化した企業の行き詰まりを招いている。地域個性の強い環境問題にあたっては，その地域のための対策が講じられなければならないが，そのためには一般解しか知らない

中央の大企業よりも，特解を知る地域企業の技術が大いに活用されねばならない。しかし地域企業の技術力がまだ未熟である現状においては，それを補うべく他企業・大企業との連携体制を築くことがよいかもしれない。企業が組織の枠を越えて，問題ごとに自由に変化し得る"アメーバー的な柔軟な構造システム"，いわば，連合体への変換を行うことで，あらたな企業のあり方への展開の可能性が生じるものと思われる。

　住民は社会の縦構造から言えば最下層に位置し，行政や企業等の組織に対しては弱い立場にある。多くの住民の立場は，残念ながらまだ，封建社会における"お上"にあたる行政組織が主体であり，自分たちは"お上"の恩恵を受ける受動的な状況におかれている面が多い。しかし，行政も，企業も，組織を構成しているのは個々の人であって，社会は行政や企業のためにあるのではなく，個々の人，住民のためにあるのだ，という住民の主体性をもっと認識すべきである。この中で，自分たちの環境は自分たちで守る。自分たちの環境づくり（地域づくり）は自分たちでやる，という自主性とともに，結果に対しての責任を持つべきで，都合が悪いことは組織（行政）の所為にするべきではない。いわゆる「自己決定・自己責任」の原理がもっと注目されるべきである。弱い立場の住民が自らの立場をよくするためには，このような意識の高揚とともに，組織としての体制，つまり，NPOあるいはNGOなどの住民組織による活動が，より効果的であろう。さらに，住民の側への十分な情報開示が必要である。こうした情報にもとづいて住民は，はじめて本来の意思決定ができるのである。ここには「インフォームド・コンセント」と類似したことが成り立っている。

　また，環境問題のような複雑で，専門的かつ総合的視点が要求される問題に対するマスコミによる報道には，特に客観性と真実性が要求される。総合的，客観的視点がないまま取材のみが先行し，取材者のシナリオに沿った報道がなされ，一般社会に真実がゆがめられて伝わることは，風評そのものであり，ゆゆしき問題である。報道は常に真実である，という一般住民の信用度が高いことを十分に承知し，報道が大きな力を持ち，世論をも形成しう

る，という自覚が再確認されることを期待したい。むしろ，問題解決に向かっての一般世論の形成に，積極的に報道できるシステムの改革が望まれる。

以上のように，環境問題のような複雑系へのシステムづくりは，従来の縦構造の階層制からの変革であって，各階層および縦構造の枠を越えた，総合的でかつ柔軟性のある連合体へのシステムづくりである。

(3) 環境対策における評価と合意形成

持続的な環境の保全にあたっては，"防災・安全"，"自然・生態の保全"，"開発・利用"の3つのカテゴリーの調和を図ることが重要である。

台風の常襲地帯でもある熊本県下では，強風，豪雨による洪水，土砂災害，また高潮・高波等の海象災害などに悩まされ，自然災害に対する防災・安全対策は欠かすことができない。その反面，台風18号による高潮災害に見られるような高潮対策のための海岸堤防等の防災構造物の建設が自然環境を阻害している面もある。有明海の異変として，ノリ不作，採貝等の漁業生産高の減少等があるが，漁業生産性の向上のみを欲して様々な人為的負荷を与え続けてきたことも事実である。人の利用のみ，人の安全のみが優先され，自然環境に対する配慮の欠如がここにある。自然への人為的負荷の増大が昨今の環境悪化の主たる要因として強く認識されねばならない。

3つのカテゴリーの調和を図ることは，まず第1には人的負荷の削減であって，これは現在の人の活動にとって"調和のためのリスク"を担うことである。環境に対する負荷を削減するためには，人的な生産活動の抑制や水質・地質・大気質等に対する規制が要求され多大のリスクを負うことになり，また環境に配慮するためには，リスクに見合うだけの環境の価値が要求される。このようにリスクを担ってまで環境に配慮するためには，環境の価値・評価と環境対策の評価・決定を行うシステム，すなわちリスクマネージメント（risk management）が重要となる。さらには，環境のための投資価値，すなわちリスクを受け入れながら価値を創造するアセットマネージメント

(asset management) の概念が必要となろう。環境と調和するとは，人と人との都合との調和ではなくて，生態系を含む自然と人との調和である。

ここでは，私が各種委員会の委員や委員長として深く関与した地域課題における実際の事例を紹介しつつ，環境対策における評価と合意形成について考える。

有明・八代海の環境異変と改善（複雑系への取り組み）

1980年代後半頃から有明・八代海海域で環境悪化が顕著になり始め，2000年7月には大量の赤潮が発生，同年の冬に外洋性のプランクトン (Rhizosolenia imbricata) の異常発生に伴う栄養塩不足によって「ノリの大不作」となり，諫早湾干拓堤防との因果関係等をもめぐっての大きな社会問題となっている。

2000年度のノリ大不作を契機として，農林水産省に，「有明海ノリ等不作対策関係調査検討委員会（以下，第三者委員会）」（農林水産省，国土交通省，環境省，経済産業省：2001.3〜2003.3）が設置され，有明海の漁業生産の不振の原因を究明し，今後の対策を提言することを目的として2年間に10回の委員会が開催され，その他，合同検討会，調査計画部会，排水門部会などの作業部会を合わせると20回以上の会合が開かれ検討が重ねられた。委員会は自然環境，海岸環境，環境水質，漁業水産，ノリ養殖技術，生物学など11名の学識経験者と福岡，佐賀，長崎，熊本の各県の漁業組合代表4名からなる15名で構成された。有明海の環境悪化の要因等については，前節において詳述したように，気象・水象・地象と生態系との複雑な相互関連によって生じており，広範な分野からの学識経験者による検討が行われたが，海域環境の複雑系に対して，現在の科学的知見が未だ十分でなく，明確な環境異変の解明には至っていない。ノリ不作の原因が諫早湾潮受堤防建設にあるとする漁民の主張はあるものの，それを裏付ける科学的根拠も乏しく，諫早湾締切の影響も環境異変の要因の一つとして，総合的視点からの要因分析と再生に向けた検討が行われた。

2001年3月末には「委員長まとめ」を発表し,「有明海異変の原因解明と有明海再生に向けた調査・研究についての提言」,および,「諫早湾潮受堤防の排水門を開閉した調査に関わる見解について」が公表された。その後,2001年9月には「中間とりまとめ」,2001年12月「開門調査に関する見解」を公表し,委員会での課題についての考え方が示された。2002年8月には「有明海の現状について」が公表され,2001年度の調査と過去の資料の解析にもとづく有明海の環境についての委員会の認識がまとめられた。そして2003年3月に「最終報告書」がまとめられて,委員会を通じて,明らかになったこと,未解明のこと,今後の課題等を整理し公表されている。2年間の短期間内に,環境悪化の原因が究明できるほど簡単な問題でもなく,要因の分析に必要な調査・研究の推進を中心に検討が重ねられ,再生のための具体的な方針を示すことなく,今後の課題が浮き彫りにされた結果となった。

また,科学的アプローチとして,この第三者委員会では「国土総合開発調整費調査(以下,国調費)」および「行政対応特別研究(以下,行政特研)」の2つの調査研究が組織されて研究が進められた。国調費研究では「有明海海域環境調査検討委員会(農林水産省,国土交通省,環境省,経済産業省)」が設置され,①有明海の海象メカニズムの分析・解析,②有明海の海域環境改善方策の方向性の検討が行われた。さらに,この検討委員会のなかには,「モデル専門部会」が設置され,流動,水質,底泥輸送の数値シミュレーションモデルの構築と,これによる海域環境の特徴ならびに改善方策の方向性の提言等についての検討が進められた。一方,行政特研では,「有明海における海洋環境の変化が生物生産に及ぼす影響の解明」の研究が水産庁,大学,各県の水産研究センター等を中心として,①有明海の生産力の変化過程の把握と変動要因の解明,②漁業生産過程の解明と対策技術の開発に関して進められた。しかしながら,これらの調査研究は,個々の研究がそれぞれに行われ,全体としての環境機構のメカニズム解明に繋がる検討に乏しく,環境要因の分析に留まっている。複雑系の解明に向けた総合的評価のシステムが必要である。

諫早湾干拓事業が有明海に与える影響についても第三者委員会の重要な議題の一つとして議論され，その影響を調査する必要性と，短期，中期，長期にわたっての開門調査が提言された。これを受けて農林水産省では，2002年4月に「諫早湾干拓事業開門総合調査運営会議」が設置され，①諫早湾干拓調整地に海水を1ヵ月程度導入し環境変化を観測調査する「短期開門調査」，②諫早干潟に類似した干潟で四季を通じた現地調査を行って泥質干潟の生態系モデルを構築し，諫早干潟の水質浄化機能を推定する「干潟浄化機能調査」，③数値シミュレーションによって諫早湾干拓事業による有明海の流動，水質，底質等への影響を検討する「流動解析調査」の総合的な検討が開始され，2003年9月までの間，9回の会議が開催された。有明海全体としての環境改善の方策を講ずるための総合的な調査の一環としての位置付けの下，諫早湾干拓事業が有明海に及ぼす影響を量的に推定することを目的に実施された。また，2003年4月には，「中・長期開門調査検討会議」が設置され，「開門総合調査」等の結果をもとに，中・長期開門調査の検討が開始されている。

　この海域環境の改善に際しては，第Ⅰ節で記述したように，海域環境の基本構成が気圏・水圏・地圏の環境基盤により構成されており，人が制御可能な事項となると，①底質環境（特に干潟環境），②水質環境（内陸からの水質負荷を含む）に関する改善策であって，これに，③人為的負荷の削減策の3つが改善策の基本方針となる。さらに，改善策に関する具体的な調査研究（環境変動のメカニズム解明，環境観測システムの整備，要因分析・改善技術の開発など）や環境情報・学術知見の共有・交換が必要である。ノリ不作のための「第三者委員会」の流れをうけて，2003年4月，環境省に「有明海・八代海総合調査評価委員会」が，2002年11月に公布された「有明海および八代海を再生するための特別措置に関する法律（特別措置法）」に基づいて設置され，学識経験者を中心に20人の委員と1人の臨時委員の21人による諮問会議が開始されたところである。また，国土交通省では「環境整備船（船名：海輝）」の建造が進められ，2003年11月に熊本港湾・空港整備

事務所に配備され，2004年4月から本格運用される．有明海・八代海の浮遊ゴミの回収に加えて，海水，底泥の採取や潮流観測，浮泥層の探査など海域環境の調査機能を備えており，またエアレーションによる水質改善装置や衛星を利用した通信システムを備え，赤潮発生やゴミ流動などの情報発信や情報収集など，大いにその役割を期待したい．

再生に向かっては，平成15年1月に「自然再生推進法」も施行されているところであるが，この海域のための，具体的な再生事業の実施に至っておらず，研究者個々の試験研究が細々と開始されている状況にある．科学的知見に基づき，この海域の将来を見据えたマスタープランの下，海域全体のバランスを考慮した総合的な環境の改善・維持方策の作成・提示が，その再生プロジェクトの組織作りと実施とともに，国家を挙げて，早急に行われねばならない．

不知火海高潮災害と住民作成のハザードマップ

1999年9月24日，九州の西海岸沿いに北上した台風18号は，熊本県下で死者16名，特に不知火海（八代海）湾奥の不知火町松合地区では死者12名もの大惨事となった．これは，わが国では1959年の伊勢湾台風以後40年来，松合地区では約150年来の高潮・高波による死者であって，死者率（住民人口に対する死者数）は，伊勢湾台風よりも松合地区の方が高いという悲惨な高潮災害であった．

不知火町からの陳情を受けて，熊本県は，1999年12月，「松合漁港高潮対策検討会」を設置，学識経験者，水産庁，熊本県，および不知火町職員等から構成された9名の委員によって，高潮災害の要因を明らかにし，被災の実態把握とともに今後の災害復興への対策手法検討の基本方針を策定する目的で進められた．翌年の2000年4月までの5ヵ月間の短期間のうちに検討会3回と地元住民懇談会3回を開催した．地元住民懇談会では，高潮・高波に関する基礎知識から，今回の災害要因等が説明され，様々な意見交換と委員会の結果報告，また復興計画に関する住民意向調査等をふまえ，住民参加

による将来を見据えた"災害に強いまちづくり"の基本方針が作成された。また，2000年6月には，この「検討会」の基本方針をうけて，「松合漁港高潮対策実施検討会」が開始され，学識経験者，水産庁，熊本県，不知火町の職員等に加えて地元住民代表3名を加えた16名の委員により，事業実施計画を策定し，復興計画の基本事項の具体策を審議した。この検討会は2001年の3月までの間に3回の検討会と2回の地元説明会が開催された。

今回の不知火海一帯での災害の特徴は，まず第1に，中心付近に極めて強い強風域を持つ台風18号が不知火海の西側に沿って北上する最悪のコースを通り，しかも通過時間帯が24日4時から6時で，秋の大潮の潮位上昇時間帯と一致したことにある。第2には，不知火海が南東に細長く，しかも湾奥には満潮時でも水深が2m程度にしかならない広大な干潟が発達した地理・地形特性にあり，これにより高潮，波浪が増幅した点にある。この結果，満潮時刻の約2時間前にあたる6時にはほぼ同時に湾奥部一帯で最高潮位となり災害が発生したものである。これは，既往最大の水位をはるかに2.2mも超えるものであり，もし伊勢湾台風クラスの規模であれば今回を更に約2m近く超えることがその後の研究により計算されている。さらに，今回の災害は，不知火海湾奥部の松合地区が，これまで高潮・高波被災の経験がなく，ハード的にもソフト的にも無防備状態であったことなど，多くの課題を残すものであった。これらのことから，大規模な自然災害から人命を守るためには，施設整備（ハード）と警戒・避難体制（ソフト）両面の施策の連携が必要であること，また災害を完全に構造物で防護する「防災」から，災害を軽減する「減災」へ発想を転換すべきであること等，多くの教訓を与えた。

防災から減災へ

不知火海高潮被災のように，高潮災害は瞬時にかつ甚大な被害をおよぼす危険性を持つということが教訓として再認識され，この概念の下に，国の7省庁（国土庁，農林水産省，水産庁，運輸省，気象庁，建設省，自治省）による「高潮災害対策の強化に関する連絡会議」が1999年10月に開始され，

さらに，これを受けて 2000 年 2 月には，「高潮防災情報等あり方研究会」が設置され，学識経験者と関係省庁の 12 名による委員によって，防災施設整備と警戒，避難，情報などソフト対策の強化についての検討が行われた。これによって，わが国の初の高潮防災マニュアル「地域防災計画における高潮対策の強化マニュアル」が刊行された。

このケーススタディとして，国土交通省九州地方整備局武雄工事事務所（佐賀県内）では，2000 年 12 月から「芦刈地区高潮ハザードマップ検討会」を設置し，学識経験者，国土交通省職員，に地元住民代表 6 名が参加して 17 名の委員により，全国初の地元住民主体による「高潮ハザードマップ」の作成が進められて，2003 年 8 月に「芦刈町高潮避難地図」が各家庭に配布された。国土交通省から提示された当初のハザードマップは，高潮堤防決壊による浸水被害の危険度ランクを示す，通常の危険度評価のハザードマップであった。しかしながら住民にとって重要なのは危険度ランクを受け取ることではなくて，危険度に応じての高潮対策がどのように講じられるかであって，防災ではなく減災のために，避難の情報・経路・避難所等の災害時ソフト整備の充実が住民側から求められて，「高潮避難地図」が作成されたものである。また，直接の被災地の熊本県不知火町では「防災マップ」を作成，2000 年 12 月に地域の各家庭に配布とともに，災害の恐怖と教訓を後世に伝え残すために，「不知火高潮災害誌」[4] を編集，2003 年 3 月に刊行した。

「防災」から「減災」への発想転換の必要性の教訓を受けて，熊本県では「熊本県高潮対策検討委員会」を 2000 年 7 月に設置し，学識経験者，国（国土交通省，農林水産省，気象庁），熊本県，地元住民代表それに報道関係代表など 10 名による検討を進めた。従来の高潮対策は，既往最大もしくは生起確率にもとづく高潮防災の設計基準を決定しこれを堤防等の防災構造物で防護するハード対策と，予報・予知・避難等のソフト対策とに二分され，それぞれの対策が行政の異なる部署で策定・実施されていた。防災は行政の責任の下におかれ，住民は受身であって，行政は重大な責任を背負い，意思疎通の少ない閉鎖的な防災体制であった。今回の不知火海高潮は 150〜200 年

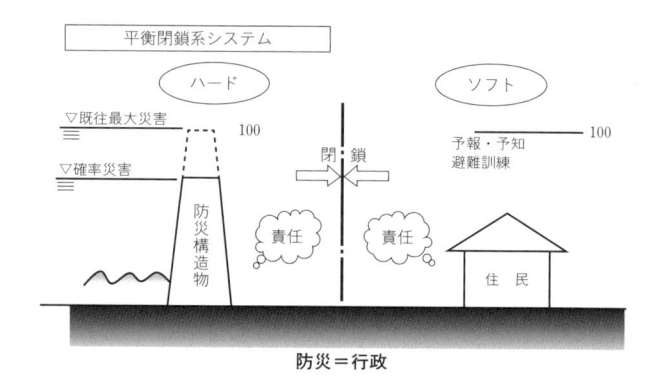

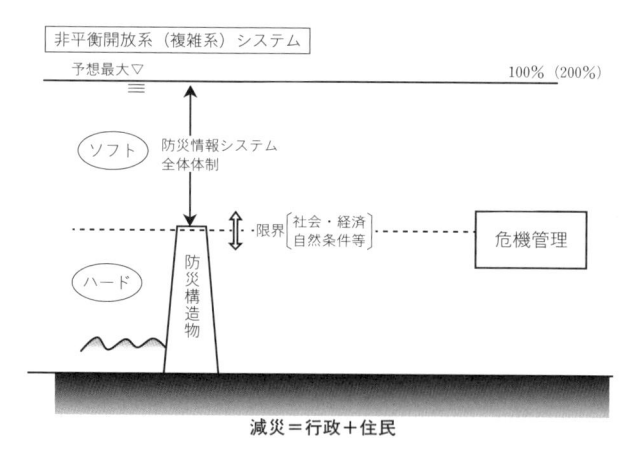

図7 防災から減災へ

の生起確率を持ち，既往最大の高潮をはるかに超えたものであった。ここに，生起確率は過去の記録に基づく分散値の平均であって，従来の基本的な高潮の設計基準である50年の生起確率にしても，あくまでも確率誤差を含む不確定な規準である。行政サイドによる一方的な規準であって，規準を遵守するために時には膨大な費用が掛かり，規準を超えた場合には時として"言い訳"にもなり得る。この不確かな規準に対して，この会議では，新し

い概念"想定最大高潮"を高潮対策の基準とした.すなわち,各地点ごとに,想定しうる最大の高潮(たとえば,伊勢湾台風クラスの過去最大級の大型台風が,満潮時に最悪のコースをたどって来襲する場合など)を考えて,高潮・高波の来襲高さを算定し,これを防災構造物(ハード)および警戒・避難・情報(ソフト)の両面により対処する新たな概念である.もし,この想定最大高潮に対して堤防のみで防護するとなると,その高さは異常に高くせねばならない.しかしながら,この最も危険な高さに対してこれを防災構造物のみで対応するのではなく,現状の堤防高さとの差,すなわち危険度を認識することとともに,現状の堤防高さを,更に高くして安全性を増加し生命・財産を守るか,逆に堤防を低くして日々の生活の利便や景観等を優先させるかを,地点ごとに決めるというものである.各地点では,そこの社会・経済情勢や自然条件等によって堤防の高さが変わりうるであろうし,地域住民の意思によってその高さは決定されねばならない.住民は常に,災害への危機意識を持ち,住民自らが自らを守る姿勢と責任が必要であるし,行政は住民との合意形成に努めるとともに,堤防を越えた場合にどうするか?という,いわゆる"フェイル・セーフ(fail safe)"による対策を十分に立てておくことが重要である.この会議での提言は,さらに,環境への配慮,地域への防災教育・防災情報システム等を含めた総合的な高潮対策であって,他の県や国への高潮対策の大いに有用な"模範"である.

湯の児高潮対策(住民参加の意思決定)

八代海南部の東岸沿いに位置する水俣市の湯の児海岸では,古くからの温泉街で,現在でも年間34万人の観光客が訪れ,海水浴や魚釣り等,海洋レジャーを楽しむ観光保養地である.この観光旅館街は直接,海岸に面して立ち並び海岸護岸堤防によって守られているが,たびたび来襲する高潮・高波等によって,護岸堤防前面の海底傾斜が急になり,波浪が減衰せずに堤防を越波したり,堤防の一部が損壊したり,大規模な高潮・高波による脅威にさらされている.

これを受けて，熊本県は，2000年2月「湯の児海岸高潮対策計画事業策定に係る検討委員会」を設置し，学識経験者3名と地元住民代表7名による，10名の委員による高潮対策の検討会を開始した。住民の意見を反映した検討会とすべく，委員会はすべて公開とし，一般住民参加型で開催するとともに，委員会開催日の前後には，委員を含めた住民座談会をそれぞれ6回にわたり開催した。この検討会の基本方針は，①地元住民が中心となって案を作成する。自分たちで創り，自分たちで責任を持つ。②高潮からの防護，環境への配慮，地域への寄与（利用）の3点を見極め総合的な観点から判断する，を掲げて議論を重ねた。

委員会および住民座談会においては，災害の防護，環境への配慮および利用など，おのおのの立場等からの意見・要望が交錯し，意見はむしろ発散・拡大する方向となり収拾の見通しのない状態が続いた。このため委員会では，住民の要望等を踏まえ高潮対策工の9つの案を提示し，各工法について防災面，環境面，利用面，これに施工性，維持管理面等に関する16項目の評価を行い，その一覧を提示し審議を再開した。この評価一覧表をもとに，各工法の一長一短が理解できるとともに，すべてに優れた完璧な工法がないことを認識することができた。検討委員会の期限までには，一つの案に住民の意見がまとまり，その案が完全なものでないことを確認し，また，これを補い更なる活性化に向かって，地域住民が主体となって取り組んでいくことを再認識して，委員会は終結した。住民主体による街づくりの，画期的な検討委員会であった。

八代海北部沿岸都市地域連携創造会議（市町村による連携）

八代海の北部沿岸地域の1市9町が連携し，八代海を介した地域政策としての環境保全，海辺空間の確保，秩序ある海域利用に取り組み，併せて沿岸域の一体的な発展を図るために，1998年8月に「八代海北部沿岸都市地域連携創造会議」を，八代市を議長として開始，年に2～3回程度，現在も継続中である。地域の市町村が連携し，共同して，持続的な地域社会づくりに

取り組むものである。

　まず，自分の地域を知ることから始まり，八代海北部沿岸地域についての社会経済条件，自然環境条件，沿岸域の利用状況についての調査を行った。つぎに，北部沿岸地域に関連する上位の関連計画・構想等についての調査を行うとともに，各市町村の現状認識と将来の意向についてのアンケート調査が実施された。これらを基に，北部沿岸地域の連携上の問題点・課題の抽出と地域連携のあり方について検討し，地域連携の基本方針を策定[5]した。それは①八代海域の安全・防災対策の確立，②八代海域の自然・生態系保全体制の確立，③八代海域の適切かつ計画的な開発・利用の促進，の3つの基本方針のもと，それぞれの方針に関する基本構想が整理されており，全体の推進体制の整備方策をも策定されている。

　現在は，基本方針に則った地域連携の実現にむけての課題の整理とともに，計画の短期・中長期の実施に向けて展開中である。さらに，住民が自ら考え，行動する住民主導の"地域社会づくり"となるよう，自治体から住民主体への展開に向けての組織づくりと対策の検討が開始されている。地域の自治体および住民が主体となり，自らの将来にわたるマスタープランを地域連携の形態で推進している全国的にもまれに見る取り組みである。

おわりに

　"望ましい持続可能な環境の保全"とは，"環境と調和した地域環境の創生"であって，"持続可能な地域社会づくり"に直結するものである。

　このような，自然環境と共生した持続的な地域社会づくり，歴史・文化をふまえ，豊かな地域づくり等の目標を達成するために，われわれは，どうしたらよいか？　何ができるか？　今まさに，その正念場であり，行動の時である。われわれが，ここで，まずなさねばならないことは，将来にわたる時空間の広い視点から，冷ややかなる勇気と緻密なる自己分析を持って，"自然に対して何をしてきたか？"，"自然に対して何をなすべきか？"を問いた

だすことである。

　従来のわが国における社会・経済システムは，封建的な階層制度（ヒエラルキー）の下に大いなる発展を遂げ，「モノ・カネ」が万能かのような大量生産，大量消費，大量廃棄の時代を形成してきた。この封建的な縦列型のシステムはベクトルが1方向であるために，非常に効率的に社会・経済の発展に寄与してきたことに違いはない。しかしながら，一方では，人間本来が一方向型でない（多面性，複雑系の生物）ため，経済・金融・政治・行政・教育など様々なシステムに"ひずみ"が生じ，20世紀末から体験した世紀末的諸症状を露呈するとともに，自然環境への無配慮が，その環境容量を超え人類の存亡にもかかわる深刻な環境悪化に陥っている。

　21世紀に突入し，自然・社会・経済等々，混沌の状況の真っ只中にある現在，ここから光明を見いだすには，従来型システムからの"パラダイムシフト"が必要である。封建的な縦列構造システムから開放的な柔軟構造（自在に変化し得るアメーバー的構造）システムへの変革である。問題ごとに組織の枠を越え，自由自在に多面的に対処するのである。

　今，われわれが真剣に取り組み，対処すべきことは，"環境に配慮するということとは？"，"持続的な社会づくりとは？"，"地域の個性と潤いとは？"への明解なる回答である。これらは，もはや一個人・一組織で対応できる程，単純明解な一方向性のものではない。多面性・多様性・複雑系に対応すべくフレキシブルな連携体制とその均衡（バランス）を取りつつ，推進する必要がある。この方向性の中にこそ，地域に根ざし，地域に貢献すべき，われわれ住民の果たすべき役割がある。地域環境は地域に住むわれわれが守り，後世に伝えていかねばならない。

　自然環境に関して，これまでいろいろな分野から，多くの研究が行われてきているが，現象が余りにも複雑で，詳しい観測記録等も乏しく，その環境回復能力がどの程度のものか，気象，水象，地象などの環境特性，動植物の役割や特徴等とこれらの因果関係など，未だに不明のままである。"よい環境づくり"とか"環境との共生"とか，口では言っても，どうしていいのか

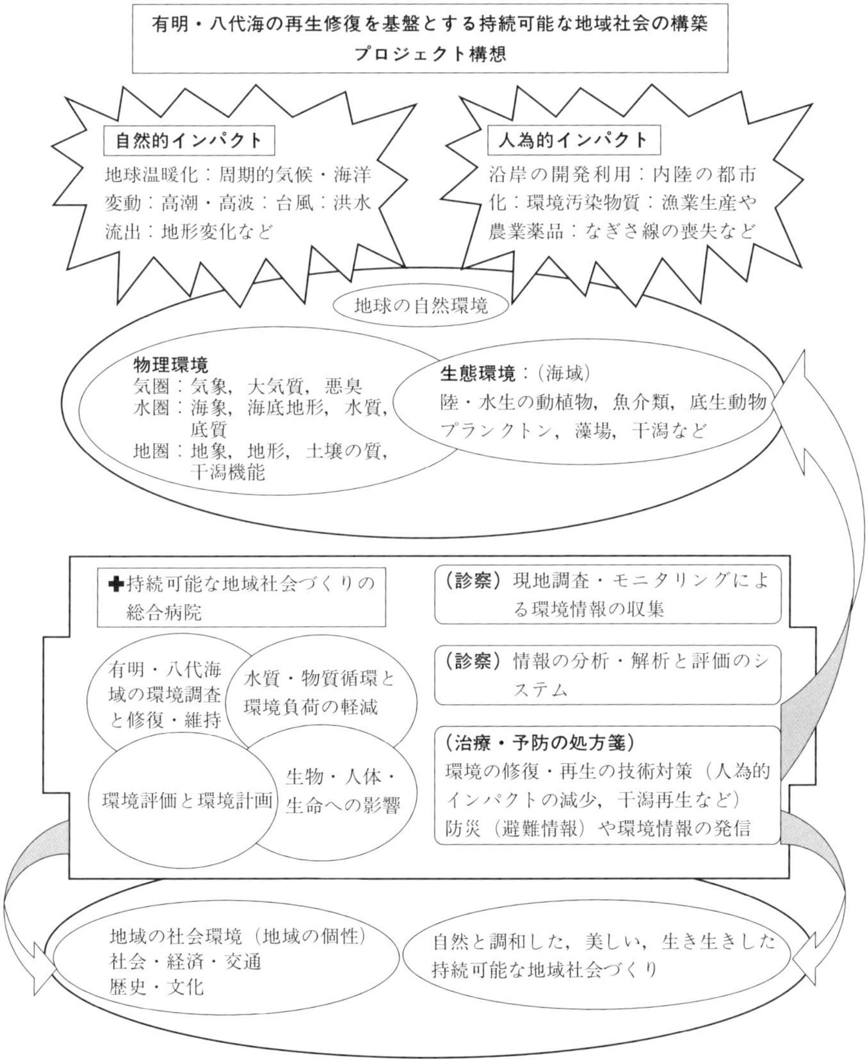

第6章 環境対策の技術とシステムづくり 225

有明・八代海の再生修復を基盤とする持続可能な地域社会の構築プロジェクト構想

自然的インパクト
地球温暖化：周期的気候・海洋変動：高潮・高波・台風・洪水流出：地形変化など

人為的インパクト
沿岸の開発利用：内陸の都市化：環境汚染物質：漁業生産や農業薬品：なぎさ線の喪失など

地球の自然環境

物理環境
　気圏：気象，大気質，悪臭
　水圏：海象，海底地形，水質，底質
　地圏：地象，地形，土壌の質，干潟機能

生態環境：（海域）
陸・水生の動植物，魚介類，底生動物プランクトン，藻場，干潟など

✚ 持続可能な地域社会づくりの総合病院

- 有明・八代海域の環境調査と修復・維持
- 水質・物質循環と環境負荷の軽減
- 環境評価と環境計画
- 生物・人体・生命への影響

（診察）現地調査・モニタリングによる環境情報の収集

（診察）情報の分析・解析と評価のシステム

（治療・予防の処方箋）
環境の修復・再生の技術対策（人為的インパクトの減少，干潟再生など）
防災（避難情報）や環境情報の発信

地域の社会環境（地域の個性）
社会・経済・交通
歴史・文化

自然と調和した，美しい，生き生きした持続可能な地域社会づくり

図8　地域環境の総合病院構想

分からないのが現実である。自然の循環のメカニズムを十分に理解できるほど，人間はまだ進化していない。かといって，このまま指をくわえて，環境が死ぬのを傍観するわけにはいかない。この地域の環境が，今，どのような状態にあるのか診断し，これからどのように修復したらよいかを考える，いわば"地域環境の総合病院"を早急に作る必要がある（図8）。

参考文献

1) 磯部雅彦（編）(1994)；『海岸の環境創造』朝倉書店，208 p.
2) 川村公一 (1995)；『環境論ノート～新たなパラダイムを求めて～』無明舎出版，183 p.
3) 「有明海ノリ等不作対策関係調査検討委員会（第三者委員会）委員長まとめ（第1回～第3回）」平成13年7月，水産庁増殖推進部
4) 「不知火高潮災害誌—1999年台風18号の記録—」熊本県不知火町，296 p.
5) 「平成13年度 八代海北部沿岸都市地域連携構想策定調査報告書」平成14年3月，八代海北部沿岸都市地域連携創造会議，52 p.

事項索引

あ行

IPCS　174，184
赤潮　196，198，202-203，214，217
悪　ii，121，128，151，189
足尾鉱毒事件　183
アセットマネージメント（asset management）　213
甘え　123
有明海　189-190，195-196，198-199，201-203，208-209，213-217，224，226
アルゴリズム　6，11-14
安全性　100，174，191，221
安楽死　134-135，144，146
ES細胞　113，136
いたわり　ix，88-89，95
一般的観点（general point of view）　127-129，133，135
遺伝子
　遺伝子組換え　113
　遺伝子診断　136，145，166
　遺伝子治療　113
インパクト
　自然的インパクト　203，224
　人為的インパクト　203，224
インフォームド・コンセント　vi，x，xii，116，134，212
疫学　153-155，159，175
応答　iv，ix，xi，85，92，122-124，126-127，192
汚染
　環境汚染　ii，iv，viii，x，8，49，100，137，151-153，160，163，172，178，203，224
　酸素汚染　vi，7-8，12
　トリウム232汚染事件　164
　微量汚染　174-175

か行

ガイア　13，15，99，107-108
開門調査　190，215-216
科学技術　72，77，83，105，107，142，146，165，189，203-204
化学産業　154
カネミ油　164，179
枯葉剤　164-165
感覚障害　154，172-174
環境
　環境圧　ii-iii，vii-viii，8-11
　環境（の）悪化　ii，14，137，189-190，193，197-198，201-202，208-209，213-215，225
　環境構成要素　190-193，195，204-205
　環境省　49，57，62，118，174，189-190，207-209，214-216
　環境正義論　117
　環境創造　190-192，195-196，226
　環境破壊　ii，iv，16，51，117
　環境評価　192，205，224
　環境負荷　197，224
　環境保健基準　175
　環境要因　215
　環境容量，環境ポテンシャル，環境回復能力　197，207，225
　環境倫理，環境倫理学　54，63，95，104，107-108，111-112，114，116-120，122，126，132，134，139，142-143，145-146
　自然環境　ii，50，54，57，67，107，117，189-191，193，198，206-208，213-214，223-225
　社会環境　ii，224
　地球環境　3-4，9-10，12，21，107，

143
環境問題
　生活環境問題　197
　大気環境問題　197
　地球環境問題　21, 197
　土環境問題　197
　水環境問題　197
関係主義（relationalism）　97
関係的全体的場（the relational, total-field）　97
関心　20-21, 51, 69-70, 85, 100
感性　72, 84, 102, 108
干拓，諫早湾干拓，諫早干拓　194, 199-200, 202-203, 208, 214, 216
危機管理　192, 196, 220
帰結主義（consequentialism）　115
傷つきやすさ，傷つきやすい　i, iii-iv, ix, 122-124, 126, 145, 147, 178
義務論（deontology）　115
客観性　iv, ix, 26, 146, 212
キュアからケアへ　121
教育　20, 52-53, 95, 101, 107, 131, 141, 178, 185, 221, 225
共感，同情　i, iii, 83, 122-125, 127-128, 138
共生，共存　9, 15, 27, 44, 51, 55, 69-70, 72-74, 79, 85, 105, 108, 145, 207, 223, 225
行政不服審査請求　180
共存　→共生
儀礼　89, 106, 123
均質化　51
近代的原理　112
偶然　4, 6-8, 76, 93
偶然性　14
具体性　123, 139
ケア
　ケア一元論　129, 132-133
　ケアの本性　128-129
　ケアの倫理，ケア倫理　128, 130, 140, 145
　ケア論　x, 123, 130, 141, 144-145

悪しきケア　ix, 128, 130
さらさらケア　127, 140
自然的ケア　128, 133
能動的ケア　125
非能動的ケア　125
べったりケア　127, 140
よきケア　x, 128
経済価値，経済的価値，経済学的価値　53-54, 56, 63, 198
　間接的経済価値　52-53
　直接的経済価値　52
経済産業省　189, 209, 214-215
刑法　167-168
ゲノム　46
減災　xii, 218-220
原始生命　7
原生自然（wilderness）　69, 87, 116-118, 139, 143
権利主体　112-114, 136
合意形成　113, 115, 129, 132, 192, 213-214, 221
公害　74, 94, 151, 157, 171-172, 184-185, 190-191, 197
公害の原点　151, 178, 185
公共の福祉　112
厚生労働省，厚生省　153, 155-156, 164, 176
幸福追求　iii, 131
公平性　133
公平な観察者（impartial spectator）　127
功利主義　115, 119-120
国際自然保護連合（IUCN）　48
告知　116
国土交通省　189-190, 207, 209, 214-216, 219
互恵性　124-125
古事記　123, 140
個人主義　119
個人主義的自由主義　130, 145
コプラーPCB　164
個別性　ix, 123, 127, 136, 139, 145

さ行

再帰　74, 78
最適化　70, 75
里山　50, 63, 117, 139, 143
差別　120, 151, 168-169, 171, 178, 181, 184
サリドマイド児　165, 167
自己
　強い自己　126
　弱い自己　126
自己意識, 自己知　79-80, 84, 91-92, 96, 98, 100, 103, 106, 120
自己決定　115, 121, 126, 134, 139, 144, 212
自己実現 (self-realization)　97-98, 125-126, 140
自己支配　115
自己知　→自己意識
自己保存 (self-preservation)　69, 76, 96-97, 120
自傷　75, 93
自生地の破壊, 生育地の破壊　48-49
自然
　生きられる自然　80-81
　生きる自然　80-81
　所産的自然 (natura naturata)　82, 105
　能産的自然 (natura naturans)　82, 105
自然権　129-130
自然再生推進法　207-208, 217
自然中心主義　→人間非中心主義
自然法　129
持続可能　20, 54-55, 190, 223-224
実験動物, 動物実験　iv, ix, 113, 142, 155, 161
疾病 (disease)　181, 183
社会権　131
弱者　152, 181, 183-185
　社会的弱者　178
　生理的弱者　153, 178
種

隠蔽種 (cryptic species)　32, 35, 43
小種 (microspecies)　39
同胞種 (sibling species)　32
半種 (semispecies)　36, 39, 61
無融合生殖種　39, 41, 43
良種 (good species)　27, 32, 35
自由　iii, vi, 10, 25, 32, 39-40, 56-57, 75-76, 101, 105, 112, 115-116, 130-131, 140, 146, 205, 212, 225
周囲, 周り　11, 14, 19, 56, 68-76, 78, 80-81, 84-89, 91-93, 95, 97, 100, 102, 104-106, 190, 192
　社会的周囲　73, 85
自由権　131
住民座談会　222
住民参加　iv, vi, xii, 218, 221-222
種概念
　遺伝学的種概念 (genetic species concept)　27
　形態学的種概念 (morphological species concept)　27, 35
　生物学的種概念 (biological species concept)　26-27, 32, 35, 39, 43, 59
主観性　ix, 127
種差別主義　119, 144
受精卵　112-114, 124, 132, 136-138, 142
主体　14, 67-70, 72-75, 80-81, 84-86, 101, 104-106, 112-114, 120-121, 136, 141, 144-145, 167, 208, 212, 219, 222-223
出生前診断　166, 168
馴化　70, 75
循環系　10-11
順応, 適応　ii-iii, vi-vii, 3, 7-8, 10-12, 14, 26-27, 45, 50, 52, 70, 72, 75-76
障害罪, 致死罪　v, xi, 166-168
浄化機能, 浄化能力　197-198, 201-

202, 216
使用価値　77
　消費的使用価値　52-53
　生産的使用価値　52-53
　潜在的利用価値　53
　非消費的使用価値　53
情報開示, 情報提供　vi, xii, 212
将来世代　iii-iv, ix, 103, 112-113, 119-120, 122-124, 132-133, 137-138, 145
将来世代への責任　112, 137, 145
昭和電工　173
食物連鎖　x, 73, 92, 151, 163, 178, 194
自律 (autonomy)　111-112, 115-116, 121-122, 126-127, 131, 134-135, 142
進化　1, 3-15, 19-20, 26, 30, 43-47, 51-52, 55, 59, 61-62, 76, 78-79, 83, 91-92, 96, 151, 165, 189, 226
人格, 人 (Person)　81, 85, 101-102, 112-113, 138
人権　127, 129, 137-138, 178
人工海岸　199-200
人口増加, 人口の爆発　48-49, 67, 90, 197
人工物　ii, 69, 82, 85, 94
心配 (care about)　51, 100, 139, 177
水銀
　水銀中毒　x-xi, 151, 154, 156, 158-159, 165, 173, 178, 183
　頭髪水銀　165-166, 173-176
　無機水銀　156, 161, 173
　メチル水銀　155-156, 159-161, 163, 167, 175-176, 185
　有機水銀　151, 154-156, 158-159, 161, 163, 165, 173-174, 178, 183-184
数値シミュレーション　xii, 204-205, 215-216
ストレス　11-12, 15

生育地の破壊　→自生地の破壊
生活活動　70, 76-78, 80, 84-85, 87, 103
生活手段　71, 75
生活の質 (QOL)　181
正義 (justice)　112, 117, 130, 155, 181
生殖的隔離機構　32, 34, 39, 61
生殖補助医療　76, 136
精神　3, 12-15, 55, 70-71, 77, 82-85, 88, 95, 104-105, 144-145, 174-175, 193
生存価値　→存在自体の価値
生存手段　71
生態系　20-23, 50, 53, 55, 120, 189, 191, 193-194, 197-198, 204-208, 214
　生態系中心主義 (ecocentrism)　→人間非中心主義
　生態系モデル　216
　自然生態系　49, 53, 191, 223
　水界生態系, 海域の生態系　20, 201-202
　地域生態系　48, 99
　都市生態系　49
　農地生態系　49
　陸上生態系　20
生物愛, バイオフィリア　vii, 56-57
生物資源　52-53
生物多様性国家戦略　20, 57
生物多様性条約　20
生物爆発　44
生命活動　10, 67-70, 72, 74, 76-79, 81, 84, 87, 89, 93, 100, 104
生命圏平等主義 (biospherical egalitarianism)　97-98
生命中心主義 (biocentrism)　→人間非中心主義
生命の神聖さ (SOL)　135-136, 142, 144
生命の誕生　4, 7, 13
生命倫理　111-116, 118-119, 121-123, 126, 140, 142-143, 145

事項索引　231

生命倫理法　142
世界保健機構（WHO）　174
責任，責任感情　iv，viii-ix，57，84，92，94，96，98-99，103，106-108，112，132，137，145-146，171-172，174，183，212，219-222
絶滅，大量絶滅　19，25，43-51，53，55，57，62，73-74，78，87，92
善行（beneficence）　112，115-116，124-126，141
専門家，非専門家，素人　v，xi，111，157，180，183，185
相互作用，相互性　i - ii，vii，xii，4，22-23，52-53，68，72-75，85，89，97-98，105，136，199，204
相互進化　vi，1，8
zōē（全体としての生命）　78-80，86，91-92，104
疎外　viii-ix，65，74-76，79，82-83，85-86，90-96，98，102，107
　自己疎外　75-76，78，80，85，91，96，105
　社会的疎外　85
　生命の疎外　85
存在自体の価値，存在価値，生存価値　4，52-54，78

た行

胎児　112-114，121，124，132，135-136，138，142，144-146，151，157-161，163-168，174-176，179，184-185
胎児障害　163-164
高潮　190-191，193-194，196，198-199，203，209-210，213，217-222，224，226
タテ社会　123
他人の権利　112
多様性
　遺伝的多様性　21，23，30
　群集・生態系の多様性　20-23，50
　景観（ランドスケープ）の多様性　21，23，50

種数多様度　21
種（の）多様性　iii，21，23，61
生物多様性　vii-viii，17，19-23，26，43，48-58，62-63
biodiversity　21，49，57-58，63，144
他律　115-116
チェルノブイリ原発事故　164
地球全体主義　112
チッソ　106，152-156，160，166-167，169-173，183
中絶　113，135-136，142，145，164，166，168
調査倫理学　142，144
直接性　ix，123，127
ディープエコロジー　54，96-97，102-103，107
適応　→順応
道具連関　71，86，104
同情　→共感
動植物や自然の権利・解放　112
淘汰　v，8，11-12，52，94，179
道徳感情，道徳的直感　111，114，121-122，127-128，133-136，139，146
道徳感情論　127
道徳的直感　→道徳感情
動物実験　→実験動物
時のアセス　139
徳　95，140-141
特異性　i，98

な行

内在的価値（intrinsic value）　107，117
情け　124
ナショナルトラスト　117
二次的自然　49-51，55，63
日本　19-20，24，27，36，39-41，49-51，53，59，62-63，83，106，111-112，114，116-119，123-126，130，141，143-146，154，156，160，163-164，174-176，178，183-185，193

日本書紀　123, 140
ニューラル・ネットワーク　206
人間中心主義，人間中心　iii, viii, 54-55, 85, 99, 107, 117-118, 140, 144-145, 179
人間の尊厳　iii-iv, x, 137-138, 142, 146-147
　狭義の（人間の）尊厳　138
　広義の人間の尊厳　138
人間非中心主義(non-anthropocentrism)，生態系中心主義 (ecocentrism)，自然中心主義，生命中心主義(biocentrism)　54-55, 97, 99
認定制度　172, 180-181, 183, 185
農林水産省，水産庁　156, 189-190, 201, 203, 207, 209, 214-219, 226
ノリ被害（ノリ不作）　189, 198, 201-202, 209, 213-214, 216, 226

は行

場　70-74, 84-88, 90, 95, 99, 105-106
バイオフィリア（biophilia）　→生物愛
biodiversity　→多様性
胚保護法　142
配慮（care for）　iii-iv, 67, 72, 80, 89, 95, 97-98, 100, 103, 119-121, 138-139, 144, 207, 213, 221-222, 225
ハザードマップ　xii, 210, 217, 219
パターナリズム，パターナリスティック　115, 126-127, 140
反省的均衡　141-142, 144
ハンター・ラッセル症候群　155
p 53　9, 15
PCDF　164
PCB　164
bios　79-80, 86, 104
干潟　194, 196, 198-199, 201-203, 210, 216, 218, 224
人（Person）　→人格
ヒト胚　iv, ix-x, 112-113, 121, 132, 135-138, 142, 146
非平衡複雑系　→複雑系
病気（sickness）　181
病像論　172-173, 184
平等　97-99, 121, 127, 138, 181
貧困　168
フェイル・セーフ（fail safe）　221
不確実性　i, iv-vi, 118, 156
複雑系　v-vi, xi-xii, 187, 189-190, 192, 195, 203-204, 206, 208, 210-211, 213-215, 220, 225
　非平衡複雑系　xi, 190, 192
福祉　112, 131, 145, 180-181, 184
不断の自己評価，不断の検討　iv, vi, x, 131-133, 136-137, 139, 146
普遍性　ix, 126-127, 130, 136, 147, 206
プロメテウス神話　145
文化活動　70, 76-78, 80, 84-85, 87, 103, 193
文化手段　71
平衡閉鎖系　xi, 192, 220
閉鎖性海域，閉鎖性水域　193, 198, 208
変異　ii-iii, vii, 3, 8-12, 15, 20-21, 23, 32, 41
防災　xi-xii, 190-196, 204, 207, 209-210, 213, 218-224
防災マニュアル　210, 219
褒美（reward）　125
ホスピス　143
母性原理　123

ま行

マスタープラン　207-211, 217, 223
祀る　123, 125
周り　→周囲
見直し　136, 138, 175
水俣学　x-xi, 149, 152, 178, 181, 183, 185
水俣病　v, x-xi, 74, 106, 117, 143, 149, 151-161, 163, 165-176,

事項索引　233

178-181, 183-185
胎児性水俣病　x, 151, 157, 160-161, 163, 165, 167-168, 174-176, 179
第二水俣病　173
民法　116, 142, 167
無危害（nonmaleficence）　112
夢幻能　123
モニタリング　xii, 204-205, 224
もののあはれ　124

や行

八代海　190, 195-196, 198, 208-210, 214, 216-217, 221-224, 226
病（illness）　181
有機体論　108
優生学, 優生思想　163, 166-167, 179
よき関係　ix, 124-126, 129, 133-138, 140-141, 146
予見可能性　156

ら行

乱獲　19, 49, 51
利己　14, 69-70, 77, 81-82, 89, 94, 103
リスクの定量化　v
リスクマネージメント（risk management）　213
理性　iii-iv, 72, 102, 104, 108, 115-116, 119, 127, 139
　道具的理性　102, 108
　受容的理性　102, 108
了解　69-70, 85, 102
倫理的停滞　130, 140-141
劣化　iii-iv, vii, 13, 67, 147
レッドデータブック　49, 62

人名索引

あ行

アイゲン（M. Eigen）　14
アダム・スミス（A. Smith）　127
有村俊秀　107
石井トク　146
井田栄一　143
今道友信　143
今村仁司　108
ウィリアムズ（B. Williams）　145
ウィルソン（E. O. Wilson）　21，26，43，48，56-59，61-63
枝並祐二　166
エマーソン（R. W. Emerson）　107，117
岡島成行　107
緒方正人　106
小田亮　107

か行

勝沼晴雄　156
加藤尚武　107，112，142，146
河野哲也　105
川本隆志　143
川本輝夫　166
神崎繁　104
カント（I. Kant）　104，108，112，115-116，138
鬼頭秀一　143
ギブソン（J. J. Gibson）　105
ギリガン（C. Gilligan）　130，140
クース（H. Kuhse）　145，147
グランジャン（P. Grandjean）　175，185
慶田勝彦　106
合志陽一　108
ゴールドスミス（E. Goldsmith）　108

さ行

相良亨　145
桜井徹　105
佐谷秀行　vi，1
サルトル（J. P. Sartre）　108
シヴァ（V. Shiva）　55，63
シェレストレム（T. Kjellström）　175，184
清水正徳　105
白木博次　161，183
シンガー（P. Singer）　120，144，147
スピノザ（B. D. Spinoza）　105
セッションズ（G. Sessions）　97，108
ソロー（H. D. Thoreau）　107，117

た行

ダーウィン（C. Darwin）　4，14
髙橋久一郎　143
高橋隆雄　ix，14，104，106，109，142-145
髙宮正之　vii，17
滝川清　xi，147，187
武内忠男　159
田中正造　183，185
田宮猛雄　156
チルドレス（J. F. Childress）　112，142
デネット（D. C. Dennett）　4，14
ドゥオーキン（R. Dworkin）　135-136，144
道元　132，146
ドーキンス（R. Dawkins）　14
戸木田菊次　156

な行

長崎浩　107

中山將　　　vii, 65, 144, 147
波平恵美子　　181, 185
西田幾多郎　　106
ネス（Arne Naess）　　97-99, 107-108
ノディングズ（N. Noddings）　　123, 145

は行

ハイデガー（M. Heidegger）　　104, 106-107, 144
パッペンハイム（F. Pappenheim）　　105
パパラギ（Papalagi）　　106
原田正純　　x, 149, 183-185
ピーター（E. M. Peter）　　57-58
ビーチャム（T. L. Beauchamp）　　112, 142
日引聡　　107
ヒューム（D. Hume）　　127-128, 133
広井良典　　145
ブロッホ（E. Bloch）　　108
ホルクハイマー（M. Horkheimer）　　108
ボルノウ（O. F. Bollnow）　　105

ま行

マーシュ（D. O. Marsh）　　174, 184
マイアー（E. Mayr）　　26, 49, 59
マインベルク（E. Meinberg）　　108
牧山康志　　146
マックケウイン・エイセン（Mckeown-Eyssen）　　174, 184
マルクス（K. Marx）　　104-105, 108
丸山徳治　　143, 185
丸山眞男　　111
ミューア（J. Muir）　　107, 117
ミル（J. S. Mill）　　112, 115-116
村上陽一郎　　107
メイヤロフ（M. Mayeroff）　　133, 141, 144, 146
メルロ＝ポンティ（Merleau-Ponty）　　104
森岡正博　　107

や・ら・わ行

ユージン・スミス（W. Eugene Smith）　　176-178, 184
ヨナス（H. Jonas）　　106-108, 146
ラヴロック（J. E. Lovelock）　　13, 15-16, 108
リン・ホワイト・Jr.（Lynn White, Jr.）　　105
レオポルド（A. Leopold）　　99, 107-108, 143
レーガン（T. Regan）　　120
ロック（J. Locke）　　116
ロルストン（H. Rolston III）　　122, 143-144
鷲谷いづみ　　51, 57-58, 62-63
和辻哲郎　　130

執筆者紹介 (執筆順)

- 佐谷　秀行（さや ひでゆき）　熊本大学医学薬学研究部教授（腫瘍医学）
- 髙宮　正之（たかみや まさゆき）　熊本大学大学院自然科学研究科助教授（植物系統学）
- 中山　將（なかやま すすむ）　愛知産業大学造形学部教授（哲学・美学）
- 高橋　隆雄（たかはし たかお）　熊本大学文学部教授（倫理学）
- 原田　正純（はらだ まさずみ）　熊本学園大学環境福祉学部教授（医学）
- 滝川　清（たきかわ きよし）　熊本大学沿岸域環境科学教育研究センター教授（海岸環境工学）

熊本大学生命倫理研究会論集 5
生命と環境の共鳴（せいめい と かんきょう の きょうめい）

2004年5月25日初版発行

編　者　　髙　橋　隆　雄
発行者　　福　留　久　大
発行所　　（財）九州大学出版会
　　　　〒812-0053　福岡市東区箱崎7-1-146
　　　　　　　　　　九州大学構内
　　　　電話　092-641-0515（直通）
　　　　振替　01710-6-3677
印刷／九州電算㈱・大同印刷㈱　製本／篠原製本㈱

© 2004 Printed in Japan　　　　ISBN4-87378-826-9

熊本大学生命倫理研究会論集

生命倫理研究とは，現実の諸問題の本質を解明するとともに，問題解決に向けての具体的指針を模索するものである。それには倫理学をその任に堪えうるように鍛え上げることと多くの分野にわたる共同作業が不可欠である。本論集は日常的な共同研究を基礎にして，徹底した討議をへて成った論文集である。

①遺伝子の時代の倫理
高橋隆雄 編　　　　　　　　　Ａ５判 260頁 2,800円

②ケア論の射程
中山　將・高橋隆雄 編　　　　　Ａ５判 320頁 3,000円

③ヒトの生命と人間の尊厳
高橋隆雄 編　　　　　　　　　Ａ５判 300頁 3,000円

④よき死の作法
高橋隆雄・田口宏昭 編　　　　　Ａ５判 318頁 3,200円

生命の倫理 ── その規範を動かすもの ──
山崎喜代子 編　　　　　　　　Ａ５判 328頁 2,800円

ヒトゲノム解読計画を完了して本格的なゲノム科学の時代を迎えている今日，これまでの生命倫理学規範である権利概念の限界も含めて生命倫理学の構造的見直しが求められていると思われる。本著はこの間応用的レベルを中心に展開されてきた生命倫理学の展開をふまえて，原理的方法論的検討を試みようとするものである。

環境と文化 ──〈文化環境〉の諸相──
長崎大学文化環境研究会 編　　　Ａ５判 380頁 3,500円

本書で提示する〈文化環境学〉は，環境に関する諸問題への文系基礎学からの回路を開拓する試みである。「人間の自然へのかかわりかたとしての文化」から，文化の世界としての意味「メディア・言語記号としての世界」までの振幅を考察する。

環境科学へのアプローチ ──人間社会系──
長崎大学文化環境/環境政策研究会 編

Ａ５判 410頁 2,800円

環境問題の全体像を把握すると同時に，「環境問題」という学問の真の確立を模索する。自然の価値探索と人間環境系のデザイン手法。

（表示価格は本体価格）　　　　　　　　　　　九州大学出版会